温病探幽

——周永学温病研习录

周永学 ◎ 编著

人民卫生出版社
·北京·

图书在版编目（CIP）数据

温病探幽：周永学温病研习录 / 周永学编著 .
北京 ：人民卫生出版社，2025. 1. -- ISBN 978-7-117
-37363-0

Ⅰ. R254.2

中国国家版本馆 CIP 数据核字第 2025H6H196 号

| 人卫智网 | www.ipmph.com | 医学教育、学术、考试、健康，
购书智慧智能综合服务平台 |
| 人卫官网 | www.pmph.com | 人卫官方资讯发布平台 |

温病探幽——周永学温病研习录
Wenbing Tanyou——Zhou Yongxue Wenbing Yanxilu

编　　著：周永学
出版发行：人民卫生出版社（中继线 010-59780011）
地　　址：北京市朝阳区潘家园南里 19 号
邮　　编：100021
E - mail：pmph @ pmph.com
购书热线：010-59787592　010-59787584　010-65264830
印　　刷：北京汇林印务有限公司
经　　销：新华书店
开　　本：710 × 1000　1/16　　印张：18
字　　数：304 千字
版　　次：2025 年 1 月第 1 版
印　　次：2025 年 1 月第 1 次印刷
标准书号：ISBN 978-7-117-37363-0
定　　价：79.00 元

打击盗版举报电话：010-59787491　E-mail：WQ @ pmph.com
质量问题联系电话：010-59787234　E-mail：zhiliang @ pmph.com
数字融合服务电话：4001118166　E-mail：zengzhi @ pmph.com

序一

明清之际,温病学崛兴,诸家鹊起,论著迭出,灿然可观。其后迄今,后继者众,著述充栋,见仁见智,洋洋不可枚举也。余以为读书治学贵乎提纲挈领,举一而反三,医书浩瀚,尤贵乎善择精旨,取舍得法,及有所著述,务在心得,方启迪思维,不落俗套。《温病探幽——周永学温病研习录》一书虽以继前贤理论经验为主,却条分缕析,论述精当,辨论明快,多有发前人所不备,启后学以门径之处,实乃不可多得之作。

是书于温病辨证着墨颇多,考据精详,非但使卫气营血与三焦辨证确立的理由得到充分论证,更令其间联系与区别昭然若揭,复于各种温病发展过程中的具体证候确定辨证要点,每证之后又附名家和作者本人验案。作者匠心独运,举之纲领,授人匙鉴,学者读后定能心领神会,临证之时方可应对自如。专题篇多属作者之心得,其对伤寒与温病两种学说认识深刻,评论恰当;关于毒与解毒,概念阐述明晰,论理透彻;所论温病发热机制与治疗方法有独特见解;而于叶桂、吴瑭之经验和新型冠状病毒感染诊治亦颇多阐幽发微之述。

余任陕西中医药大学温病学专业研究生导师数十年,最大的骄傲就是培养了一批钟爱并献身于中医药事业,在医教研工作岗位上做出杰出贡献的专家教授,周永学就是其中一员。他为人忠厚和善,朴实无华,正直守信;为师以学生为本,传道授业,诲人不倦;为医以慈悲为怀,精益求精,普济众生;为官守公正廉明,克己奉公,开拓进取。其人做学问更是才思敏捷,钻研刻苦,善于创新。余观其书稿,的确不乏新意,对温病学继承与发展有诸多闪光之处,故欣然为其作序并举荐之。

国医大师 张学文

癸卯年夏月于秦都

序二

温病包括多种急性传染病和感染性疾病，大多发病急骤，发展迅速，变化较多，病情较重，一年四季都可发生，男女老幼皆易罹患，严重危害着人类的生命健康。温病学的辨证理论和治则治法，不仅是临床防治急性外感热病的有效武器，而且对临床各科都有着重要的指导意义和实用价值。我一生从事肝病临床工作，温病学是我研究和诊治肝病的主要理论指导和临床借鉴。比如我在诊治肝病中提出的"肝经血热""肝胆湿热""肝瘀阴虚"等病机，都是受温病学说启发后提出来的，个人诊治经验也受温病学影响较大。

温病学于清代形成以后，其病因病机、辨证纲领和诊治方法虽然趋于完善，但在许多方面仍有弘扬发展之余地。周永学教授师出名门，学识渊博，在温病学教学研究和临床运用方面有很深的造诣。《温病探幽——周永学温病研习录》一书在继承叶薛吴王学说的基础上，对温病学的重点内容进行了充分的阐发，对温病学一些疑难争议问题和空白点也大胆地提出个人见解，如对于温邪与病原微生物的联系、温病之毒与解毒、卫气营血辨证与三焦辨证的立论依据、卫气营血四分证候的辨别、卫气营血辨证与三焦辨证的结合运用等均有画龙点睛之妙笔。本书讲解温病学深入浅出，纲举目张，在认识上更加深入，理论上更加完善，不失为一部承前启后之佳作，余甚感欣慰，并乐而序之。

国医大师 杨震

2023 年 6 月

前言

21世纪以来，瘟疫无疑是对人体健康危害最大的疾病之一。世纪之初的严重急性呼吸综合征(SARS)，之后登革热、霍乱、埃博拉病毒、禽流感、甲型流行性感冒、鼠疫、新型冠状病毒感染接踵而来，尤其是新型冠状病毒不断变异，持续3年在全球蔓延，不但对人类生命健康造成严重影响，而且对世界经济造成难以估量的损失，甚至给国际关系和世界和平带来巨大冲击。寻找破解瘟疫的防治方法，成为人与自然抗争的重要任务。温病学是我国劳动人民数千年来与急性传染病作斗争的经验积累和理论总结。从历史上来看，温病学的产生和发展对于外感温热病的诊治发挥了重要作用。近些年的实践再次证明，温病学也是战胜严重急性呼吸综合征("非典")和新型冠状病毒感染(新冠)等急性传染病的锐利武器。中医学的发展历史印证了温病学的理论和经验具有很高的实用价值。现代广大中医工作者运用温病学的理论和经验，治疗许多急性传染病、急性感染性疾病及其他一些发热性疾病，取得了可喜的成绩，显示出独特的优越性，在某些方面可以解决西医学还不能解决的问题，这充分说明温病学具有很强的生命力和实用价值。

笔者1981年考入陕西中医学院(现陕西中医药大学)研究生，跟随全国首批温病专业研究生指导教师张学文教授和郭谦亨教授学习研究温病学。张学文教授当时已是全国著名的中医内科和中医急症专家(2009年被评为首届国医大师)；郭谦亨教授继承家学，一生钻研温病学，当时与南京中医药大学孟澍江、沈凤阁等教授共同编著了全国中医药普通高校统编教材《温病学》，是全国著名的温病学家。在两位导师的引领下，我对温病学专业非常钟情，至今已从事温病学研究、教学和临床四十春秋，对温病学理论和临床经验有了深刻的认识和自己的见解。20年前，我曾潜心励志，上览先贤名著，中研统编教材，下摘各家烁见，贯通古今，参以心得，深入浅出，提纲挈要，出版《温病发微》一书。光阴似箭，一晃又是20年过去了，现不揣冒昧，再次整理学习笔记、教学讲稿和所发表的论文，在原《温病发微》的基础上，参以临床体会，写成此书。

　　本书分为三篇。上篇为总论篇,主要论述温病学基本理论,包括温病学发展史述要、温病概论、温病病因病机、温病辨证、温病常用诊法、温病治法等;中篇为诊治篇,主要论述四时温病的诊断与辨证论治,包括各种温病的病因病机、诊断要点、治疗原则以及温热类温病与湿热类温病的辨证论治;下篇为专题篇,录载了笔者就温病一些争论问题、疑难问题以及先贤经验进行探讨的文章。上、中两篇,以中医药高等院校统编教材《温病学》为蓝本,对基本理论的内容进行了充实和发挥,尤以温病病因病机和温病辨证为重点,力求深入而透彻明了,易于掌握。诊治篇将四时温病的证候按温热与湿热进行归类,既避免证候重复出现,又体现证候的特点及演变规律。为便于学者掌握辨证的方法和用药的规律,该篇对温病各种证候的辨证均提供了思路和要点,注重类证鉴别和方药分析,并于每证之后附以自己或名家典型病案,以验证于临床,理论联系实践,使初学者心中有数。专题篇虽为笔者之体会,研讨内容却为温病之精华,诸如寒温之争论、新感与伏邪、发热的机制、"四分"之治法、温病之治禁、新冠之诊治等,学者不可不知。

　　愚虽专习温病几十年,但因才疏识浅,不敢妄言标新,但求荟萃纳贤,探幽阐微,质疑问难,以利后学。意愿切切,实际难符,书中谬误之处难以避免,诚盼读者诸君不吝赐教。

周永学

2023 年 8 月

目录

中篇 诊 治 篇

下篇 专 题 篇

上篇

总论篇

第一章

温病学发展史述要

温病学是研究温病发生发展规律及其预防和诊治方法的一门学科。它是我国劳动人民和医学家数千年来与温病作斗争的经验积累和理论总结，是中医学的重要组成部分。实践证明，温病学的理论和经验具有较高的实用价值，长期以来，不仅指导着外感热性病的预防和诊治，而且对临床各科许多种疾病的辨证论治都有一定指导作用。中华人民共和国成立以后，随着中医学的蓬勃发展，广大医务工作者运用温病学的理论和经验，治疗多种急性传染病、急性感染性疾病及其他一些发热性疾病，取得了可喜的成绩。特别是自2020年初逐渐蔓延于世界各地的新型冠状病毒感染流行以来，我国中医药工作者依照温病学理论和经验，在防治本病的传染流行、减少重症的发生和死亡率方面发挥了重要的作用，引起了国内外医学界的重视。

温病学有着悠久的历史和丰富的内容，是经过了一个漫长的历史过程才逐步发展成为一门独立学科的。早在秦汉时期，随着中医基本理论体系的形成，对温病的病因、脉证和防治方法已经有一些零星的记载。到了晋唐时期，经过千余年的医学实践，积累了丰富的经验，奠定了温病学的临床基础，并初步出现了有关温病学的理论，从而使温病学处于萌芽阶段。宋金元时期，中医学术界出现了"百家争鸣"的盛况，打破了以《伤寒论》统括温病证治的局面，温病学得到了很大的发展，处于逐步成长的阶段。明清以后，许多医家通过长期的实践观察和研究，发现温病在病因病机和临床表现等方面具有共同的特点和独特的规律，有别于其他疾病，他们大胆创新，不断探索，一代代地继承发展，各种学派的激烈争鸣，使经验愈加丰富，认识逐步深化，终于总结出一套完整的理论体系和诊治方法，从而形成了温病学。中华人民共和国成立以来，随着医学科学的发展，温病学又有了新的提高，进一步展示了无比广阔的前景。根据文献记载，温病学的发展过程大体可以划分为4个阶段。

一、萌 芽 阶 段

温病学的起源可以追溯到战国时期,虽然当时没有温病的专著,但在因、证、脉、治诸方面都有许多程度不同的论述。

(一)《黄帝内经》提出了温病的病名,对温病的病因、证候、治则、预防都有论述

《黄帝内经》(简称《内经》)是我国现存最早的医药学经典著作,中医学许多理论问题都是来源于此,温病学也不例外。在《内经》中,从病名到治则,确有不少简要的论述。如《素问·六元正纪大论》中有多处指出,由于"地气迁,气乃大温……温病乃作",这里第一次把因气候大热、感受温邪而发生的热性病明确地称为"温病",同时记述了温病在发病、流行等方面的特点及与疫疬的关系。《素问·至真要大论》中认为风、热、湿、燥内侵而病,是温病的基本病因。《内经》中还有"湿""暑病""热病""霍乱""痉""瘕疾"等名,按现在的疾病分类,大多都属温病的范畴。在病因方面,认为是时令气候反常以及毒气侵入所致。如《素问·生气通天论》曰:"冬伤于寒,春必温病。"《素问·热论》曰:"凡病伤寒而成温者,先夏至日者为病温,后夏至日者为病暑。"这是温病伏邪病因学说的最早依据。在《素问》讨论运气学说的七篇大论中,对风、热、火、湿、燥等病因也有详细的论述。《素问·刺法论》还提出"避其毒气"的观点,可见《内经》认为温病的外因是风寒暑燥湿火六淫及其毒气,特别强调寒邪是导致温病发生的主要外因。

关于温病的证候特点,《素问·评热病论》说:"有病温者,汗出辄复热,而脉躁疾,不为汗衰,狂言不能食。"《素问·生气通天论》又说"因于暑,汗,烦则喘喝,静则多言","体若燔炭,汗出而散",突出温病以发热为主证,易伤津扰神的温热特性。《素问·六元正纪大论》还说"温疬大行,远近咸若",指出了温病在发病流行方面的特点。

在治疗方面,《内经》虽然没有推出具体治温病的方药,但提出治温病的基本原则是"热者寒之""温者清之"。《素问·至真要大论》还有"风淫于内,治以辛凉","热淫于内,治以咸寒,佐以甘苦","湿淫于内……以苦燥之,以淡泄之"等具体的祛邪方法。此外,还有《热论》《评热病论》等数篇专论热病症状、治法的篇章。

从《素问·刺法论》提出的"不相染者,正气存内,邪不可干,避其毒气"

以及《素问·金匮真言论》"藏于精者,春不病温"来看,《内经》强调在预防温病上,一方面要增强人体抵抗力,特别是保证阴液的充足,另一方面,要避免外来"毒气"的侵袭。

虽然《内经》对温病因、证、脉、治、预防等方面都有中肯的论述,但是,它在概念上,仍将温病列入伤寒之中。如《素问·热论》说:"今夫热病者,皆伤寒之类也。"这一提法,对后世影响很大,使温病学在很长的历史时期,不能脱离伤寒而另立体系,直到现在,仍有人主张温病应隶属伤寒或以寒统温。

《难经》的成书稍晚于《内经》,故其中根据《素问·热论》对伤寒的概念进行阐述,使"伤寒"有了广义、狭义之别,把温病、热病、湿温包括在广义伤寒之内,并在《二十二难》中指出"气留而不行者,为气先病也;血壅而不濡者,为血后病也"的气血先后病理之说。由是可见,早在《内经》中就有了关于"温病"的最先记载,把它作为外感热性病加以描述,并有所重视。在《难经》中,不只将温病按性质归类,按病因分病,而且指出气血先后病理之说,较之《内经》又进了一步。

(二)《伤寒杂病论》为温病治法方药的形成奠定了基础

《伤寒杂病论》是东汉末年医学家张仲景所著,该书虽然以论伤寒和杂病为主,但对温病也有一定的认识。如太阳病篇第6条说:"发热而渴,不恶寒者为温病。"《金匮要略·痉湿暍病脉证治》说"太阳中热者,暍是也。汗出恶寒,身热而渴,白虎加人参汤主之""湿家之为病,一身尽疼,发热,身色如熏黄也"。指出了温病与伤寒不同,在治疗上应区别对待。

六经辨证是《伤寒杂病论》的核心,其由表及里,由浅入深,由轻到重,由实转虚的辨证纲领,对温病卫气营血及三焦辨证纲领的产生启发很大。该书在治疗上,虽然是详于寒而略于温,但阳明病篇确立的清、下两法以及少阴病篇滋阴治法对温病治法的形成起奠基作用。另外,书中的许多方剂如白虎汤、承气汤、麻杏甘石汤、葛根芩连汤、栀子豉汤、竹叶石膏汤、黄连阿胶汤、炙甘草汤等也都适用于治疗温病,对温病方药的发展产生了深远的影响,因而,后人称温病学是在《伤寒论》的基础上发展而来。

(三)《肘后备急方》《诸病源候论》进一步探索温病病因、病候与治疗

晋代葛洪所著的《肘后备急方》虽以治方为主,但对外感病也提出了一些新的认识,如"伤寒、时行、温疫,三名同一种耳,而源本小异"。三种疾病都是外感热病,只是病因不同。"岁中有疠气,兼挟鬼毒相注,名曰温病",指明发斑是温毒所致,属于大疫,挟热下痢是"天行毒病",主以黄连、黄柏。

隋代巢元方《诸病源候论》是一部病因病候专著,它对温病证候的论述较前医著更加详细具体,涉及温病临床表现的条文多达213条。其中论温病病因,在观点上虽与王叔和、葛洪等一脉相承,但他对温病(34候)、热病(28候)、时气(43候)和疫疠、疟病、黄疸、痢疾、丹毒等(共98候)的病因、证候的论述更为具体细致。并第一次把伤寒与温病分开论述。在病因上,明确指出"乖戾之气"是温病的致病之因,对后世吴又可疠气学说有很大的启发。

(四)《备急千金要方》《外台秘要》收载了许多温病治疗方剂和预防方药

唐代著名医学家孙思邈所著《备急千金要方》整理了治温、防温方剂20多首,如葳蕤汤治疗风温、紫雪治疗温病高热神昏、犀角地黄汤治疗温病蓄血证及出血、大青汤治疗温病阴伤热盛等,这些方剂直至现在,仍为临床医生所沿用。《备急千金要方》非常重视温病的预防,指出"天地有斯瘴疠,还以天地所生之物以防备之",主张用药物来预防疫病的发生,书中还收录了许多预防温病的方剂,如太乙流金散、雄黄散等。

继孙思邈之后,唐代另一医家王焘著《外台秘要》四十卷,对温病疫病有论有方,特别是在治法上又有不少补充。他搜集记载了许多治温古方和民间验方,如大青消毒汤、知母解肌汤、紫雪丹、大黄汤、地黄汤等清热解毒养阴之方。对斑疹的预后,提出"赤斑者五死一生,黑斑者十死一生",确实是一种经验之谈。

综上所述,唐代以前,对温病病因、病机、病候、治法、方药、预防各个方面都有一定的认识,积累了一些经验,但是从总体上分析,这些论述还比较简单,不够深刻,在理论上还比较朴素,缺乏系统,在概念上还把温病隶属于伤寒,没有正名。因此,从战国到唐代只能说是温病学的萌芽阶段。

二、成 长 阶 段

宋金元时期,温病学在理法方药等方面有了新进展和突破,特别是在治疗方面,开始突破了法不离伤寒、方必遵仲景的成规,为温病治疗学的形成和理论的完善奠定了坚实的基础。

(一)朱肱主张用辛温方药应随证加入寒凉药

自从张仲景在继承《内经》学术思想基础上编著成《伤寒杂病论》,确立了外感病辨证论治体系后,在很长一段历史时期内,治疗外感热病基本上都是以《伤寒论》的理法方药作为依据和准则的。尤其是宋代林亿、高保衡等校正

《伤寒论》由国子监雕版印行后,当时的临床医家认为《伤寒论》是为广义伤寒而立,遂开以《伤寒论》方统治温病之风,埋下了后世寒、温学派争论的根。这一时期,由于受"泥古宗经"思想的影响,不分寒、温,同用《伤寒论》法方论治,把温病隶属于"伤寒"之内。后世一些所谓儒医,反视隋、唐孙思邈、王焘等医家搜集的法方为"臆度之说",为"伪杂之法"。因此,这一阶段温病理论、治法的发展是比较缓慢的。

随着社会的发展,外感病证候的变化,以及医疗实践的不断深入,许多医家逐步发现,完全遵循伤寒治则和经方已不能适应外感病临床治疗的实际需要,因而提出了发展和改革外感病治疗方法的主张。如朱肱在《类证活人书》中提出,运用《伤寒论》麻黄汤、桂枝汤、大青龙汤等辛温发表方剂治疗外感热病不能一成不变,必须根据实际需要因人因地灵活加减,随证变化,适当增添一些寒凉清热药物。书中有云"夏月药性须带凉,不可太温,桂枝麻黄大青龙须用加减法""桂枝汤自西北二方居人,四时行之无不应验。江淮间,唯冬及春初可行,自春末及夏至以前,桂枝证可加黄芩半两,夏至后有桂枝证,可加知母一两,石膏二两,或加升麻半两"。该书"伤寒十劝"第一劝"伤寒头痛又身热,便是阳证,不可服热药",第三劝"伤寒腹痛亦有热证,不可服温暖药"。在当时遵古崇经思想盛行时代,能这样胆大地陈述悖古见解,是非常难能可贵的,对突破医家墨守经方拘泥不变的局面,起了重要作用。朱肱在《类证活人书》自序中说:"偶有病家,曾留意方书,稍别阴阳。知其热证则召某人,以某人善医阳病,知其冷证则召某人,以某人善医阴病,往往随手全活。"由此可见,当时的医家已有寒凉两派之分了,使用寒凉药已得到不少医家的认可。

(二)郭雍指出温病除伏邪外,还有新感

对温病病因的认识,由于《内经》提出了"冬伤于寒,春必温病"的观点,所以宋以前大多数医家都认为温病是冬伤寒邪,伏而后发的。对此,郭雍等医家提出了新的见解,如他在《伤寒补亡论》中说:"冬伤于寒,至春发者,谓之温病;冬不伤寒而春自感风寒温气而病者,亦谓之温。"郭氏在这里明确指出温病的病因,既有冬季伤寒,伏至春季外发的,也有冬未伤寒,人体春季感受当令之邪即时而发者。这就打破了长期以来的传统观念,提出温病分伏邪和新感两种。

(三)刘河间倡导治疗外感热病应以辛凉清解为要法

金元时期,医学界出现了"百家争鸣"的活跃局面,对温病学的发展起了很大的推动作用。突出表现在对热性病治疗上有了更大的突破,提出了"古

方今病不相能也”的革新主张。特别是以刘完素为首的河间学派对促进温病学的独立发展作出了重要的贡献。

刘河间,名完素,在研究《内经》有关热病篇章及病机十九条时,发现《内经》很重视热病,故本着火热为病的九条及所谓“人之伤于寒也,则为病热”的原义,并根据当时热病的流行情况,总结实践经验,提出“六气皆从火化”的观点以及“六经传受,由浅至深,皆是热证”的火热致病理论,在治疗上强调以辛凉清下为治温要法。为了克服热性病初起滥施麻桂辛温之弊,他创制了双解散、防风通圣散、凉膈散等辛凉解表、清泄里热的表里双解方剂,将解表药与寒凉清热药配合应用,突破了辛温解表及先表后里的传统治法。他说:“余自制双解、通圣辛凉之剂,不遵仲景法桂枝、麻黄发表之药,非余自炫,理在其中矣。故此一时,彼一时”(《素问病机气宜保命集》)。刘河间的这些见解为后世以寒凉清热为主的温病治疗学的形成开了先河,是温病学发展史上的一个重大转折,所以后世有“伤寒宗仲景,热病宗河间”之说。

刘河间稍后的张子和著《儒门事亲》,力主祛邪运用汗、吐、下三法,而尤善于攻下。其他还有镏洪著的《伤寒心要》,常德著的《伤寒心镜》等书,都是从河间观点发展而来。他们对疏邪清热诸法,虽未能曲尽其妙,但河间寒凉治温主张的提出,对温病论治来说,的确是起到了极大的转折作用。当然,刘氏提出寒凉治温的主张,当时遇到保守势力的攻击。尽管受到一些诽谤,但“热病宗河间”的呼声反而越来越高,对温病向独立分科的方向发展产生了不可低估的影响和推动作用。

（四）王安道进一步从概念、病机和治疗原则上将温病与伤寒明确予以区别

刘河间虽在热病治疗上有很大突破,但理论上仍然把温病混称伤寒。到了元代末年,医家王安道著《医经溯洄集》,从概念上、发病机制和治疗原则上明确将温病与伤寒予以区别。他强调“温病不得混称伤寒”,温病的发病机制是“怫热自内达外,热郁腠理,不得外泄……非如伤寒从表而始也”。“伤寒即发于天令寒冷之时,而寒邪在表,闭其腠理,故非辛甘温之剂,不足以散之……温病热病后发于天令暄热之时……无寒在表,故非辛凉或苦寒或酸苦之剂不足以解之”。虽然王氏理论失之偏颇,但如此明显地倡导区别温病伤寒却有重要意义。从此,温病便开始从伤寒体系中分离出来。所以清代温病学家吴鞠通称王安道“始脱却伤寒,辨治温病”。

除刘、王两家以外,元代医家罗天益还对温热病的证治作了规律性的提示,他在《卫生宝鉴》一书中按邪热在上、中、下三焦及"气分""血分"不同部位分别制方用药,这对后来温病学辨治体系的形成也有一定的影响。元代医家袁班在其《证治心传·治病必审四时用药说》中提出春病温燥,邪犯上焦,病有顺传、逆传之证,热极旁流,顺传胃府,误投辛温,久延入营,耗液伤阴,神昏痉厥,或咳甚失血,或胃实失下。因此,他主张初起以黄芩汤清热,兼取轻清之味清肃肺卫,热极胃实,法宜急下存阴,都应随证加减,并阐明了这种顺逆的因由,"近世市医不知者多,徒守仲景六经成法,辄投辛温表散",以致变生逆证,"莫救者多矣。"袁氏的这些论点对以后叶天士的温病学说有很大启示。另一医家张路玉在《伤寒缵论》中所谓"伤寒自气分而传入血分,温热由血分而发出气分",遵从王安道之说,进一步阐发"伏邪"发病机制和证候。上述各家提出的新理论,使温病学理论体系的形成渐趋成熟,也促进了寒、温的分科立论。

总之,从宋到元代,经过诸多医家的努力,温病学在理法方药等方面都有了重大的发展,特别是在治疗方法上步入了正确的轨道,而且逐渐从《伤寒论》体系中摆脱出来,为温病学理论完善和自成体系奠定了基础。因此,宋至元代是温病学的成长阶段。

三、形 成 阶 段

温病学发展到明清时期,在理法方药各个方面,都有了飞速发展,既产生了卫气营血和三焦辨证的纲领,又创造了丰富的治法方药,完全脱离了伤寒学说的圈子,总结出了一套比较完整的温病辨证论治体系,从而使温病学形成一门独立的学科。

(一) 吴又可推出第一部温病专著,在病因方面有所突破

明代以前,虽然论温病者不乏其人,但却没有专著,多数散在于其他医著之中,直到明末医家吴又可《温疫论》问世,我国才出现了第一部温病专著。该书对温疫病提出了许多独特见解,最突出的是病因方面的突破。他认为温疫并非起于风寒暑湿燥火六气所感,而是自然界中的一种特殊致病物质,即"疠气"所致。他在《温疫论》中说道:"温疫之为病,非风、非寒、非暑、非湿,乃天地间别有一种异气所感。"异气即异于六淫之气,称作"疠气"或"杂气"。他认为疠气种类繁多,对人体脏腑有特异性损伤,有很强的传染性和流行性,多从口鼻而入,无问老幼,触之即病。疠气学说对温病病因学的发展影响很

大,使之向客观化方面发展迈出了重要一步。

　　吴氏对温病的治疗,也提出卓有成效的见解,他强调治疗温疫应以祛邪为先,祛邪之法以疏利透达为要,治疗宜选专药。他说:"大凡客邪贵乎早逐,乘人气血未乱,肌肉未消,津液未耗,病人不至危殆,投剂不至掣肘,愈后亦易平复,欲为万全之策者,不过知邪之所在,早拔去病根为要耳。""导引其邪从门户而出","邪自窍而入,未有不自窍而出"。这些认识对温病治疗有着非常重要的指导作用。

　　另外,吴氏对温疫与伤寒从病因、邪入途径、传变规律、临床表现、治疗方法等方面进行了细致的鉴别,对通下法在温病中的运用也提出了新的见解,为温病学的形成作出了贡献。

　　后来宗吴氏之学,对《温疫论》加以发挥的主要有戴天章和杨栗山。戴天章将吴又可的《温疫论》加以增删整理,写成《广瘟疫论》,其内容是专论温热的。他首列五辨——辨气、辨色、辨舌、辨神、辨脉。并论五法——汗、下、清、和、补。其体例是以表、里两证为纲而就证论证、阐述治法的,自有特点。杨栗山在《伤寒瘟疫条辨》中,本吴氏"杂气"为病的基本思想,对杂气侵犯作了进一步分析。他提到人之鼻气通于天,杂气从鼻息而入于阳,人之口气通于地,杂气从口舌而下入于阴。这就比邪由口鼻而入的笼统提法前进了一步,明确将其区分为经口、经鼻两个侵入途径。对温病的治疗,他宗刘、吴之说,也主张以升清降浊导热为法,用升降散为主方,随证化裁而创立了治温十四方,很有实用价值。

　　吴又可著作虽然仅是独立分科的开始,还不够完备,尚未形成一套完整的理论体系,但其研究和创见,在我国医学史上书写了新的一页。所以,后学者称赞其为"度世金针、治温正法"。至戴、杨二氏又各有其阐发和补充,基本上属于吴氏疫病这一新支。因此,他们的论著对温病学的形成和分科,同样产生了积极影响。

　　在明代医家中,值得一提的还有明末清初的喻嘉言,他在《尚论篇》中提出了分三焦以逐秽解毒的治疫大法。他说:"未病前预饮芳香正气药,则邪不能入,此为上也。邪既入,急以逐秽为第一义。上焦如雾,升而逐之,兼以解毒;中焦如沤,疏而逐之,兼以解毒;下焦如渎,决而逐之,兼以解毒。"对燥气致病的病机与治疗俞氏也作了深入的论述,并拟清燥救肺汤为治燥主方,是承前启后的重要发展。

（二）叶天士创立卫气营血辨证纲领，并发展了温病的诊断方法

清代是温病学发展的鼎盛时代，众多医家纷纷著书立说，阐明温病学理论与经验。在这些医家中，为先导和最杰出的代表的当首推被誉为"温热大师"的叶天士。他的徒弟根据其晚年口授整理出的《温热论》是温病学理论的奠基之作，在这篇著作中，叶氏系统地阐述了温病的病因、感邪途径、邪犯部位、病机、传变规律和治疗大法等。

在温病学科领域，叶天士是一位继往开来极有创造性的人物，除了《温热论》，他还著有《幼科要略》《临证指南医案》等论著，为温病的诊治开辟了新的道路，对温病学理论体系的形成作出了重大贡献。叶氏阐明温病发生、发展的客观规律是温邪上受，首先犯肺，顺传入胃，逆传心包；创立卫气营血测机辨证纲领，作为温病诊治的依据；总结前人及自己经验，详细记述了察舌、验齿、辨斑疹等特征，发展补充了温病诊法；提出温病治法的解表、清气、透热转气及凉血散血法则，使临床有所规范。由此可见，叶天士对温病学的巨大成就，突出表现在创立了卫气营血的温病辨证论治大纲大法，把复杂多变的温病划分为四个病理阶段，归纳为四类证候，确立相应的四种治疗大法，执简驭繁，使临床医生辨治温病有纲可依，有法可循。《温热论》又一重大贡献是发展了温病诊断方法，丰富了诊断内容，如辨舌验齿、辨斑疹白㾦，以判断病邪的性质、病位的浅深、病证的虚实、津液的存亡、病情的轻重和预后转归，这些都是超出前人的经验，对温病学乃至整个中医学诊断内容的发展都有重要的作用。此外，在《临证指南医案》中还记载了治疗温病的大量病案，为温病辨证用药提供了范例，为温病方剂的形成提供了临床经验。

（三）薛生白系统论述了湿热病，充实了温病学内容

湿热病亦属温病，它与一般温热性质的温病相比，有许多不同之处，辨证论治不能等同对待。叶天士《温热论》偏重论述温热病，对湿热病就显得不足，清代乾隆年间医学家薛生白补充了这方面的内容。他一生擅长治疗湿热病，通过长期临床实践，写成了《湿热条辨》一书，对湿热病的病因病机和辨证治疗作了较全面系统的论述，有许多发挥和创见，进一步丰富和充实了温病学的内容。其中"湿热证，始恶寒，后但热不寒，汗出胸痞，舌白或黄，口渴不引饮"的提纲证论述，至今仍是临床辨识湿热病的标准。他还指出湿热病是邪由口入，直趋中道，气虚则病在太阴，以及所谓湿热蒙上流下，当三焦分治，为湿热病之病机、治法方面增添了不少新内容。

（四）吴鞠通倡导三焦辨证，使温病学形成了以卫气营血和三焦为核心的完整的辨证论治体系

清代又一名医吴鞠通深入钻研温热病，采辑历代名贤著述，取其精华，以叶天士学术成就为基础，结合自己临床经验，编著了系统论述四时温病的专著《温病条辨》。他根据《内经》三焦部位说和喻嘉言三焦分治的理论，以及长期研治温病的心得体会，创立三焦辨证的纲领，细化了叶天士卫气营血辨证的内容，使温病辨证更加详细具体。书中以三焦定位分期为经，以卫气营血测机辨证为纬，以轻、平、重三焦分治为法，构成了一套完整的病理与辨治的理论体系。在此体系下，列病为目，分条辨治，"四分"传变，法方俱备，确可使"阅者心目了然，胸有成竹，不致临证混淆"。

吴鞠通根据四时温病的不同特点，将其划分为9种温病。他精心研究《临证指南医案》一书中有关温病的病案和用药规律，并在临床上验证总结发挥，整理出了各种温病具体证候、治疗方法和方剂，使温病的诊断与辨证论治内容更趋完善。从而形成了以卫气营血、三焦辨证为核心的因、证、脉、治全面系统的温病学理论体系。吴氏的贡献为众所公认，《温病条辨》也就成了学习、研究和防治温病的一部优秀参考书。

（五）王孟英等医家各抒己见，进一步丰富温病学理论

王孟英以"轩岐仲景之文为经，以叶薛诸辨为纬"，汇集了《内经》《伤寒论》《难经》及一些主要温病学著作，参合自己的实践经验和理论见解编著成《温热经纬》一书，既整理和保存了重要的温病文献，又对温病学的理论和证治作了进一步补充，对温病学的成熟和发展发挥了重要作用。

除了以上名家名著外，清代还有许多温病专著，如余师愚《疫疹一得》详论疫疹的辨证论治，其他如柳宝诒的《温热逢源》、雷少逸的《时病论》、杨栗山的《伤寒瘟疫条辨》等对温病的发生、发展和辨证治疗均作了深入的讨论，并创造了许多行之有效的方剂。

通过以上回顾可知，温病学发展到明清时期，认识更加深刻，理论日益完善，治法不断丰富，方药逐步系统，从而形成了以卫气营血和三焦辨证为核心的温病辨证论治体系，使温病学完全脱离伤寒学说，成为一门独立的学科，为中医药学的发展增加了新的内容。所以，明清时期是温病学的形成阶段。

四、发 展 阶 段

从鸦片战争到中华人民共和国成立之前的这一历史阶段,由于西方列强的入侵,统治阶级腐败无能,劳动人民生活水平低下,中医学不被重视,温病学没有取得进展。中华人民共和国成立以后,中医学受到政府和人民的重视,广大医务工作者继承温病学理论,并对其进一步整理研究,促进了温病学的蓬勃发展。

(一)温病学理法方药被广泛应用,取得了显著的成就

1954 年,河北省石家庄地区出现流行性乙型脑炎,当地医务工作者运用温病学理法方药进行辨证治疗,取得了显著疗效,引起了政府和医学界的高度重视,全国兴起挖掘整理和推广运用中医药的高潮,温病学理论和经验被广泛应用于防治传染病和感染性疾病,特别是在防治流行性乙型脑炎、流行性脑脊髓膜炎、流行性出血热、麻疹、白喉、细菌性痢疾、肠伤寒、钩端螺旋体病、肺炎、急性胆道和泌尿系感染等疾病方面,取得了很好的效果,提高了治愈率,降低了死亡率。经过多年防治,大多数传染病得到控制,发病率大大降低。后来又出现了用温病理法方药治疗内科疑难病证及危重证的趋势,并取得了一定的疗效,温病学旺盛的生命力和很高的实用价值得到了充分体现。2003 年暴发严重急性呼吸综合征(SARS),广州、北京的中医专家运用温病学理论和方法参与到治疗和预防之中,使疫情很快得到控制。2020 年新型冠状病毒感染暴发以来,全国各地中医药工作者积极投入到疫情防控的战斗之中,通过实践,制订了切合实际的中医药治疗方案,在降低重症率和死亡率、提高治愈率方面显示了极大的优势,这些方案主要是按照温病学理论和防治方法制订的。

(二)整理出版温病文献,编著新书和教材,培养了大批高级专门人才

各地中医学者在整理温病文献方面做了大量工作,重印、校注和译释了许多温病学原著,如《温疫论》《温病条辨》《温热经纬》《时病论》等,使温病学理论得到广泛推广,并在此基础上,编撰了中医药院校《温病学》教材,把温病学作为中医院校本科必修课,并设硕士、博士点,招收温病专业研究生,培养了大批温病学高级专门人才,为温病学发展积蓄了人才资源。

另外,许多从事热病研究和临床的专家教授发表了大量的温病学术论文,对温病学理论和临床作了更深入的研讨,有的还撰写温病专著,为继承和发展温病学作出了贡献。

（三）结合现代医学知识对温病学理论进行研究

许多医家联系西医学对传染病的认识,对温病卫气营血的传变规律及其本质进行了探讨,还有人运用西医生理病理以及组织生化知识和方法对温病的舌质、舌苔变化进行了系统的观察和研究,都取得了一定的成绩。不少地区中医药科研机构还建立了温病学实验研究室,通过动物实验建立了温病卫气营血动物模型,客观地反映了卫气营血的传变过程以及各个阶段的病理变化,为研究外感热病和研制开发治疗新药创造了重要的条件。

（四）温病治法和方药的研究取得了新的进展

在继承前人传统治法和方药的基础上,通过大量临床实践,今人总结出了一批针对不同疾病特异性病原体的中草药和治疗方剂,并利用现代科技手段,对传统的剂型进行了改革,创制了片剂、颗粒剂、针剂、液体等新的剂型,方便了使用,特别是对急症能快速给药,显著地提高了疗效。这些成果,都极大地丰富了温病治疗学的内容。

总之,中华人民共和国成立以后,温病学的理论和经验受到高度重视,在整理的基础上取得了一定程度的发展,特别是在中西医结合防治传染病和实验室研究以及剂型改革方面取得了显著成效,所以,称这一时期为温病学的发展阶段。

第二章

温 病 概 论

　　温病,顾名思义,即温热性质的疾病。温病是区别于伤寒和内伤杂病的一类急性外感热病,包括的病种较多,范围较广。虽然这类疾病致病原因各异,发病季节不同,临床表现也不尽一致,但它们在发生发展过程中都具有温热性质的特点,所以统称为温病。

　　关于温病的概念,历代医家有不同的论述。如《素问·热论》中说:"凡病伤寒而成温者,先夏至日者为病温,后夏至日者为病暑。"其中前者所说的"温"包括了发于春夏的伏气温病,后者所说的"病温"则专指发于春季的伏气温病。而《难经·五十八难》则把温病作为伤寒的一类病证,与中风、伤寒、湿温、热病并列。至宋代郭雍《伤寒补亡论》,又把温病作为春季多种外感温热病的总称,其中包括了"冬伤于寒至春发者",也包括了"冬不伤寒,而春自感风寒温气而病者",还包括了"春有非节之气中人为疫者"。吴鞠通《温病条辨》中提出了温病有九:风温、温热、温疫、温毒、暑温、湿温、秋燥、冬温、温疟。由此可见,在《内经》时代,温病主要指春季伏气温病,以后,其概念所包括的范围逐步扩大,新感时令之邪而病者及疫病也包括在内。

　　综上所述,现代认为:温病是由温邪引起的以发热为主症,热象偏重,易化燥伤阴的一类急性外感热病。此概念包括三层意思:其一,温病并不是一个具体的病种,温病包括了许多外感热病在内,是多种外感热病的总称。其二,温病属于急性外感热病范畴,也就是说,在急性外感热病中有一类疾病称为温病。其三,温病的致病主因是温邪,其临床特征主要是以发热为主症,热象偏重,易化燥伤阴。指出所有温病都有发热,而且具有一系列显著的热象,在病变过程中阴液耗伤的病理变化较突出,从而出现各种阴伤见症。

　　上述温病的定义概括了各种温病在病因、临床症状表现等方面的共性。各种温病尽管致病原因各有不同,发生季节各异,临床表现也不尽一致,但基

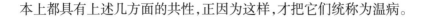

本上都具有上述几方面的共性,正因为这样,才把它们统称为温病。

一、温 病 特 点

温病与伤寒和内伤杂病相比较,在病因与发病以及病理转归和临床表现诸方面,均具有显著的特点。

(一)有特异的致病因素

温病之所以有别于风寒类外感疾病,更不同于内伤杂病,根本原因就是它有特异的致病因素,即温邪。温邪是温热性质病邪的简称,包括风热病邪、暑热病邪、燥热病邪、湿热病邪以及吴又可所言的"疠气"等,是六淫病邪之中的阳邪。

为什么称温邪是特异的致病因素?原因有三:一是针对内伤杂病的七情及内生五淫病因而言,特异之处在于温邪是从外感受的;二是针对伤寒的风寒病因而言,特异之处是温邪性质属温,易耗气伤津;三是每种温病都是由特殊的温邪引起的,如风温的病因是风热病邪,湿温的病因是湿热病邪。明代医家吴又可说得更加明白,"适有某气,专入某脏腑经络,专发为某病",不同温邪可造成不同的脏腑经络损伤,所以形成了不同的温病,反过来说,即各种温病都有特异的致病因素。

对于温病有特异的致病因素,在古代早有认识,《内经》中有"毒气""苛毒"等记载,《肘后备急方》中提出"疠气"可兼夹"鬼毒"发为温病,《诸病源候论》中也提出"乖戾之气",明代医家吴又可根据实际的观察,继承了前人的有关论述,明确地提出了"杂气""疠气"的病因概念。这些认识都说明了温病的发生原因是"六淫"之外的一种特殊致病物质,包括致病微生物在内,即叶天士所说的温邪。温邪是一种具有特异性的致病因素,不应把它看作单纯的自然界的气候变化。

(二)有传染性、流行性、季节性、地域性

温病的传染性是指温病可以在人体之间传播,一人发病,可以传给另一人。传染的途径主要是消化道和呼吸道。温病学家认为温邪的侵入途径大多是"上受",由口鼻随呼吸和饮食而入,所感受的温邪,有自然界形成的,也有通过温病患者传出的。

大多数温病可以通过各种途径在人群中传播,具有一定的传染性。在中医历代文献中,早就有关于传染的概念。如《素问·刺法论》中说"五疫之至,

皆相染易",易者,移也,染易即为转相传染之意,说明疫病是可以传染的。巢元方在《诸病源候论》中云:"其毒度着于人,如换易也。"其后刘完素在《伤寒标本心法类萃》中列有"传染"专节,讨论疫疠之病。吴又可《温疫论》中关于传染的记载也较多,如"疫气盛行,所患皆重,最能传染",并提出"邪之所着,有天受,有传染"。这些记述不仅指出了疾病的传染特征,而且还提出了传染的途径,认识到病邪可以从患者体内排出,通过口鼻或接触等途径传染给其他人,从而引起人群间的互相传染。由此也可以看出,对于温病具有传染性的认识是中医学中早就具备的固有观点。对于温病的传染性,我们从温病的定义可以看出,这还不是温病绝对的特性,因为还有少数温病不具有传染性或传染性极小,如西医学所说的普通肺炎、中暑等,所以温病并不等于是传染病。此外,也要认识到,在西医学中有许多传染病尚不属于温病范畴,如破伤风、狂犬病、寄生虫病等,即使是一些急性传染病,也有属于风寒类的外感热病,不属于温病的范畴。因而,温病与西医学所说的传染病不能画等号。

温病的流行性,是指温病可以在人群中发生大面积扩散,造成群体发病。流行性是因温邪致病暴戾,传染性很强。一般多在卫生条件极差的地方,防疫措施不力或是灾荒之后发生。对此,古人早有"天行""时行"的记述。如《素问·刺法论》曰:"五疫之至,皆相染易,无问大小,病状相似。"又如王叔和在《伤寒论·伤寒例》中所说:"是以一岁之中,长幼之病多相似者,此则时行之气也。"指出了疾病的流行性,称之为"时行之气"。庞安时在《伤寒总病论》中还对流行范围的大小不同作了描述:"天行之病,大则流毒天下,次则一方,次则一乡,次则偏着一家。"指出了其流行的程度、范围有很大差别,其"流毒天下"的是大流行;在一方、一乡蔓延的是小流行;发生于个别家庭的是散发。温病流行性的大小差异,不仅表现在不同的温病其流行性有大有小,有的甚至不会引起流行,同时即使是同一种温病,在不同的条件下,其流行性也有差异,有时会引起大流行,有时只有小流行或散发。

为什么温病会发生流行以及流行性有大小之别?除了与病邪本身的性质有直接的关系外,主要与自然和社会因素有关。在自然因素方面有气候的暴冷暴热、疾风霪雨等异常变化;在社会因素方面有"兵荒饥馑"等,如古人所说"大兵之后,必有大疫""大灾之后,必有大疫"。尤其是在古代,兵荒马乱,贫困交加,温病经常猖獗流行,造成"或阖门而殪,或复族而丧"悲惨状况。

温病的季节性,是指某种温病只发生于某季节或多发于某季节,因而又称为"四时温病"。例如有些温病只限于特定的季节里发生,如春温、暑温等,有些温病虽然四季可见，但以某一季节为多发，如风温、湿温等。

温病为什么会有季节性？其主要原因在于四时的气候变化。即由于四时主气不同，其产生的温邪的类型必然有所区别，同时，在不同季节人体的反应状态也各异。一年之中有四季气候的寒热温凉及燥湿偏盛的不同，因而形成的温邪也就各具特点，如春季气候温暖多风，故多风热病邪为患，从而易发生风温；夏季暑热酷蒸，故多暑热病邪为病，从而易发生暑温；长夏天气炎热，加上湿气亦盛，故多湿热病邪为病，从而易发生湿温等。这说明了四时主气对病邪性质的不同有重要的影响，从而也导致不同温病的发生。另一方面，四时的不同气候变化也会影响到人体的反应性，从而与某些温病的发生有关。如冬春季节气温较低，卫气多处于郁闭状态，卫外功能较为低下，此时若天气应寒反暖或温风过暖，腠理随之开泄，卫气的御外功能却未相应增强，致使外界病邪容易侵犯肺卫，从而发生以肺卫见证为主要特点的温病，如风温；在夏秋季节，天暑地湿，人体脾胃功能较为呆滞，食量减少而运化能力减弱，加之易进食生冷不洁之品，更易损伤脾胃，从而较易感受湿热之邪，发生的温病多以脾胃为病变中心，如湿温之类。由此可见，因四时主气不同而致发生的温病各异，所以温病的发生有较明显的季节性。

温病的地域性是指温病的发生有一定的区域性，多见于某一地域，其他地区则很少见或不发生。早在《诸病源候论》中就提出了瘴气多发生于"岭南"（现两广、云南、贵州一带），叶天士在《温热论》中说："吾吴湿邪害人最广。"也说明了湿热性温病多发生于苏南水乡。此外，中暑病多见于我国南方各省的夏暑之季，北方则较为少见。这些都说明了不同的地区可以发生不同的温病。

温病的发生有地域性，主要是由于地理环境不同，气候条件各异，加上不同地域居住的人们在生活习惯、卫生条件方面的差别，影响了温邪的形成和传播。各地的地理环境有高山、平原、盆地、沿海、内陆等很大的不同，气候条件又有寒凉、温热、湿润、干燥等区别，因而对各种温邪的形成和传播会产生不同的影响。再加上人们的生活习惯、卫生条件在不同的地域也有相当大的差别，对温邪的传播、致病也必然发生影响。

温病的传染性、流行性、季节性、地域性这四者之间又是相互关联的。如具有传染性就决定了可有流行性，季节性与地域性又都与气候条件有关。此外，这四个特性中，最根本的原因还是与温邪这个温病的特异性致病因素有直接关系。正是由于温病的病因是具有特异性的温邪，所以温病在发生上才会表现出传染性、流行性、季节性、地域性。

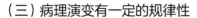

（三）病理演变有一定的规律性

温病属于外感病，多数在较短的时间里有其一定的发生发展过程，即从温病的发生到发展的一系列病理变化，最终或痊愈，或死亡，或留下某些后遗症，从而表现出一定的时限性。在病变发展过程中又有一些与其他疾病不同的规律性，这种规律性主要表现在以下两方面：

在病变发展趋势方面，多数都是由表及里，由浅入深，由轻到重，由实转虚。即温邪上受，先犯肺卫，病位表浅，病情最轻，对脏腑功能活动的影响较小；而后邪传入里，进入脏腑等内脏器官，病位越来越深，病情也随之加重。在此之前，由于正气较足，邪正相争剧烈，所以多为实证。经过一段时间，病邪渐退，但正气损伤，多成虚证，也有部分邪实正衰，甚至死亡。

从整个温病过程的病理变化来看，可以概括为：在温邪作用下，人体卫气营血及三焦所属脏腑的功能失常或实质损害。即温病传变有一定的规律性，大多由卫到气到营到血，或由上焦传中焦，再传下焦。一般来说，温病初起之时，多以上焦肺卫病变为主，如顺传阳明气分，导致里热炽盛，亦可逆传于心包。如病情继续发展，可传入营分，深入血分，病变后期可出现肺胃或下焦肝肾阴液耗伤的病理变化。总的来说，在温病前期阶段多以机体功能失调为主，如肺卫失宣、腑气不通、脾不运化、膀胱气化失司等；如病情严重或发展至后期，侵犯营血、下焦，则有明显的内脏实质损害，如肺络受损而咯血，胃肠受损而呕血、便血，肾脏受损而尿血、尿闭，大脑受损而昏迷、痴呆、失语等。尤其可引起阴液耗伤，甚则导致阴竭阳脱。如属湿热性质的病邪为患，其所引起的温病在初起时多以湿象表现为主，继则湿邪逐渐化燥化火，热象逐渐明显，病情再进一步发展，湿邪可完全化燥化火，亦可入营入血，伤及阴液。

（四）临床表现有其特殊性

温病作为一类急性热病的总称，主要是由于这类热病在临床表现上有一些共同特征。温病的概念就概括了温病临床表现特殊性包括"以发热为主症""热象偏重，易化燥伤阴""急性外感热病"三个方面。

温病大多发病急，来势猛，传变快，变化多，与伤寒和内伤杂病有显著区别。一般温病的发生较为突然和急骤，一旦发病，病情变化较快，病情较重，每致卧床不起，在病变过程中的传变较快，变化较多，甚至可见病情"一日三变"，或险情迭起。而最后除了造成死亡或留下后遗症外，好转及痊愈也较快。温病的这一特点主要是从温病的整体与内科杂病相对而言的，在温病中也有些病种起病较缓，传变不多、不快，例如一些湿热病邪引起的温病就是这样，然而,与内科杂病相比较,仍然是具有"急""猛""快""多"的特点。

在证候表现上,最突出的是发热,而且以发热为主症,热象偏重。温病自始至终基本上都是以发热为主要症状,只是多数温病初起表现为表热,继为里热,后为虚热。除此以外,温病在证候表现上较突出的是热象偏重,表现为起病时就以发热重、恶寒轻为特点,在病变过程中热势较盛,体温较高,并伴有口渴、心烦、溲短赤、舌红、脉数等热势壮盛的表现。但湿热性温病湿邪偏重时,往往热象不甚明显,可见身热不扬,口不渴或渴不欲饮,表情淡漠,小便浑浊,舌苔白腻、脉濡缓等湿阻的表现。

温为阳邪,易伤阴液,加之温病过程中热盛汗多,伤阴尤甚,这也是温病比较典型的特征之一。在温病过程中容易出现口渴、舌干、唇焦齿燥、尿短少等阴液不足的表现。一般来说,先以肺胃阴虚为主,其阴伤程度尚轻,严重的可伤肝肾之阴,其阴伤程度较为深重。疾病后期,伤阴的表现更加突出,大多数死亡病人,都是由于阴液枯竭所致。温病临床表现的又一特征是容易内陷生变,导致动血、动风、闭窍,出现斑疹、吐衄、痉厥、神昏等症状。温为阳邪,热变最速,病邪深入营血后可引起热盛动血,导致肌肤发斑疹,或有吐血衄血、便血、溲血等;热邪内陷厥阴,热盛动风则痉厥,热闭心包,蒙扰心神则神识昏迷;如邪陷正脱而引起气阴外脱、阳气外脱或内闭外脱,更属危笃之证。以上各种变证还可同时出现,如救治不及时或治疗无效则可危及生命。

关于温病的特点,以上四点是各种温病的共性,若就每种具体的温病而言,这些特点表现的程度有很大的差异,有的非常明显,有的则主要体现在某些方面,不一定全部对应。如湿温病发病缓,传变慢,开始时热势不盛,与其他温热类温病就有不同,具备一定的个性,只有系统学习了四季温病,才能全面掌握。

二、温 病 范 围

温病包括了许多急性外感热病。根据温病的特点推理,外感热病中除去风寒性质以外的所有急性外感热病都应该归属于温病的范围。

温病的名称,最早见于《内经》,《素问·六元正纪大论》有"温病乃起"的记载,《素问·生气通天论》还有"冬伤于寒,春必温病"的论述,《难经·五十八难》又说"伤寒有五:有中风,有伤寒,有湿温,有热病,有温病"。可见,当时由于温病的概念是指冬季感受寒邪,伏藏体内,到春季所发的疾病,所以它的范围非常局限,并不包括暑温和湿温等其他疾病。《伤寒论》也基本沿用此说,并指出了它的临床特点,"发热而渴,不恶寒者为温病"(第6条)。随着历代医家的实践积累,发现许多疾病与《内经》所称的温病有相似的病机演变和临床特征,在防治方面也有许多相通之处,所以使温病的概念发生了转变,范围也逐步扩大。如《温病条辨》说:"温病者,有风温,有温热,有温疫,有温毒,有暑温,有湿温,有秋燥,有冬温,有温疟。"把《难经》中的温病发展到9种。从清代医学著作中看,温病还远不止这9种,如麻疹、痢疾、湿热泄、热霍乱、白喉等。现在比较统一的认识是,外感病中除风寒性质以外的急性热病都属于温病的范围。把古人所提到的义同名异的一些疾病进行归纳分类,分为四时温病,主要包括风温(含冬温)、春温(即温热)、暑温、湿温、秋燥、伏暑、大头瘟、烂喉痧等,这8种温病基本上概括了温热性质的外感热病,有些虽未明确属于何种温病,但可以根据其临床特点,依据相似的温病进行辨证论治。

从西医学角度来看,有三类疾病都可参照温病的理论和临床经验进行辨证论治:一是大多数急性传染病,如流行性乙型脑炎、流行性脑脊髓膜炎、百日咳、猩红热、脊髓灰质炎、流行性出血热、布鲁氏菌病、病毒性肝炎、流行性腮腺炎、斑疹伤寒、伤寒、副伤寒、细菌性痢疾、严重急性呼吸综合征、新型冠状病毒感染、普通感冒和流行性感冒等;二是部分感染性疾病,如慢性支气管炎、肺炎、肺脓肿、胸膜炎、急性肠炎、急性胆囊炎、急性肾盂肾炎、风湿热、败血症等;三是少数非感染性的急性发热性疾病,如西医学所说的中暑、某些类型的急性白血病,还有夏季热等。这些疾病虽非感染引起,但往往也具有温病的特点,也可按温病的辨治方法来处理,也属于温病的范围。

三、温病命名与分类

温病的命名依据主要有三点:一是根据发病季节而命名,如发于冬季的温病称作冬温,发于春季的温病称作春温。二是根据四时主气和病因而命名,如风热病邪所致的温病叫风温,暑热病邪所致的温病叫暑温,湿热病邪所致温病叫湿温,燥热病邪所致温病称作秋燥。三是根据疾病的证候特征而命名,如发于秋冬季节,以暑湿见证为特征的称作伏暑,以头面焮赤肿大为特征的温病称作大头瘟,以咽喉肿痛糜烂、肌肤丹痧为特征的温病称作烂喉痧。

由于认识角度不同,古代温病的病名非常繁杂,相互重叠的很多,如温疫又叫"瘟疫""疫疠""时行""天行"等,都是指温病中具有强烈传染性,能引起流行的一类疾病。实际它并不限于一种疾病，主要是针对流行而言，如同样一种病，没有流行，就叫温病，发生流行就叫温疫，所以温疫和温病没有本质的区别，言温病就包括了温疫。又如温毒，主要是指具有红、肿、热、痛、局部溃烂或发斑疹等特征的温病，包括大头瘟、烂喉痧在内，现今一般取大头瘟、烂喉痧的病名以取代温毒的概念。

现代所言风温、春温、暑温、湿温、伏暑、秋燥、大头瘟、烂喉痧等，并非指一种疾病，每个病名之下都包含了几种疾病，如暑温就包括暑瘵、暑痫、暑风、中暑等数种疾病。所以严格地讲，现代温病学关于温病的病名，仍然是温病的类别，而非具体的病名，如果能对古代医家关于温病的病名进行整理，客观真实地反映出每一种温病的病理演变临床特征，必将对温病的预防和诊治产生巨大的指导作用，这是现代温病研究者应着力研究的课题。

古今温病学家对温病进行了归类，归类的方法主要有两种：一是根据病邪是否兼湿分为温热类温病和湿热类温病。不兼湿者为温热类温病，包括风温、春温、秋燥、大头瘟、烂喉痧等；兼湿者为湿热类温病，包括湿温、伏暑等。对于暑温的分类，存有异议，有认为暑多夹湿应为湿热类温病，有认为暑温是暑热病邪为主引起的温病，应属温热类温病。按是否兼湿来划分温病是一种较常用、简便易行的分类方法。然而温热类的温病亦可见兼湿的病证，其与湿热类温病有显著区别：温热类温病虽兼湿，但以热象显著为特点；湿热类温病则在病之初期热象不显著，多以湿象表现为主。这种分类方法对于区别温病的基本性质，指导临床辨证施治有重要的实际意义。凡温热性质的温病起病尤为急骤，更易化燥伤阴和内陷生变，但一般病程较短；凡湿热性质的温病，起病可以较缓，化燥伤阴亦较慢，但病势缠绵，病程较长。

二是根据温病初起的临床表现特征分为新感温病和伏邪温病两类。凡初起病发于表，以肺卫表证为主要临床表现的温病称为新感温病，如风温、秋燥等；凡初起病发于里，以里热炽盛为主要临床表现的温病称为伏邪温病，如春温、伏暑等。对暑温与湿温的归类，古人亦有异议，有的认为二者初起即见里证，应属伏邪温病，有的认为二者皆属感受当令时邪所致，应属于新感温病。以上分类，可以执简驭繁地掌握温病的内在规律，有助于区别临床类型，对诊断和辨证论治有一定的指导意义。

第三章

温病病因病机

温病病因病机主要介绍温病致病主因与相关因素在温病发生过程中的作用，以及温病演变和转归的过程，这对了解温病的发病机制，进而预防和诊治温病都有重要的指导作用。

一、病　　因

温病的病因是指温病的致病主因，即"温邪"。这一名词是根据叶天士《温热论》中"温邪上受，首先犯肺"而得来。所谓温邪，即外邪中其性温热的一类病邪，包括风热病邪、暑热病邪、湿热病邪、燥热病邪等。古人讲："外感不外六淫，民病当分四气。"所以，温邪仍不出六淫范畴。但是，西医学已清楚地认识到急性外感热病（主要是急性传染病和感染性疾病）的病因为病原微生物。中、西医两种认识有没有矛盾，要说明这个问题，就须对六淫学说作一回顾。

六淫学说是中医病因理论的重要组成部分，千百年来，一直有效地指导着中医的临床实践。它是古代劳动人民和医学家在长期生活和临床实践中逐渐总结出来的一种病因学说。

按《内经》所言，风寒暑湿燥火六气发生异常变化后，导致人体发生疾病，称为六淫。《内经》认为，外感病是由人体所能感觉到的六气变化而引起的，如《素问·至真要大论》曰："夫百病之生也，皆生于风寒暑湿燥火，以之化之变也。"《内经》并对六气致病的临床表现进行了归类，形成了最早的六淫学说。

六淫学说认识病因的方法主要依据有两点。一是以"辨证求因"为立论基础和认识方法来推理病因。"辨证求因"的实质，就是通过现象的分析来探求内在的本质,这既是探索原因并建立病因学说的基础,同时也是临床辨证推求病因并进而指导治疗的基本方法。可见,古人建立六淫病因学说主要是以临床证候为依据的,即根据外感病初起临床表现的不同,结合气候等其他因素,来推断其病因的差异。换言之,临床上对不同病因的认识,主要是根据发病初起的临床症状和体征来推论。所以说"辨证求因"既是建立病因理论的基础,又是临床认识病因的方法。它与现代病原生物学以实验观察为立论基础和认识方法截然有别。二是从"天人相应"观念出发,联系四时气候变化来推求病因。中医学的"天人相应"观念贯穿于各方面,对病因学说也有深刻影响。"天人相应"的基本精神是人与自然环境相统一,自然界的各种因素,如四时的气候变化等时刻对人体产生影响,而人体又有适应这种影响的能力,从而保持着内外环境的动态平衡。一旦这种平衡遭到破坏,或是外界的影响超过了机体的适应能力,或是机体适应外界影响的能力下降,均可导致疾病的发生。因此古人在分析病因时,除了以"辨证求因"为立论基础外,还联系自然界年四季的不同气候变化来加以论证,从而形成了"四时六气"的病因理论。《灵枢·百病始生》说:"夫百病之始生也,皆生于风雨寒暑,清湿喜怒。"这是关于四时六气致病的较早期论述。后世陈平伯说"外感不外六淫,而民病当分四气",实即源于此。

后世人们在实践中发现,风调雨顺,气候宜人,照样发生甚至流行外感热病,疫病多在灾荒战乱之后横尸遍野、环境恶劣的情况下流行。人们若饮食不洁,或与病疫患者接触,易得外感热病。这样人们逐渐意识到,自然界除了六气之外,另有一类致病物质存在,它才是导致急性外感热病的主要致病因素。如吴又可在《温疫论》中写道:"病疫之由,昔以为非其时有其气……夫寒热温凉,乃四时之常,因风雨阴晴,稍为损益,假令秋热必多晴,春寒因多雨,较之亦天地之常事,未必多疫也。""温疫之为病,非风、非寒、非暑、非湿,乃天地间别有一种异气所感"。在此之前,《肘后备急方》中也有:"岁中有疠气兼挟鬼毒相注,名为温病。"《诸病源候论》也认为温病是"人感乖戾之气而生病"。

但是,由于历史条件和科技水平的限制,当时古人还不能对这些"异气""鬼毒""乖戾之气"作出更加细致的观察和分析,不能形成独特的病因理论而直接指导临床实践,因而只能继续沿用六淫。这里所说的六淫,并不一定指发病前气候异常人们受到六气侵袭,而是人们感受了外界能导致外感病发生的致病因素,发病后有《内经》归纳的六淫致病的证候。临床认识病因,已不以发病前的气候变化为依据,而是根据临床表现取象比类,辨证求因。虽然

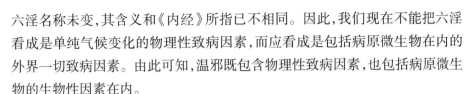
六淫名称未变,其含义和《内经》所指已不相同。因此,我们现在不能把六淫看成是单纯气候变化的物理性致病因素,而应看成是包括病原微生物在内的外界一切致病因素。由此可知,温邪既包含物理性致病因素,也包括病原微生物的生物性因素在内。

温病病因学说是在实践中产生,又用以指导临床实践的。它的临床意义已不限于阐述温病的发生原因,而更重要的是指导临床辨证论治。温病病因学说临床意义可以归纳为以下几点。

(1)揭示发病特点:不同病邪所导致的各种温病,不仅临床表现不同,而且其发病也各具特点,包括发病季节、邪犯的途径和病位、起病缓急、演变趋势等。掌握了病因学说就可以对这些不同的特点从理论上予以分析,揭示其内在本质。

(2)区分证候类型:临床辨证的关键在于确立证候类型,不同病邪所导致的温病,其区别的主要依据是初起的证候类型有何特点。所以,病因学说的意义不仅是解释不同温病的致病原因,更重要的是区分证候类型。温邪致病不但有明显的季节性以及病位的差异,而且还相应地有着特定的临床表现,因此在辨证上就有风热证、暑热证、湿热证、燥热证等不同。这些不同的证候类型主要见于四时温病的发病初起,是临床辨病的主要依据。

(3)指导立法制方:在病因学说指导下来辨证求因,区分证型,不仅是为了辨别四时温病,而且是治疗上立法制方的根据所在,此即前人所说的“审因论治”。温邪中的风热、暑热、湿热、燥热等邪,不仅各有其特定的证候表现,而且在治疗上也相应地有疏散风热、清暑泄热、清化湿热、凉润燥热等一套大法和主方。所以病因学说既是辨证上辨证求因、区分证候的理论基础,又是治疗上审因论治、立法制方的指导原则。

通过以上讨论可以看出,中医认识病因的方法是“辨证求因”,它是通过对不同证候的分析,联系六淫的致病特点来确定病因的。温病病因学说的实际意义,不仅在于阐明温病发生的原因,更重要的是指导临床辨证求因,审因论治,所以学习病因学说的重点是掌握每一病邪的特性和致病特点,这样临床上就可以通过不同证候的特点分析,正确推断其致病原因,进而针对病因选择相应的治疗方法。下面重点介绍4种病邪的致病特点。

(一)风热病邪

具有风热特性的外邪称作风热病邪,是指风邪从热而化或与热相结合的一种致病温邪,它既具有风邪的特点,又具有温热的性质,是风温病的致病主因。风热病邪多在春季阳气开泄、温暖多风的气候下形成,叶天士说:"春月受风,其气已温。"吴鞠通也说:"风温者,初春阳气始开,厥阴行令,风夹温也。"均指此而言。如果冬季气候反常,应寒反暖,亦可形成风热病邪而致病,正如吴坤安所说:"凡天时晴燥,温风过暖,感其气者,即是风温之邪。"因其病发冬季,故又称"冬温"。风热病邪具有以下致病特点。

1. 先犯上焦肺卫 风邪具有升散疏泄的特性,升散即轻扬升浮之意,言其致病善于趋上走表;疏泄,即疏松开泄之意,言其易使皮毛疏松,腠理开泄。肺为华盖,位居五脏六腑的最上部,所以风热病邪"上受"必然首先侵犯肺系,居于上部或体表。因此,风温初起病位多以肺卫为主,形成肺卫不宣的风热表证,以发热、微恶寒、咳嗽脉浮数为特征,故《素问·太阴阳明论》说:"伤于风者,上先受之。"叶天士也说:"温邪上受,首先犯肺。"

2. 易于化燥伤阴 风为阳邪,其性开泄,风热相合,更容易耗伤津液。风热病邪的特点是上行、疏泄、发散,所以就容易使腠理开泄而发病。由于风温病以肺胃为病变中心,肺胃都是喜润恶燥之脏腑,所以风温病肺胃阴伤尤为明显。临床常见口干口渴、咽干鼻燥、干咳少痰、舌苔少津之症。故叶天士说:"风挟温热而燥生,清窍必干,谓水主之气不能上荣,两阳相劫也。"

3. 传变迅速 风邪具有善行数变、变动不拘的特性。风热病邪侵犯人体后,使腠理开泄,邪气很快就可以入里,因而传变迅速。往往发病快,来势急,证候多变,特别是容易发生肺卫证候不经气分阶段而直接出现神昏谵语、舌謇肢厥的心包病变,称为"逆传心包"。王孟英说:"邪从气分下行为顺,邪入营分内陷为逆也。"临床经过顺利者,痊愈亦快,一般病程不长。

(二)暑热病邪

具有暑热特性的外邪称为暑热病邪,其形成与炎热高温的气候条件有关。暑是夏季的主气,夏季气候炎热,酷烈如火,为暑热病邪的滋生和传播提供了有利条件。《素问·热论》说:"凡病伤寒而成温者,先夏至日者为病温,后夏至日者为病暑。"就是说,从夏至到处暑这个阶段容易感受自然界的暑热病邪。暑热病邪的致病特点如下。

1. 先入阳明气分 暑热病邪属火热之邪,炎热炽烈,加上盛夏气温很高,天气炎热,人的腠理疏松开泄,门户大开,邪气容易侵入。暑热病邪侵入人体后,大多来势迅猛,发病急骤,传变急速,往往一病即进入阳明气分而无卫分过程,临床以壮热大汗、口渴心烦、脉洪大为特点。所以叶天士说:"夏暑发自阳明。"

暑热中病较深,除入阳明外,还可以直接深入厥阴。侵入手厥阴心包经可以出现突然昏倒,不省人事,侵入足厥阴肝经则出现痉厥抽搐等症。

2. 易耗气伤津　暑热燥烈,易伤津液。暑热入侵,肌腠开泄,汗出较多,元气也随之外泄,所以暑热容易耗气,正如《素问·举痛论》说:"炅则腠理开,荣卫通,汗大泄,故气泄。"暑热病邪导致的暑温在病程中多见津气耗伤之症,如烦渴欲饮、自汗倦怠、脉虚无力等,甚至出现汗出不止、喘喝欲脱、脉象散大等津气欲脱之重危证候。

3. 易兼夹湿邪　夏季气候炎热,降雨量也多,天暑下通,地湿上蒸,暑热蒸发了地面的水汽而使暑湿弥漫在空气中,人生活在这种炎热潮湿的环境下,就容易感受暑湿邪气而发病。故暑热之邪往往兼夹湿邪侵犯人体,形成暑热兼湿的证候,如暑温伴胸闷、脘痞、苔腻等临床表现。暑邪容易夹湿,但不等于暑必夹湿,所以王孟英说:"暑多兼湿。"若逢夏季炎热雨少,暑热亦有不夹湿邪而致病的。

(三)湿热病邪

湿热病邪是具有湿热特性的病邪,是在具备湿和热的条件下产生的。长夏之季是梅雨季节,余暑未消,湿热之气弥漫,每易产生湿热病邪。其致病特点如下。

1. 病变以中焦脾胃为主　脾为湿土之脏,胃为水谷之海,湿土之气同类相召,湿易困脾,热易伤胃,故湿热病邪最易困阻中焦,以脾胃为病变中心。湿热病自始至终都有脾不升清、胃不降浊的症状。临床以脘痞腹胀、恶心便溏等湿困脾胃、运化失职的证候为主要表现。

2. 易困清阳,阻滞气机　湿性重浊凝滞,容易困遏清阳,使清阳之气的升降出入运动受阻,湿与热合,热受湿裹,热邪难以散发,所以湿热致病,初起阳热多不显著,而以身热不扬、恶寒、身重、头重如裹、神识呆滞等清阳被困症状为主,同时伴胸闷脘痞、腹胀等湿阻气机的见证。若湿困日久,难以化热,至疾病后期,可出现阳气衰微的变化。

3. 病势缠绵,传变较慢　湿为重浊黏腻之邪,与热相合,蕴蒸弥漫。它不同于外感寒邪所致太阳伤寒证的一汗而散,也不同于外感风热邪气所致的表热证清透可解。治疗湿热时清热则助湿,祛湿易添热,湿热难分难解。所以湿热致病与其他温病相比,病势缠绵,传变缓慢,往往留恋气分时间较长,导致病程长,缠绵难愈。

(四)燥热病邪

具有燥热特性的外邪称为燥热病邪,即偏于温热的燥邪。多在久晴无雨的秋季形成,与炎热干燥的气候相关,如俞根初所说:"若久晴无雨,秋阳以曝,感之者多病温燥,此属燥热。"燥热病邪的致病特点如下。

1. 病位以肺为主 燥热病邪与肺脏在五行中同属金,同气相求,故燥热易犯肺经。另外,肺的特性是喜清润而不耐干燥,所以燥热致病以肺为主。初起即见干咳少痰,中期以燥热伤肺为主要临床表现,后期多见肺阴耗伤。所以古人有"燥气先犯华盖"及"燥热舍肺"之说。

2. 易致津液干燥 燥胜则干是燥邪的基本特性,燥热则更为突出,致病每易耗伤津液,出现津液干燥的见证。如初起多表现鼻干唇燥,咽干口渴,干咳无痰,舌苔少津。中后期易伤肺胃津液,甚者后期还可出现肝肾阴虚之证。

风热病邪、暑热病邪、湿热病邪、燥热病邪各有致病特点,因而导致了各具临床特征的四时温病,有些温病如春温病因难以用上述四种温邪说明,没有显著的风、暑、湿、燥特点,但其温热之性非常突出,因而以温热病邪概括。至于古人所提寒伏化热的因素,因伏邪学说的机制还难以弄清,因而不能将寒邪作为温病致病主因。但是寒邪在温病发病中亦起一定的作用,如伏暑往往因感寒而诱发,暑温初起也有夹寒病证,所以寒邪可以作为温病的诱发因素和兼夹因素。

在古代温病文献中,还有温毒病因的记载,它是前人根据某些病具有红肿热痛临床表现而提出的病因概念,究其实质,仍属温邪范畴,不过是强调此类病因致病力强,所致温病有红肿热痛特点而已。

吴又可提到的疠气病因学说,无疑是接近于西医学病原微生物学的一种病因观点,但是无法进行临床辨证求因,审因论治,对诊断和治疗温病难以发挥具体指导作用,还有待于进一步深入研究,使之成为一套病因理论,实现温病病因病机理论的真正突破。

综上所述,温邪是导致温病发生的主要病因,它是一个综合病因概念,既包括传统的六淫病因,也包含了侵入人体的病原微生物,是导致温病发生的外界病因的综合。温邪分为风热、暑热、湿热、燥热、温热等类型,其致病各有特点,掌握这些特点,对诊断和辨证有一定的指导意义。

二、病　机

温病病机是指温病发生发展变化及其转归的机制。虽然各种温病的病机都有特殊性,但是温邪与人体正气相互抗争是所有温病的基本病机,它决定了

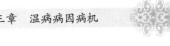

发病与否、病情转化、传变浅深、预后转归,这是各种温病的共性,也是温病病机的重点内容。

（一）感邪途径

温病是由温邪引起的,温邪侵入人体每因病邪种类不同而有不同的途径,根据古代医家论述,主要有如下两种途径。

1. 邪从肌表而入　《灵枢·百病始生》曰:"虚邪之中人也,始于皮肤,皮肤缓则腠理开,开则邪从毛发入。"指出肌表皮毛是外邪入侵的途径。皮毛主一身之表,它在卫气的作用下,通过正常的开合保持机体内外环境的统一,防御外邪的入侵。一旦卫外功能降低,皮毛不固,腠理开泄,外邪即可乘虚而入。邪从肌表而入可区分为温邪直接侵入和通过媒介（昆虫）侵入两种。

2. 邪从口鼻而入　口鼻与外界相通,故温邪可以随呼吸或饮食而侵入人体。口鼻是呼吸的通道,与肺相通,人体在与外界进行气体交换过程中,有可能吸入存在于自然界的温邪,侵入后多先犯肺。叶天士说:"温邪上受,首先犯肺。"不仅说明了邪从口鼻随呼吸侵入人体,而且指出了发病之初的病变部位。如风温、秋燥等病的温邪即是随呼吸侵入,初起多先犯肺。

"病从口入",说明病邪随饮食侵入是外感病的重要途径,温病更是如此,早在《诸病源候论》中就有"外邪恶毒之气,随食饮入五脏"的记载。饮食物腐败变质或不洁净,都有可能夹杂温邪,若食入人体,温邪随即侵入。邪从口入者,先到脾胃,所以致病后初起一般病位在中焦,如湿温即属这一类型。

古人关于邪入途径的认识有一个不断丰富和完善的过程,特别是温病学家叶天士、吴又可、薛生白等提出的邪从口鼻而入的途径,非常切合温病的临床实际,对指导预防和诊治有一定的意义。

（二）发病

温病的发病主要阐述温病发病的机制,包括发病因素、感邪途径以及发病类型等。掌握温病发病学的这些内容,对于预防温病的发生、区分发病初起的病变类型具有十分重要的意义。

1. 发病因素　发病因素是指导致温病发病的因素。温病的发生,主要是温邪与正气相互抗争的结果,所以温邪侵入与正气不足是温病发病的主要原因。

温病是由温邪引起的,温邪是温病发生的前提条件,而且感受什么温邪,才能发生什么温病,如风热病邪导致风温,暑热病邪引起暑温,湿热病邪引起湿温,这是由病邪性质所决定的。虽然温邪是温病发病的首要条件,但是它侵入人体能不能发病则取决于人体正气强弱和邪正力量的对比。也就是说,温邪只有在人体正气不足,防御功能减弱,或其致病力超越了人体防御能力的情况下,才有可能发病。可以看出,温病的发生,或是因为人体体质较差,抵抗力较弱,正气不足而感受温邪,在邪正相争中正气不能祛邪外出,而发生温病,或是人体体质虽然强壮,正气较盛,但是所感之温邪致病力更强,超越了人体的防御限度,也可使温病发病。

温邪侵入与正气不足是温病发病的主要原因,但温邪的生成与传播、正气的盈亏又与很多因素相关,概括地讲,主要有体质因素、自然因素、社会因素三个方面,这也是温邪以外影响温病发病的因素。

(1)体质因素:体质因素主要是指人体正气的强弱,它决定机体对外邪的防御能力,因此是温病发病的一个决定性因素。中医发病学非常重视正气强弱在发病中的地位和作用,《素问·刺法论》说到"正气存内,邪不可干","邪之所凑,其气必虚",认为正气不足是发病的前提。又如《素问·金匮真言论》中说:"夫精者,身之本也,故藏于精者,春不病温。"说明人体在正气充足、阴精固藏的健壮情况下,由于有足够能力抵御外邪的侵袭,所以一般不发生温病。当正气不足,防御能力下降,或病邪太盛,致病力超过了人体正气的防御能力时,外界致病因素就可能侵入人体而发生温病。由此可见,中医发病学的一个重要思想就是重视人体正气在疾病发生中的决定性作用,温病的发生尤其是这样。正气不足,正不胜邪,是温病发病的一个决定性因素。

虽然这种重视正气的认识在强调预防上有一定的积极作用,但是也产生了过分夸大正气在发病中作用的现象,从而使许多医家治疗外感病过分强调扶正补益,忽视了祛邪除因的重要性。因此,正确认识温邪与正气不足在发病中的地位和作用,对判断温病发展转归和正确制定治疗方法至关重要。

(2)自然因素:自然因素是指自然界的气候、环境等因素,它对温病的发生有重要的影响,特别是一年四季的气候变化与温病的发生有着密切的关系。正因为这样,古人把气候的异常变化看成是导致温病发生的主因,从而提出了四时六气的外感病因学说。虽然我们现在认为六淫不仅包括气候变化的自然因素,也包含病原微生物的生物因素,但不可否认气候变化对温病发病的重要影响。

人与自然界息息相关。气候变化主要通过影响温邪的形成传播以及降低人体防御功能而对温病发病发挥作用。如在长夏季节气温偏高,雨多湿重的自然条件下,不仅湿热之邪易于形成,而且人体的脾胃运化功能亦易呆滞,易致湿热发病。

自然因素除了气候变化外,地理环境也是不可忽视的一个发病因素,因为不同地区由于地理条件、气候变化等不同,发生的温病常有类型上的差异,从而反映出地方性的特点。如在低洼、潮湿、雨水偏多的东南沿海地区,由于湿气偏重,所以极易发生湿热性质的温病;反之,地处高原、气候干燥、常年干旱少雨的西北地区,则易形成风燥之邪所致的外感温病。

(3) 社会因素:社会因素对具有传染性、流行性特点的温病发生具有重要的影响。社会因素中起决定性作用的是社会制度和社会生产力、科学水平的发展。例如在我国优越的社会主义制度下,党和政府从保护人民的生命健康出发,在防止疫病发生和传播方面采取了一系列有效措施,有效地控制了疫病的发生和流行。同时,随着社会的进步,物质的丰富,人民生活条件的改善,一方面人体的体质得到增强,抗病能力也不断提高,另一方面公共和个人卫生水平的提高,限制了致病因素和传播途径,因而大大减少了感邪发病的可能。

2. **发病类型**　关于温病的发病类型,前人有新感、伏邪之说。凡感受当令之邪即时而发的温病为新感温病,以风温为代表;凡感受外邪,未即发病而邪伏体内,过季而发的温病称作伏邪温病,以伏暑为代表。实际上这是前人在分析温病初起的临床表现和证候特点,联系发病季节时令主气推理出来的。如春季主气为风,风温病的主因为风热,故风温为新感温病;秋季主气为燥,冬季主气为寒,伏暑病发于秋冬,主因为暑湿,非新感时邪,故推理为夏季感受暑湿而伏藏,至秋冬发病,故为伏邪温病。

新感与伏邪还有许多问题需要探讨,现在还难以定论。究其实质,凡新感温病一般病发于表,凡伏邪温病一般都病发于里,所以,若区分发病类型,以病发于表和病发于里为标准,更加清晰易辨。

病发于表者,初起以卫分表证为主要证候,其传变趋向是由表及里,由浅入深,一般病情相对较轻,病程较短,初起以解表透邪为基本治法,代表病种如风温、湿温、秋燥,其他如烂喉痧、大头瘟亦属此类。

病发于里者,初起以热郁气分或营分为主要证候。其传变趋向有两种,一是内陷深入,病情进一步加重;二是伏热外透,为病情趋于好转的表现。此类温病与病发于表相比,一般病情较重,病程较长,初起治疗以清泄里热为大法,代表病种有春温、伏暑等。

暑温病的致病主因为暑热病邪,暑为夏令主气,若根据感邪即发与伏而后发区分,应属于新感温病,但是暑温病初起多无卫分过程,一病即进入阳明气分,为里热炽盛,所以有人按病发于表和病发于里区分,把暑温归属于伏邪温病,现在一般将暑温归于新感温病。

3. 演变规律 温病属外感热病,其病理变化的基本矛盾是温邪与正气相互抗争。温邪侵入人体后,能损伤破坏和阻碍正气的生理功能,机体正气也尽力与邪抗争,进行驱除、消灭邪气的活动,以修复创伤,消除障碍,恢复生理功能。邪正斗争贯穿于温病始终,邪正盛衰决定着温病的传变和转归。

（1）表里出入:表里出入是指温邪由表入里或由里出表的病理变化过程,主要揭示温病发生发展演变的规律性。表里出入是邪正交争的体现,一般来说,温邪亢盛,正气损耗,无力阻断温邪的趋里和病情的发展,则温邪一步一步深入;反之,若正气来复,加之药物的祛邪扶正作用,使邪气渐衰,则入里之邪可逐渐由深出浅,自里达外。由此可见,邪正的消长盛衰决定着病势的表里出入。

大多数温病的演变趋势是由表入里,即由卫入气,进一步深入营血或由上焦传中焦直至下焦。叶天士说:"卫之后,方言气,营之后,方言血。"即指卫气营血的表邪入里过程,吴鞠通说:"上焦病不治,则传中焦,胃与脾也,中焦病不治,即传下焦,肝与肾也。"是指三焦病变的由表入里过程。

温病的表证因温邪不同而有几种类型,但病位都在肺卫肌表,都有入里的趋势。若未经及时治疗,病邪致病力较强即可由表入里,即由卫传气或由上焦进入中焦,表现为里热证。进一步耗伤津液,影响脏腑的功能活动,使气机紊乱,血脉受损,温邪内陷深入营血,可表现为营血分证。温邪由表入里,并非绝对按照卫气营血和上中下三焦的次序传变,亦有因温邪致病力很强或因失治,温邪不经肺卫肌表而直入气分或营血的,如暑温病一病即进入阳明气分而无卫分过程。还有部分表证不传气分而径入营分的,如风温"逆传心包"一证。在三焦证候演变中温邪既可直趋中焦,亦有由上焦直传下焦的。无论温邪由表及里依次传变或越段传变,其总的趋势都是入里的,深入的,这是其共性,是病情加重的标志。

由里出表在温病演变中往往是经过药物治疗后才能发生的,是温病减轻向愈的表现。如营分证经过治疗后舌红绛变为舌红,神昏转清,口渴不欲饮变为口渴欲饮,斑疹消退,类似于气分证,这就是由营转气、由里出表的表现,是病情好转向愈的征象。叶天士讲"入营犹可透热转气",就是说温邪入里,治疗上应力求使之向外向表透散。由里出表在一些温病未经治疗的情况下也可发生,其内在原因必然是患者体质较壮,正气充足,抗御温邪的能力较强。

总之,由表入里是由温邪的致病性所决定的,是温病病情发展的必然表现,由里出表则是人体正气抗邪有力或辨证治疗恰当及时的结果。

(2)虚实转化:在温病的发展变化过程中,温邪与正气不断抗争,发生着消长盛衰的变化。邪气盛,必然会损伤正气,使正气消减不足;正气充足,则能战胜邪气,使邪气消退减弱。随着这种邪正消长盛衰的变化,便出现了温病虚实的病机转化。

《素问·通评虚实论》曰:"邪气盛则实,精气夺则虚。"实指邪气实,以邪气炽盛为主要病理变化的证候即为实证;虚指正气虚,以正气虚为主要病理变化的证候即为虚证。温病中的正气虚主要是阴津不足,温邪最易伤阴,疾病之初即有邪伤阴液的口渴、舌苔欠润的表现。所以实证虚证在温病中没有绝对的界限,往往是实中有虚,虚中有实。一般而言,病在卫分、气分、营分、血分均以邪气盛为矛盾的主要方面,所以这些证候以实证为主,特别是卫分证、气分证虽有正气耗伤,但程度较轻,可视为实证。至营分和血分,邪毒炽盛,营阴大伤,是实中夹虚之证。

实证虚证都是随着邪正斗争和病情演变而变化的,实证必伤正气,至耗损到一定程度,矛盾两方面的地位就发生转变,由以邪气盛为矛盾的主要方面转化成以正气虚为主要方面,实证就转化为虚证。相反,虚证在经过治疗后,正气逐渐恢复并强盛,邪气未退即由虚证转化为实证。虚实的转化有一定渐次发展的过程,在这个过程中往往是虚实夹杂的,如果实证为主,即为实中夹虚,如果虚证为主,即为虚中夹实。温病卫分、气分阶段有单纯实证,亦有实中夹虚之证;温病营、血分阶段,多为实中夹虚,也可演变成虚中夹实。温病后期,温邪已退,阴液大伤即为虚证。也有虽阴伤未复,但余邪未尽,又属虚中夹实之证。总之温病的发展变化规律,一般是由实证变为实中夹虚,再发展成虚中夹实或虚证。

4. 预后转归　温病的预后转归是指温病趋向结局的演变和最终归宿。包括痊愈、迁延、瘥后复发、死亡4种发展结局。

(1)痊愈:痊愈是指温病经过治疗或未经治疗而消失,机体健康逐渐恢复的过程或状态。痊愈具体的指征:体征消失,痛苦感觉解除,脏腑组织的病理改变和生理功能均恢复正常。温病的痊愈,主要是采取了各种正确的治疗护理措施,使邪气逐渐消退,正气日渐恢复,辅以饮食调养,适当休息的结果。此外,个别温病,因温邪致病力不强,而人体防御功能较强,往往不治自愈,这种情况仅局限于卫、气分的一些轻微病变,若气分邪热炽盛,或已达营、血分阶段,一般都需要合理恰当的治疗,疾病才能痊愈。

(2)迁延:迁延是指机体处于正虚邪恋、日久不愈或因病理损伤,某些功能不能恢复,留下后遗症的状态,见于温病后期。

温病是一类急性外感热病,大多发病急,来势猛,病情重,对人体正气特别是阴血损耗比较明显。疾病后期,虽经治疗,大邪已退,正气大伤,阴液亏损,往往就处于正虚邪恋、迁延不愈的状态,最多见的是下焦肝肾阴虚,还可因阴虚无以制火而心火偏亢,阴虚不能滋养柔润筋脉而虚风内动。严重的手厥阴心包经病变以及营血分病变、足厥阴肝经病变至后期,可能留下痴呆、耳聋、失语、麻痹、关节变形等后遗症。

(3)瘥后复发:温病瘥后复发是指温病经过多方医治,即将痊愈之时,却因饮食不当、起居不慎或重复感邪等原因而复发。

温病对人体的损伤较重,虽然处于即将痊愈之时,邪气已经消退,但人体经历大病一场,正气非短时能完全恢复,各种功能与健康人体相比,是比较虚弱的。此时应注意饮食调理,休息养身,使之完全恢复健康。若暴饮暴食,劳力过度,或接触外邪,都有复发的可能,复发后往往对机体损伤更重,预后不良。

(4)死亡:死亡即生命终止,指生命活动完全和不可逆转的停息,是温病预后转归中最坏的一种结局。

温病死亡大多发生在内闭外脱、津气欲脱、气随血脱等证之后。这类证候都是邪毒炽盛,脏腑大伤,正气欲绝。表现为神志昏迷,目光晦暗,眼神呆滞,面色苍白或青紫,呼吸气微或喘喝欲脱,舌卷囊缩,汗出淋漓,四肢厥逆,脉微细欲绝或散大无根等。既是温病的脱证,又是死亡前兆,是生死的关隘。

在温病重证及病程较长的病变后期,虽未发生脱证,但阴液耗损严重,也可因阴液枯涸而死亡。

上述几种转归,是温病邪正分争的结果。正复邪退,疾病就趋于好转,进而痊愈;若正衰邪进,疾病就趋于恶化,甚至死亡。

第四章

温 病 辨 证

温病是温邪侵犯人体后,造成卫气营血和三焦所属脏腑的功能失调和实质损害。温病辨证主要是阐明卫气营血和三焦所属脏腑在温病发生发展过程中的生理病理变化、临床表现特征以及它们的相互联系等,是将四诊所得的资料,进行综合分析,阐明温病发生原因、病变部位、病理变化、病程阶段、证候类型。温病辨证包括卫气营血辨证和三焦辨证,两者密切相关,互相补充,构成了温病辨证的纲领。它既是剖析温病发展变化的理论依据,又是温病辨证论治的准则,是温病学的理论核心。

一、卫气营血辨证

卫气营血辨证是温病学的核心理论,为清代温病学家叶天士所创立。他根据《内经》及前人有关营卫气血的论述,结合自己的经验体会,对温病的病理变化及其证候作了理论性的概括,用以指导温病的辨证施治。这里的卫气营血已经超越了生理上的含义,既代表温病发展变化中的四个病理阶段,如卫分、气分、营分、血分,又是温病演变所产生的四个证候类型,如卫分证、气分证、营分证、血分证。

(一)卫气营血辨证的理论依据

"卫、气、营、血"这一表达,首见于《内经》,继见于《伤寒杂病论》,但其所论主要是指人体的生理、病理方面。自叶天士《温热论》之后,始成为温病学的辨证纲领,从而奠定了温病学的理论基础,指导着外感热病的辨证与治疗。

1. 卫气营血各自的生理功能 卫气营血在机体生命活动中具有非常重要的作用,卫气营血辨证就是建立在对其生理功能认识的基础上的。

（1）卫：卫指卫气，是人体阳气之一，由肺宣发，主要布散于人体肌表。《灵枢·本脏》指出："卫气者，所以温分肉，充皮肤，肥腠理，司开阖者也。"又曰："阳者，卫外而为固也。"说明卫气具有温养皮肤肌肉、主司汗孔开阖、调节体温及气体出入、抵御外邪侵袭和祛邪外出的作用。因而，当邪气来犯，影响卫气功能，主要表现在卫外功能失职和肺的宣降功能失常。

（2）气：气是维持人体生命活动的基本物质和推动脏腑机能活动的动力，又是人体防御机能的具体体现。《灵枢·决气》曰："上焦开发，宣五谷味，熏肤充身泽毛，若雾露之溉，是谓气。"说明气对人体有温煦、推动、营养、防卫等作用，它循行于机体上下内外，脏腑经络，筋骨血脉，四肢百骸，无处不有，无处不到，是人体不可缺少的物质之一，它的运动形式是升降出入。

气又是人体五脏六腑功能活动的动力，如主持血液循环的心气，主持呼吸运动的肺气，主持对饮食物消化吸收的脾胃之气，主持水液代谢和维持生殖机能的肾气，调节情志活动的肝气等，所以温邪入气，必然影响气的升降出入和脏腑的生理功能，造成奋力抗邪的反应，病势亢奋。

（3）营：营又叫营气、营阴，是循行于脉中的液态营养物质。《素问·痹论》曰："荣者，水谷之精气也，和调于五脏，洒陈于六腑。"说明营气是由水谷精微所化生，有运输营养、和调五脏、灌溉六腑、滋养全身、平衡阴阳、增强人体抵抗力的功能。由于它循行于脉中，布散全身，所以，当温邪深入于营，除了耗损营阴，导致脏腑功能失常外，必然引起相应的脏器实质损伤。

（4）血：血是循行于脉中，对人体有很高营养价值的红色液体。《灵枢·邪客》云："营气者，泌其津液，注之于脉，化以为血……内注五脏六腑。"《灵枢·决气》又指出："中焦受气取汁，变化而赤，是谓血。"说明血液是水谷精微化生和营气变化而成的，它通过血脉周流全身上下，脏腑四肢百骸，维持各部的生理功能。

当温邪深入血脉，必然耗伤血液，损伤血脉，迫血妄行或炼血成瘀，进一步损伤脏腑器官实质，使其功能严重失常。

2. 卫气营血之间关系及浅深层次划分　人体卫气营血之间，有着不可分割的关系，卫气可以固护营血，营血可以补充卫气。《灵枢·营卫生会》曰："清者为营，浊者为卫，营在脉中，卫在脉外。"《伤寒杂病论》中也有"营卫气血"的论说，诸如《伤寒论·辨太阳病脉证并治》"脉浮紧者，法当身疼痛，宜以汗解之，假令尺中迟者，不可发汗，何以知然？以荣气不足，血少故也""病常自汗出者，此为荣气和，荣气和者，外不谐，以卫气不共荣气谐和故尔，以荣行脉中,卫行脉外,复发其汗,荣卫和则愈"。《金匮要略·水气病脉证并治》则认为:"经为血,血不利则为水,名曰血分……实则失气,虚则遗尿,名曰气分。"

卫和气代表躯体脏腑的生理功能,营和血代表体内营养物质,所以卫气属阳,营血属阴。卫和气行于脉外,营和血行于脉中,所以按浅深层次划分,卫气在前,营血在后。

卫与气相比较,又有表里之分。卫主要循行于肌表,而气则循行于躯壳之内。因而就卫和气的浅深划分,卫在前而气在后。

营和血比较,营可以化血,营为血之前身。所以,就营血的浅深划分,营在前,血在后。

通过以上比较分析,可以得出结论:卫主表,为最浅层,其次为气,再次为营,最后是血,为最深层。正如陈光松所说:"盖自其约而言之,则卫为气,营为血。循其等而言之,则卫为气之标,气为卫之本,营为血之帅,血为营之徒也。"叶天士则更为明确地指出:"卫之后方言气,营气后方言血"。这种浅深不同层次的划分,就是建立在对卫气营血生理功能、循行输布及相互关系对比分析基础上的,因而既有充分的理论依据,又很符合临床实际。

3. 卫气营血与内脏的关系 卫气营血与内脏也有密切关系。五脏六腑功能正常,就能源源不断地化生卫气营血,卫气营血充足,又能滋养温煦推动五脏六腑,使其功能正常。

卫气营血与心肺二脏关系尤为密切,叶天士在《温热论》中指出"肺主气属卫,心主血属营",就说明了这一点。

肺主气,司呼吸,外合皮毛,卫气通于肺。肺的功能正常与否,直接影响卫和气的功能。相反,卫和气的充足与否,也首先影响肺的宣降功能。如肺的功能正常,气机通达,呼吸顺畅,皮毛卫外功能就能发挥,则外邪不易侵入。反之,肺的宣降失职,主气司呼吸功能障碍,不能布散卫气,皮毛卫外功能必然受到影响,外邪则容易侵入。温邪袭表,除了导致卫外及开阖失常以外,必然影响肺的宣降功能,这是温病表证多见咳嗽的原因所在。

心主一身之血,营行脉中,营血通于心,体内的营养物质和血液必须依赖其主血脉的功能推动而输布全身,保障机体生命活动和脏腑功能活动的正常进行。心主血脉的功能受损,必然导致营血不能输布于全身。另外,邪入营血,亦必然影响心主神志和心主血脉的功能,出现神志异常和血脉受损、血液妄行。

关于肺与心包病变先后传变关系,叶天士在《温热论》中论述:"温邪上受,首先犯肺,逆传心包",说明肺的病变在前,心包病变在后。温邪经口鼻而入,先犯于肺,初起表现为肺卫表证,属于卫分证,若再深入,则热壅于肺或下传阳阴,属于气分。如果感邪较重,发展迅猛,则有不传气分而内陷心包,表现为营血分证。因传变迅速,病情危重,实属异常,故曰"逆传"。叶氏在这里既说明肺与心包病变传变关系,又指明了卫气营血的先后次序。肺的病变有卫气之分,心包又有营血之别,"首先犯肺,逆传心包",即表明卫气病证先见,营血危证随后,卫气在前,营血在后。

(二)卫气营血证候与病机

卫气营血辨证把复杂多变的温病临床表现归纳为卫分证、气分证、营分证、血分证,具有执简驭繁、提纲挈领作用。学习卫气营血辨证,关键是掌握卫气营血的证候特点及相互鉴别,以指导临床辨证论治。

1. 卫分证　卫分证是指温邪侵袭人体肌表,导致卫外功能失调而产生的证候类型。为风温、秋燥等新感温病初起的证候。

【临床特点】 发热,微恶风寒,头痛,无汗或少汗,咳嗽,口微渴,苔薄白,舌边尖红,脉浮数。

【辨证要点】 发热与恶寒并见,口微渴。

【病因病机】 新感温病初起,温邪由上受,一般先犯肌表,因肺与皮毛相合,又主卫阳,故病变部位以表为主,影响于肺。邪袭肌表,卫阳应激性与邪抗争,机能增强,产热增多,散热减少,故发热。卫阳与邪相争,肌表失却正常温煦则恶寒。病因系温邪,故寒轻热重,并伴津伤而致口微渴。发热恶寒是病位在表的特征,寒轻热重口微渴是温邪病因的体现,因此,以这三个症状作为卫分证的辨证要点。其他症状皆为温邪侵袭肺卫的表现,其病理特点是温邪袭表,肺卫失宣。

【常见证型】 由于患者感受不同的温病病邪,加之体质之差异,感邪后个体反应的不同等因素的影响,因此,临床上卫分证可有许多类型。最常见的有以下几种:

①风热犯卫:发热,微恶风寒,鼻塞流涕,咽痛或乳蛾红肿,咳嗽,口微渴,或头痛,舌边尖红,苔薄白,脉浮数。

②燥热犯卫:发热,微恶风寒,头痛少汗,咳嗽痰少,咽干鼻燥,口渴,舌红苔白,右脉数大。

③湿热犯卫:恶寒少汗,身热不扬,头重如裹,身重肢倦,胸闷脘痞,苔白

腻,脉濡缓。

【治疗原则】卫分证由于病在肺卫肌表,治疗以宣泄肺卫、辛凉透表为治法。叶天士说:"在卫汗之可也。"即是此意。但卫分证的治疗应注意以下几个问题:①应辨清卫分证的临床类型,区分病邪性质,采用不同的解表法。②慎用发散风寒之辛温解表剂。③不宜早用、过用苦寒直折、清泄里热之品。④温病卫分证一般较短暂,故"汗法"应适可而止。

【转归】卫分证一般是邪初入侵,为病变之最浅层,病情较轻,持续时间较短。如治疗无误,邪可从卫而解,不复传里。若感邪过重或治疗不及时,则病势发展,邪传气分;也可因心阴、心气素虚,感邪过重或治疗失当而劫伤心之气阴,使邪从肺卫逆传心包,则病势更重。当然,也有个别患者虽治疗适宜,却未能阻其进展,而径入气分或逆传心包的,这可能与病邪的特性有关。

2. 气分证　气分证是温邪入里,影响人体脏腑器官生理功能而产生的证候类型。凡温邪由表入里,而未入营动血的证候都属于气分证。气分证多由卫分证传变而来,也有温邪直入气分而形成气分证的,如暑温。气分证范围较广,影响的脏腑较多,病理变化与临床表现不尽一致,但以阳明气分热盛为多见,故这里以此作为代表,来阐述气分证的辨证。

【临床特点】身体壮热,不恶寒,但恶热,汗多,渴欲冷饮,舌苔黄燥,脉洪大。

【辨证要点】发热不恶寒,口渴,苔黄。

【病因病机】温邪由卫入气或直入阳明气分,由于邪盛正强,抗争剧烈,机能活动应激性加快,热量产生增多,故身体壮热,脉洪大。邪已离表,汗孔开启,热迫津液外泄,体内热量通过肌表向外扩散,故不恶寒但恶热而汗多。热盛耗津加之汗出较多,体内水分缺乏,故渴欲冷饮,舌苔黄燥乃热盛津伤,邪热由卫入气之象。其中发热不恶寒、口渴、苔黄三症说明邪已离表入里,气分里热已盛,因此,将此作为气分证的辨证要点。气分证的病机特点是热炽津伤。

【常见证型】由于邪犯部位不同,因而有不同的病理变化及临床表现。气分证的临床类型较多,最常见的有:

①邪热壅肺:身热,汗出,口渴,咳喘或胸痛,苔黄,脉滑数。

②阳明热炽:壮热,不恶寒反恶热,脉洪数或洪大,多汗或大汗,渴甚或大渴喜冷饮。

③热结肠道:日晡潮热,便秘或稀水旁流,秽臭异常,或腹胀满疼拒按,烦躁不安,甚或谵语,苔黄厚干燥或灰黑起刺,脉沉有力。

④热郁胸膈:身热,心烦懊憹,坐卧不安,舌苔微黄,脉数。

⑤热灼胸膈:发热不退,烦躁不安,胸膈灼热如焚,唇焦咽燥,口渴,或便秘,苔黄,脉滑数。

⑥热郁胆腑:身热,口苦而渴,干呕,心烦,小便短赤,舌红苔黄,脉弦数等。

⑦湿热困脾:发热汗出不解或壮热,口渴不欲多饮或少饮,脘痞呕恶,心中烦闷,便溏色黄,小溲短赤,苔黄滑腻,脉象濡数。

【治疗原则】气分证的主要病理变化是邪入气分,热炽津伤,故清气祛邪,泄热保津是气分证的主要治疗原则。由于气分证临床上可见多种类型,故在清气的基础上应配合宣肺、清胃、攻下、解毒、祛湿等法。

【转归】气分证虽热势亢盛,但人体正气不衰,损伤不重,经及时正确的治疗后,往往正胜邪退而痊愈;但若邪热炽盛,毒力较强,耗阴较甚,则易传入营分或深入血分。

3. 营分证　营分证是热邪深入,劫灼营阴,扰乱心神而产生的证候类型。多由气分证传变而来,也有卫分证逆传深入形成的,伏邪温病还可发于营分。营分证在病位病情上都较气分证深入一层。

【临床特点】身热夜甚,口干但不欲饮水,心烦不寐,时有谵语,斑疹隐隐,舌质红绛,脉细数。

【辨证要点】身热夜甚,心烦谵语,舌红绛。

【病因病机】温邪深入营分,营阴耗损,抗邪不如气分时有力,故白昼发热不像气分证壮盛。入夜以后,卫阳行于阴分,增强抗邪力量,邪正剧争,故发热夜甚。营阴耗伤则口干。脏腑损伤,运化功能降低,故不欲饮。营气通于心,营分有热,上扰心神,则心烦不寐,时有谵语。营行脉中,营热灼伤血络,则斑疹隐隐。热耗营阴,血液黏稠,运行不畅,故舌红绛。脉细数是营分热盛,营阴不足之象。总之营分证的病理特点是热灼营阴,心神被扰。

身热夜甚,心烦谵语,舌质红绛是邪热深入营血,耗伤营阴,上扰心神,血行不畅的常见而特殊的症状,是病因、病位、病性的具体反映,因此,以此三证作为营分证的辨证要点。

【常见证型】

①热灼营阴:身热夜甚,口不渴或口不甚渴,或口干不喜饮,烦躁不安,斑疹隐隐,舌质绛。

②热闭心包:除具有较重的热灼营阴见症外,主要表现在神志的改变上,出现神昏谵语或昏愦不语,舌謇肢厥。

值得注意的是,营分证的两个类型中热灼营阴之证不一定出现明显的神志症状,热闭心包证必然具有明显的神志症状,而且相当严重。神志变化虽然为热闭心包证的重要特征之一,但在气分证也可有神志变化,临床上须加以鉴别。另外,有些热闭心包的患者,同时兼见面色苍白、汗出淋漓、四肢厥冷、脉微细欲绝等亡阳虚脱之证,此为内闭外脱之危证,不可视为单纯热闭心包,临床上宜慎辨之。

【治疗原则】营分证的治疗总以清营透热为主,选择清除营热的药物以清泄营分的热邪,同时适当配用辛透气机的药物以使热邪外出从气分而解,即叶天士所谓的"入营犹可透热转气"之意。在临床上对于热灼营阴证除清营透热外,还应配以养阴生津之品。至于热闭心包则重点应清心开窍。

【转归】营分虽比血分证轻,但比气分证明显加重。邪热入营,多处于温病极期阶段,病情危重,有透出气分而解和邪入血分加重两种机转,临床也有营阴耗竭,阴不敛阳,亡阴亡阳而死亡的转归。

4. **血分证** 血分证是指热邪深入血分,耗血动血而产生的证候。血分证是温病极盛期的表现,病情十分危重,多由营分证转变而来。

【临床特点】身灼热,躁扰不安,或神昏谵妄,吐血,衄血,便血,溺血,斑疹密布,舌质深绛。

【辨证要点】舌质深绛,斑疹及出血见证。

【病因病机】热邪深入血分,对所属脏腑的实质造成严重损伤,除了营分证原有的热盛扰神症状加重外,另有两个特点:一是热毒炽盛,灼伤血脉,迫血妄行,引起各种出血见证及斑疹,此即"动血";二是热邪煎炼血液,使之黏稠,运行不畅,形成血瘀,热瘀交结而见舌质深绛,此即"耗血"。总之,血分证的病理特点是热盛迫血,热瘀交结。

舌质红绛,斑疹及出血是热入血分,耗血动血的具体表现,是血分证的特有表现,因而以此作为血分证的辨证要点。

【常见证型】

①热盛迫血:灼热躁扰,甚或昏狂谵妄,吐血、衄血、便血、溲血,斑疹紫黑成块或成片,舌质深绛或紫绛。

②气血两燔:壮热口渴,苔黄脉数,烦躁舌绛,发斑,吐衄便血等。本型的特点是既有气分证表现,又有血分证症状,与单纯的气分证或血分证有所

不同。

③血热动风:灼热神昏,手足抽搐。颈项强直,甚则角弓反张,两目上视,牙关紧闭,舌绛或紫,脉弦数,或兼见斑疹、出血。本证以肝风内动为主,同时可兼见神昏肢厥等症。

④热瘀交结:少腹坚满,按之疼痛,小便自利,神志如狂,或昏或乱,舌紫绛色黯或有瘀斑,脉沉实或涩。

【治疗原则】血分证的主要病理特点为热盛迫血,血脉瘀滞。故清热凉血、化瘀散血是其总的治疗原则,叶天士所谓的"凉血散血"即指此意。但由于病变有损及心、肝等脏之不同,临床兼有窍闭、动风等症的差异,故在"凉血散血"的基础上往往须佐以清心开窍、息风止痉或化瘀止血。同时又须注意因血分证有阴虚正伤的病变,故养阴扶正亦是不可忽视的方面。

【转归】血分证是温病最危重的证候,其转归无非两条。如果治疗及时恰当,用药精确,自身正气不衰,则热邪得清,动血得止,瘀血行散,病情缓解而逐渐趋向痊愈;若邪盛毒重,正气大伤,难以逆转,则极易因阴竭阳脱或气随血脱而死亡。

5. **卫气营血四证鉴别**　卫气营血四分证候是温病发展变化中4个阶段的反映。由于4个阶段有相互传变关系,所以在相邻阶段的证候表现上有许多相似之处,特别是临床遇到复杂病变证候表现不典型时很难分辨出证候类型,而卫气营血四分证的治法又大不相同,若判断失误,则将铸成大错。因此,卫气营血四分证的鉴别非常重要,这里重点介绍相邻证候的鉴别要点。

(1)卫、气鉴别:卫分证与气分证在转换时很难区别,关键是注意热象与舌象。卫分证病位在表,卫阳被郁,发热伴有恶寒;气分证邪已入里,正邪剧争,高热不恶寒反恶热。卫气证病轻邪浅,舌边尖红苔薄白;气分证病重邪深,舌整体红,苔黄。观察舌苔最重要,苔白主卫分证(湿热除外),苔黄主气分证,这是卫分证与气分证的分水岭。

(2)气、营鉴别:气分证与营分证的鉴别关键是热象、神志与舌象。气分证邪盛正强,热势亢盛,多表现为持续性壮热,或午后热甚;营分证邪盛正虚,人体抗邪能力下降,发热以夜晚为甚。气分证热邪亦可上扰心神,但程度较轻,多表现为心烦,唯有阳明热结证有时燥热上扰心神可出现时有谵语或湿热上蒙心包可出现神识不清;营分证因营气通于心,营热对神志影响较大,表现为心烦不寐或时有谵语。气分证舌红苔黄;营分证因正气耗伤,营阴不足,纳食极少,缺少阴津,食气上泛舌面形成舌苔,所以舌象为舌质红绛无苔。

（3）营、血鉴别：营血均行于脉中，病机和临床表现有相似之处，临床主要通过有无出血及斑疹分布情况鉴别。营分证因热邪灼伤血络，可见斑疹，但量很少，时隐时现，无其他出血见证；血分证热盛迫血妄行，必有衄血、咯血、便血、溲血等出血见证，或斑疹密布。另外在神志异常的程度以及舌绛的深度上，血分证比营血证都明显加重。

（三）卫气营血辨证的临床意义

温病种类繁多，病情复杂，变化多端，叶天士在临床实践中体会到，温病过程中的证候变化，主要是温邪侵犯人体后，导致卫气营血功能失常和脏腑组织实质损害的结果。因而在理论上将《内经》有关营卫气血生理方面的论述，引申来阐述温病的病机变化，进而作为区分证候类型、指导治疗的辨证论治依据，对临床辨治温病具有非常重要的指导意义，具体体现在以下几个方面。

1. **是分析温病病机变化的理论依据**　温病病变尽管非常复杂，若以卫气营血为理论指导来分析，即可明确其病变机制。卫分证的产生，是温邪袭表，卫外失职，开阖失司，肺气不宣所致；气分证则是温邪入里，里热亢盛，脏腑功能失常，气机紊乱所致；营分证是热灼营阴，损伤血络，上扰心神所致；血分证是热盛血分，损伤血脉，迫血妄行，炼血成瘀所致。

2. **是温病证候类型的高度概括**　温病病种多、证候杂，卫气营血辨证则对这种繁多的证候进行了高度概括。凡温邪初犯，病在肺卫肌表，临床表现以发热、恶寒、口微渴、脉浮数为特征的证候都属卫分证；凡邪由表入里，但未入营动血，未致肝肾阴伤，临床表现以发热不恶寒，口渴苔黄为特征的证候都属于气分证；凡热入营，耗伤营阴，灼伤血络，扰动心神，临床以发热夜甚，心烦谵语、斑疹隐隐，舌质红绛为特征的证候都属营分证；凡热入血分，耗血动血瘀血，临床表现以斑疹密布、各种出血、舌质深绛为特征的证候都属血分证。

3. **是温病病位浅深、病情轻重的明确反映**　辨治温病，必须明确其病位浅深、病情轻重，卫气营血辨证对此非常明确。卫分证为温邪初起，病在肌表皮毛，所以病位最浅，病情最轻；气分证为里热已盛，病在脏腑，功能失常，故病位较深，病情较重；营分证为热邪深入，营阴耗伤，心神被扰，故病位更深，病情更重；血分证为危急证候，热盛迫血，热瘀交结，预后不良，故病位最深，病情最重。

4. **是识别温病传变的重要准则**　卫气营血的证候转化，体现了温病的传变规律。因此，掌握了温病过程中卫气营血的病变机制及其证候特点，临床就能准确地认识其传变情况。

大多数温病的传变都是按卫气营血的先后顺序传变的,谓之"顺传"。与其相对应的另一种传变形式叫作"逆传",是指肺卫之邪,未传气分,而直接内陷心包,又称"逆传心包"。

温病的传变,与感邪性质及轻重、病人体质强弱、治疗恰当与否都有关系,并不是所有温病都要经过卫气营血四个阶段,临床常见一些温病轻证,仅在卫分即可治愈,这在传变上叫作"不传"。

5. 是确定温病治疗大法的主要依据 卫气营血既是辨证的纲领,又是治疗的依据。治疗大法的确定,是建立在对证候病机、病位、病性分析基础上的。温邪在卫,属于表热证,在表宜辛散,属热应寒凉,故卫分证治疗应以辛凉解表,透邪外出为法则;气分证属里,虽然涉及脏腑很多,病位有上下不同,但总以里热炽盛为病机,所以治疗以清气透热或泄热为法则;营分证病情虽重,但邪毒还有外泄之机,所以治疗应以清营透热、解毒开窍为法则;热入血分,病变涉及心脑肝肾等重要脏器,主要是热盛迫血,热瘀交结,故治疗应以清热解毒、凉血散血为法则。正如叶天士所说:"在卫汗之可也,到气才可清气,入营犹可透热转气……入血就恐耗血动血,直须凉血散血……否则前后不循缓急之法,虑其动手便错。"

二、三焦辨证

清代温病学家吴鞠通所创立的三焦辨证是对叶天士卫气营血辨证的补充和发展,其在揭示温病演变规律、明确温病病变部位、指导临床立法选方方面具有重要意义,它与卫气营血辨证相得益彰,使温病辨证理论趋于完善。

(一)三焦辨证纲领创立的理由

吴鞠通创立三焦辨证,并非另成体系与卫气营血辨证相抗衡,而是他通过大量临床实践,发现卫气营血辨证的不足,遂根据《内经》有关三焦的论述,结合前贤分三焦论治温病的经验而创立的,其主要目的是完善温病的辨证方法。

1. 卫气营血辨证有缺憾 叶天士卫气营血辨证对温病病理变化及其证候类型作出了理论概括,但也存在着明显的不足。其一,它把复杂多变的温病证候区分为卫、气、营、血四大类型,虽有提纲挈领的作用,但在确定病变部位和病变脏腑上过于笼统,辨证不细;其二,没有概括和反映温病后期肺胃阴虚、肝肾阴虚及正虚邪恋病变的证候;其三,只从横的方面即由表及里分析了温病的病变,在揭示温病从上到下的发展变化规律方面不够细致。以上三点不足,说明卫气营血辨证还需进一步完善,这是吴氏创立三焦辨证的初衷。

2. **温病有三焦演变的规律性** 吴鞠通通过长期的临床实践发现,温病大多起于手太阴肺经,然后自上而下,沿三焦顺序传变。也有起于中焦,再向上焦和下焦弥漫的。温病的发展变化过程,大体可以分为初中末三期,而这三期正好与三焦的病变相吻合。初期多在上焦,中期多在中焦,末期多在下焦,此即他在《温病条辨》中所言:"始上焦,终下焦。"这是吴氏创立三焦辨证的临床基础。

3. **《内经》中有理论依据** 关于"三焦",《内经》有多处论述,一是指脏腑,即六腑之一的三焦,如《素问·灵兰秘典论》曰:"三焦者,决渎之官,水道出焉。"二是指部位,如《灵枢·营卫生会》曰:"上焦出于胃上口,并咽以上,贯膈而布胸中……中焦亦并胃中,出上焦之后,……下焦者,别回肠,注于膀胱而渗入焉。"三是指功能,如《灵枢·营卫生会》曰:"上焦如雾,中焦如沤,下焦如渎。"吴鞠通根据《内经》对三焦部位和三焦功能的论述,结合温病的病变部位,对三焦的部位和所包括的脏腑作了明确规定,即贲门以上为上焦,包括胸中心肺二脏;贲门以下至脐部为中焦,包括脾胃、胆、大肠等脏腑;脐以下为下焦,包括肝、肾、小肠、膀胱等脏腑。这是三焦辨证的主要理论依据。

4. **前贤有三焦分治的经验** 在吴鞠通以前,已有医家主张区分三焦辨治热病,如元代医家罗天益在《卫生宝鉴》中就是按邪热在上、中、下三焦及"气分""血分"不同部位而分别制方用药。还有明末清初的医家喻嘉言在《尚论篇》中明确提出了分三焦逐邪解毒的治法,他说:"上焦如雾,升而逐之,兼以解毒;中焦如沤,疏而逐之,兼以解毒;下焦如渎,决而逐之,兼以解毒。"前贤的这些经验之谈,是吴氏创立三焦辨证的实践基础。

（二）三焦的证候与病机

1. **上焦病证** 上焦病证主要包括手太阴肺和手厥阴心包的病变,邪在于肺,多为温病的初期病变,肺经邪热不解,可内陷心包。

温邪由口鼻而入,鼻气通于肺,肺合皮毛,故邪先犯肺,初起多表现为肺卫表证,其证如《温病条辨》所言:"太阴之为病,脉不缓不紧而动数,或两寸独大,尺肤热……口渴或不渴而咳,午后热甚。"这些见证与卫气营血辨证中的卫分证基本相同,其病机特点还是温邪袭表,肺卫失宣。

如表邪入里,邪热壅肺,肺气郁闭,则见身热,汗出,口渴,咳嗽,气喘,苔黄,脉数等症。按卫气营血辨证此属气分证,但病位仍在上焦手太阴肺。

肺卫之邪除了入气壅肺外,还可内陷心包。此种情况多因邪盛毒强,心气心阴不足所致,由于病变发展迅速,病势危急,故称"逆传心包"。其临床表现主要有神昏谵语或昏愦不语,舌謇肢厥,舌质红绛,按卫气营血辨证属于营分证范围。其病机主要是温邪内陷,阻闭心包。

上焦病证演变与证候示意如下。

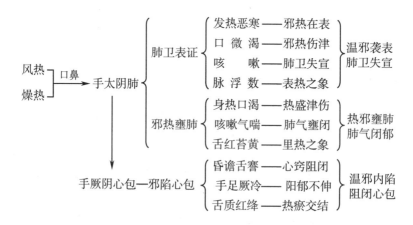

2. 中焦病证　中焦病证包括足阳明胃、手阳明大肠和足太阴脾的病变。多见于温病的中期阶段,分温热和湿热两类。温热多由上焦传至阳明,湿热多由外邪直困太阴。其病证多属卫气营血辨证的气分证。

温热之邪由上焦传至中焦,多见阳明无形热盛和阳明有形热结两证,其证如《温病条辨》所述:"呼吸俱粗,大便闭,小便涩,舌苔老黄,甚则黑有芒刺,但恶热不恶寒,日晡益甚者,传至中焦阳明温病也。脉浮洪躁甚者,白虎汤主之,脉沉数有力,甚则脉体反小而实者,大承气汤主之。"阳明无形热盛病在阳明胃,由于"胃为十二经之海"(何秀山语),与全身各部相通,热入于胃,体内无形之邪热弥散全身,迫津外泄,故表现为身大热,汗大出,口大渴,脉洪大"四大症"。其病机特点是热炽津伤。热入阳明大肠,易灼津而形成燥屎,热与燥屎相结,阻滞大肠,气机不通,即导致阳明有形热结证。以日晡潮热,大便秘结,腹部胀满硬痛,舌苔黄燥,脉沉实有力为证候特点,其病机要点是肠道热结,腑气不通。

湿热之邪由口鼻而入,直趋中焦,初起虽有表证但已表现出脾为湿困的症状,稍经演变,即表现为湿热困脾之证,病位以中焦为主。证候特点是身热不扬,胸闷脘痞,苔腻脉濡。病机特点是湿热困脾,气机郁阻。

中焦病证演变与证候示意如下。

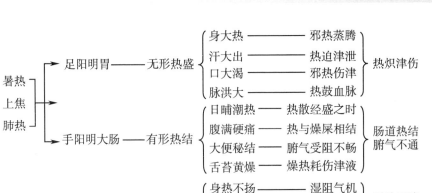

3. 下焦病证　下焦病证主要包括足少阴肾与足厥阴肝的病变。多见于温病的末期阶段。小肠病证、膀胱病证与前者不同，一般多出现在气分和营分阶段。

温病经历上中二焦病变，从卫分或气分一直到营分、血分，邪热久留体内，大量损伤津液，直至影响于肾，使肾阴亏损。肾为水脏，内藏阴精，对人体有滋养作用，并能抑阳使阴阳归于平衡。肾阴亏损，则机体失去滋养，阳气偏亢，虚火内生。症见低热，颧红，手足心热甚于手足背，口燥咽干，脉虚神倦，形体消瘦等。

肝为风木之脏，体阴而用阳，赖肾水以滋养。如肾阴被耗，水不涵木，肝失所养，筋脉拘急则虚风内动。症见手足蠕动，甚或瘈疭，肢厥神疲，心中憺憺大动，舌干绛而萎，脉虚弱等。

温病最易伤阴，尤其是邪入下焦，多为温病后期阶段，此时火邪虽退，但肝肾阴虚证却非常突出，属邪少虚多之候，病情仍然十分危重。

下焦病证演变与证候示意如下。

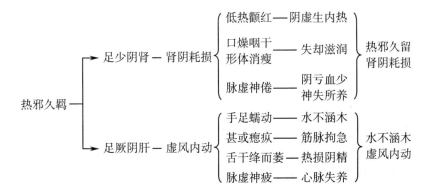

以上所述是三焦辨证的主要证候,在各个阶段还可发生一些其他病变与证候,将在后面四时温病辨证论治中详述,待学习后应前后互参。

(三)三焦辨证的临床意义

《温病条辨》指出:"温病由口鼻而入,鼻气通于肺,口气通于胃,肺病逆传,则为心包;上焦病不治,则传中焦,胃与脾也;中焦病不治,即传下焦,肝与肾也。始上焦,终下焦。"它高度概括了温病发生发展变化的全过程,以三焦来概括温病的不同证候类型、传变规律,对临床辨证施治具有重要的指导意义。

1. 辨明温病的病变部位和所损脏腑　三焦辨证主要是把人体按部位划分为三大部分,每部分又包括诸个脏腑,临床结合脏腑的生理功能和各自特殊病理反应,通过分析临床证候,来确定病变部位和所损脏腑,具有辨证精细、定位准确的特点。

三焦辨证把病变的脏腑划分为上、中、下三个部位,这种划分具有脏腑定位意义,如上焦病变的脏腑定位是手太阴肺和手厥阴心包。肺卫在上,开窍于鼻,邪由鼻入,必先犯肺;中焦病变的脏腑定位为脾胃,阳明居中属土,为万物所归,故中焦病多属阳明胃肠之病证。脾为湿土,若湿热之邪郁于中焦,则病归足太阴脾;下焦病变的脏腑定位为肝肾,热久伤阴,穷必及肾;乙癸同源,肾阴伤而肝失养,故下焦也包括肝的病变。

2. 提示温病病位浅深和病势传变　上焦病证包括手太阴肺和手厥阴心包的病变,以手太阴肺的病变为主。手太阴肺的病变是温病初起阶段,病位浅,病情较轻,加重后可向中焦传变;中焦温病包括手足阳明胃肠和足太阴脾的病变,为温病中期,大多为正邪相争之极,病位较深,病情较重,进一步加重可向下焦传变;下焦温病包括肝肾的病变,为温病的末期,人体正气匮乏,阴液耗竭,病位最深,病情最重。

临床上由于种种原因(如病邪性质、患者体质、治疗当否等)影响,其传变并非如上述之规律而固定不变,常常可见到一些异常传变情况出现,如上焦未罢而又见中焦证(上中同病);中焦证未除而又增下焦证(中下并见);或上中下三焦同时发病。亦有邪在上焦或中焦即愈而不复传者。因此,对于温病传变"始上焦,终下焦"的说法,只是指一般温病较常见的传变规律,而不能把它看作一成不变、僵化固定的形式。临床上要知常达变,方能掌握温病的发展变化情况,做到认证准确,施治无误。

3. 指导温病确立治法和选方用药　吴鞠通对温病的理法方药均按三焦

详细辨析,要求治上不犯中下,治中不犯下,并提出"治上焦如羽,非轻不举,治中焦如衡,非平不安,治下焦如权,非重不沉"。吴氏用"羽、衡、权"形象地概括了三焦温病的治疗法则和选药原则。邪在上焦,多属肺卫,法宜辛散,药取轻清,多以花叶类药物如银花、桑叶、菊花、薄荷等如"羽"之品轻清宣上,达邪外出;邪在中焦,非热盛阴伤,即湿郁阻遏,法宜清热护阴或祛湿宣阳,药取石膏、知母、大黄、芒硝清泄有余之邪热,维护受损之阴液,或取苍术、半夏、厚朴、蔻仁等祛散湿热,宣通阳气,使阴阳归于平衡;邪在下焦,肝肾阴伤,虚风内动,须用血肉有情或厚味滋填或重镇潜阳之品如阿胶、龟板、鳖甲、地黄、龙骨、牡蛎等,直达下焦,滋阴潜阳息风。

吴鞠通在辨证论治方面对中医学贡献很大,他创立的三焦辨证,不仅对辨治温病有重要的指导意义,对杂病同样重要,特别是三焦治法对指导立法用药有纲领性的指导作用。

三、卫气营血辨证与三焦辨证的关系

三焦辨证与卫气营血辨证既有区别,又有联系,在温病临床中,必须将二者有机地结合,才能做到辨证无误,论治精确。

(一) 总体认识是一致的

三焦辨证和卫气营血辨证皆是温病的辨证纲领,在归纳证候、阐明病机、辨别病位、明确传变、分清轻重、拟定治则等方面,都有着共同的重要意义。

虽然三焦辨证是从纵的方面来划分所病脏腑部位,概括温病病变过程、病理变化和传变规律,而卫气营血辨证是从横的方面来概括温病的病理变化和传变规律,即所谓"三个阶段""四个层次",但都能较正确而客观地概括温病病理和传变。

三焦辨证与卫气营血辨证在对温病病因病机以及诊断治疗上的认识并没有大的出入,二者是一种继承与发展的关系。吴鞠通《温病条辨》一书写成,离不开叶天士理论的奠基,在许多方面,又对叶氏学说进行了弘扬和提高。在辨证上,他先辨三焦,再分卫气营血,结合运用。在证候上,对卫气营血辨证更加具体化,如气分证,有上焦的热壅于肺,中焦的热盛阳明,下焦的热移小肠等。在传变上,虽有卫气营血和上中下三焦顺序不同,但都是讲由表及里、由浅入深、由轻到重。所以说两种辨证方法对温病的总体认识是一致的。

（二）具体辨证有互补性

卫气营血辨证主要是从横的方向揭示了温病发展变化的规律性,三焦辨证则又从纵的方向阐明了温病的演变规律,纵横结合,则更加明确。

卫气营血辨证从浅深不同层次上将温病主要证候归纳为四类,有提纲挈领作用;三焦辨证则更细致地分析了四个阶段不同脏腑的病变,病位更加明确,病证更为具体。

在提示病位浅深和病情轻重上,卫气营血辨证更优于三焦辨证,更切合临床实际。在确定病变脏腑即定位上,三焦辨证则更加具体,弥补了卫气营血辨证的不足。

在传变规律上,卫气营血对绝大多数温病都适用,但三焦辨证对湿热类温病辨证更加细致,还增添了温病末期的证候和辨治,使温病各期病变得以全面揭示。

（三）相互结合才能完善辨证

卫气营血辨证与三焦辨证各有优点,也各有不足,只有将二者有机地结合运用,才能正确辨证温病。

一般来说,可以先用卫气营血辨证确定温病的病理阶段,以明确病位浅深和病情轻重、传变趋向、预后转归。再用三焦辨证确定病变部位、病损脏腑,以确立治疗方法,选方择药。

有人认为:卫气营血辨证适用于温热类温病,三焦辨证适用于湿热类温病,这实际是对两种辨证方法的曲解。因为温热类温病都有邪损脏腑的具体病位,只用卫气营血辨证,往往定位不够具体,必须结合三焦辨证。湿热类温病虽然在气分留恋时间较长,主要是区分三焦和脏腑,但是,此类疾病往往初起有卫分证,邪从燥化也可深入营血,必须结合卫气营血辨证,才得全面。事实上,叶天士《温热论》中也讲到邪在三焦的问题,吴鞠通《温病条辨》无论对温热还是湿热既要辨三焦部位,又要区分卫气营血之不同。所以,我们要全面学习和掌握两种辨证方法,深刻理解其丰富的内涵。在温病临床上,将二者有机地结合起来,既辨卫气营血,又辨三焦,提高温病的辨证水平和治疗效果。

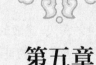

第五章

温病常用诊法

　　"望、闻、问、切"是中医诊察疾病的基本方法,温病亦不例外。但温病具有显著的临床特点,即以发热为主证,热象偏重,易化燥伤阴,无论在症状和体征上,都有一定的特殊性表现,观察这些特殊表现对诊断温病和确定证候至关重要。根据古今医家所述,辨舌、验齿、辨斑疹白㾴和辨常见症状(辨发热、辨汗出异常、辨神志异常、辨痉厥、辨厥脱)是温病诊法的重点。

一、辨　舌

　　舌诊是中医重要的诊察疾病方法,尤其对温病的诊断具有特殊意义,因此,叶天士对此非常重视,通过他的临床观察总结,极大地丰富了舌诊的内容。

　　通过望舌,为什么能诊察疾病? 这是因为:①舌体血脉丰富,是脏腑经络气血津液之外候。舌体是由肌肉血脉组成的实体,是医生用肉眼能够看到的一个实质器官。中医认为,舌与许多脏腑有经络相连,如手少阴心经之别络系舌体,足太阴脾经连舌本散舌下,足少阴肾经挟舌本,足厥阴肝经络舌本,手少阳三焦经系舌本,足太阳膀胱经筋结舌本,故中医有"舌为心之苗""心开窍于舌""舌为脾之外候"等称谓。由于以上原因,体内脏腑经络气血津液的病理变化必然反映于舌。②舌苔是胃气熏蒸津液湿浊及食气上泛,沉积于舌面而成,"五脏皆禀气于胃",当温邪侵入,里热亢盛,或湿浊弥漫,或正气大衰都可反映在舌苔。因此,吴坤安认为:"病之经络脏腑,营卫气血,表里阴阳,寒热虚实,毕形于舌。"

　　由于温病的发展变化较快,而舌象对病情的反应较敏感,能较及时地反映病情,所以舌诊对温病的诊断尤为重要,有"杂病重脉,温病重舌"之说。温病辨舌,就是通过观察舌质的色泽变化、舌体大小、运动状态,以及舌苔厚薄、润燥、色泽，以判断感邪的性质、病位的深浅、津液的盈亏、病证的虚实、病情的轻重、预后的顺逆等，为确定卫气营血及三焦的证候类型提供客观依据。近年来，人们对舌诊进行了大量研究，从西医学角度，对其临床意义进行了揭示。如舌苔增厚，说明消化系统障碍；舌的润燥可作为水液代谢的观察指标；舌色的变化与血液循环的改变、病原微生物的侵入，以及机体生理失调、组织细胞代谢障碍有明显的联系。这些研究，证实了中医舌诊的科学性和重要性。

(一) 辨舌苔

舌苔是胃气熏蒸于舌面而形成的。在温病过程中，由于发热、伤津和脾胃功能失常等原因，特别是当邪正交争而阳热亢盛时，容易影响胃中浊气的蒸腾，而使舌苔的色泽、形状及润燥等方面出现许多不同的表现。所以通过对舌苔变化的观察，有助于辨别温病的病变情况，包括病邪的性质、津液的盈亏、病情的轻重等。

辨舌苔要抓住5个要点：①苔之有无。有苔为胃气尚充，无苔为气阴大伤。②苔之颜色。白苔主卫主表，黄灰黑苔主里。③苔之厚薄。薄苔为邪浅病轻，厚苔为邪深病重。④舌苔润燥。苔润为津未伤或有湿，苔燥为津已伤。⑤有根无根，有根为实，无根为虚。

1. 白苔　温病常见的白苔有以下几种类型：

① 苔薄白 { 欠润——风温初起，邪在肺卫。 / 干燥——表证未解，津液已伤。

② 苔白厚 { 黏腻——湿阻气分，浊邪上犯。 / 干燥——脾湿未化，胃津已伤。

③舌苔白腻，舌质红绛——湿盛阻遏，热伏气分或营分。

④苔白厚腻如积粉，舌质紫绛——湿热秽浊郁闭膜原。

⑤白苔如碱状——胃中宿滞，兼秽浊郁伏。

白苔一般主病轻，但另有两种则主病重。一是白砂苔，即苔白干硬如砂皮，属邪热突盛入胃，病势急迫。二是白霉苔，即满舌生白衣，甚至弥漫到唇腭，或如霉状，形似饭粒，此乃秽浊内闭，胃气衰败，主病危。

总之，白苔薄者主表，厚者主里，润泽者津未伤，干燥者津已伤，厚腻者为有湿。

现代研究提示，在正常情况下，口腔的咀嚼、吞咽动作及唾液与饮食的冲洗，使舌上丝状乳头间的物质及角化上皮脱落清除，故舌苔仅薄白一层。若食欲减退，进食减少，对舌苔的机械摩擦作用减少，或因发热失水，使唾液分泌减少,影响了舌的自洁作用,可致丝状乳头延长而不脱落,舌苔即变厚。经临床观察,白苔多见于多种急性感染性疾病的初期或恢复期,包括外科多种急腹症的轻症或早期阶段,也可见于多种慢性炎症、消化系统疾病、早期妊娠中毒症及心肺功能不全的病人。

2. 黄苔　黄苔多由白苔转化而来,是邪热深入气分的标志之一。

①黄白相兼——表邪未解,热传气分,卫气同病。

②薄黄苔 $\begin{cases} \text{不燥——邪热初入气分,津液未伤。} \\ \text{干燥——气分里热已盛,津液已伤。} \end{cases}$

③老黄苔(色老黄、焦燥起刺,或中有裂纹)——阳明腑实。

④苔黄腻(或黄浊)——湿热内蕴,流连气分。

总之,黄苔主里,属热属实,其色越深,说明热越盛。苔越干,则津越伤。苔越厚,则湿郁越重。

现代研究提示:黄苔的形成可能是由于舌上皮内的局灶感染,有脓性炎症细胞渗出,附着于延长的丝状乳头而使舌苔呈黄色。同时,舌局部微生物的产色作用也可能是黄苔的形成机制之一。此外,还与发热导致消化系统功能紊乱、舌丝状乳头的增殖、口腔腺体分泌异常等有关。临床观察证实,黄苔之病种分布以炎症感染为最多,与发热有较密切的关系,此类患者均有实邪,机体的抗病能力较强。

3. 灰苔　灰苔大多由黄苔转变而来,温病中以里热实证居多,但虚寒或痰湿证亦可见此,临证必须细辨。

①苔灰干燥——阳明腑实,津液已伤。

②灰白黏腻——温病挟痰湿内阻。

③灰黑滑润——湿温后期,湿盛阳微。

从上可知,灰苔所反映的病理变化,有寒、热、虚、实及痰湿等区别,临证须结合全身症候加以辨别。

4. 黑苔　黑苔一般由黄苔、灰苔转变而来,有寒热虚实之分,但在温病中出现黑苔,则属热证为多。

①黑苔焦燥起刺,质地干涩苍老——阳明腑实热毒炽盛,阴津大伤。

②黑苔薄而干燥或焦枯,舌绛而萎——温病后期,肝肾阴竭。

③遍舌黑润——温病挟有痰湿,必无险恶证候。

④舌苔干黑,舌质淡白无华——湿热燥化,伤络便血,气随血脱。

黑苔所反映的病变,以热盛伤阴者居多。一般而言,凡黑苔焦燥,厚而起刺者,为腑实阴伤;薄而枯萎者,为真阴耗竭;滑润的多夹痰浊内伏,或是由湿温转化为寒湿的征象。现代研究认为:在热性病中出现黑苔是由于舌丝状乳头角质突起过长,呈细毛状,在机体内在因子与外来因子,如高热、脱水、炎症、毒素刺激、中枢神经系统及胃肠功能失调、霉菌及产色微生物的增殖、血红蛋白及蛋白碎屑分解产物等共同作用下而呈现黑色。

综上所述,舌苔的变化,是正邪消长在舌部的表现,也是病势进退和病情变化的具体反映。因此,凡苔由薄而渐厚,由白而转黄变黑,由滑润而成腻浊,或由润泽而变干燥,以至出现芒刺裂纹,都是病变由表入里,由轻到重至危的变化过程,这是一般规律。但应注意,若厚苔骤退,其形似剥,则是正不胜邪,邪气内陷,或误攻,残伤气液所形成的逆变。总之舌苔的这种消长变化,是温病内在病变的客观反映,临床如能参舌质形色,再结合脉证特征,其病在四分三焦,浅深进退,自然历历分明。

(二)辨舌质

辨舌质主要是观察其色泽、形态、润燥,以判断病邪性质、病证属性、病位浅深、津液存亡,其中以观察舌质色泽变化为重点。在温病中,卫气分证一般舌上有苔,且舌质变化不大,而到营血分,舌苔大多退去,舌质全露,因此,辨舌质对辨别营血分证尤为重要。古人所言"苔候卫气,质候营血"虽失偏颇,但还是有一定道理的。舌质颜色的变化,主要有红舌、绛舌和紫舌三种。

1. 红舌 舌体血管丰富,故呈红色。但因舌体表面有一层白色半透明的黏膜,所以正常人的舌质颜色淡红湿润。温病中的红舌,指比正常舌色稍深,是邪渐入营的标志。其前提是舌通体皆红,而且苔退,假如仅舌边尖红且有苔垢,则不属营分表现。

①舌边尖红,苔薄白——肺卫表证。

②舌红苔黄——热盛气分。

③舌尖红赤起刺——心火上炎。

④满舌鲜红起刺或中有裂纹——营分热盛。

⑤舌红柔嫩,光亮无苔——津液枯竭。

⑥舌淡红不华(比正常色更淡)——心脾气血两虚。

2. 绛舌 绛是深红色,即红中透有紫色,比红舌色深。多由红舌发展而来,是热邪深入营血分的特征性表现。

①舌绛无苔而干燥——营分热盛,营阴受损。

②舌绛有黄白苔——气营同病。

③纯绛鲜泽——热入心包。

④舌绛有黏腻苔垢——湿热酿痰,蒙蔽心包。

⑤舌绛光亮如镜——胃阴衰亡。

⑥舌绛晦黯,干枯而萎——肾阴枯涸。

3. 紫舌　温病中把比绛舌颜色更深的舌象称作紫舌,虽然比较少见,但不可不知。一般出现紫舌,标志热毒极重,病势凶险。若焦紫起刺,状如杨梅,称作"杨梅舌",是血分热毒极盛,常为动血动风先兆。若紫晦而干,色如猪肝,又叫"猪肝舌",为肝肾阴竭之危候,多预后不良。

现代研究提示:在热病中出现紫舌的原因有多方面,如血氧饱和度的下降、静脉淤血、血液黏度的改变、红细胞数量增多、色素沉着等。紫舌一般出现于病情较重,或原有肺功能不良、心力衰竭等慢性疾患的热病患者。

综上所述,舌质颜色的变化是随着病程的进展而逐步加深的。邪在卫气分,舌之边尖部位变红;初入营分则全舌变红而无甚苔垢;营热蒸腾,红舌变为绛舌,邪热深逼血分,血热炽盛,则舌色变为深绛,甚至紫色。这是一般规律,但也有例外者。例如热陷包络,机窍阻闭,舌质纯绛鲜泽,若由内闭导致心神涣散,阳气外脱时,则舌质便由绛色变淡,甚则淡白无华;又如热深动血时,舌质深绛,甚至紫赤无苔,若因动血耗血过甚,血溢不止,气随血脱,则深绛或紫赤之舌,可变淡白干瘪。舌质荣枯的变化主要反映伤阴的程度。邪热初入营分,营热不甚,营阴耗伤不严重,舌质尚荣润光泽;若邪热化火,火邪劫营,则舌变干燥乏津;邪热久羁,深入下焦,耗竭肾阴,舌质则变为干枯萎瘪,失却荣泽。

此外,临床观察舌形,对诊断也有一定帮助。如伸舌震颤,或见歪斜,为风动前兆;如舌强舌短,难以伸出,多见于肝风内动;如舌卷囊缩,则属热入厥阴。以上舌形皆主病重。

二、验　齿

验齿即通过观察牙齿牙龈诊断疾病的方法,首创于叶天士。他根据临床实践经验,认识到温病最易伤阴,特别是温病后期,可导致齿质发生变化,遂积累许多验齿方法,主要用以辨别胃津和肾阴之存亡。叶天士说:"温热之病,看舌之后,亦须验齿。齿为肾之余,龈为胃之络。热邪不燥胃津,必耗肾液。"肾主骨,齿为骨之余,足阳明胃经络于上齿龈,手阳明大肠经络于下齿龈,故热邪伤耗胃津肾阴,可从齿和龈的变化得知。叶氏的验齿方法,是对中医诊断学的又一贡献。

（一）齿燥

齿燥即牙齿干燥，是热病伤耗阴液，不能上润所致。临床观察齿燥，主要是看门齿，可以反映轻重浅深不同的病理变化，对判断病情轻重及预后顺逆有参考价值。

1. 光燥如石　即齿燥不枯，仍有光泽。为胃热津伤，但肾阴未竭，预后较好。

2. 燥如枯骨　即齿面干燥而枯晦，无光泽。为肾阴枯涸，预后不良。

（二）齿垢

齿垢即齿根部所积垢浊。叶天士说："齿垢由肾热蒸胃中浊气所结。"所以，观察齿垢，可以帮助判断病情及预后。

1. 齿垢如灰糕样　为湿邪内蕴，津气俱亡，肾胃两衰，是属危候。

2. 齿焦有垢　说明虽然热盛，但气液未竭。

3. 齿焦无垢　是肾水枯竭，胃液大伤之象。

对待齿垢，要结合其他脉症综合分析，尤其是现代人讲究口腔卫生，不可拘泥于齿垢变化。

（三）齿缝流血

齿缝流血，非胃热所致，即肾阴大亏、虚火所伤。

1. 齿缝流血，色鲜量多，齿龈肿痛，属胃热上攻。

2. 齿缝流血，色黯量少，齿龈无肿痛，属阴虚火旺。

另外，叶天士还辨齿龈结瓣，多见于温病动血时期。若见紫如干漆，属于阳明胃热为多，即叶天士所说"阳血若见，安胃为主"。若黄如酱瓣，则属肾阴下竭为多，即叶天士所说"阴血若见，救肾为要"。

三、辨斑疹白㾦

斑疹、白㾦是温病常见的体表征象，在风温、春温、温毒、湿温中尤为多见。临床通过观察其色泽、形态、分布等，可以判断感邪轻重、病位浅深和津液存亡，为辨证论治提供客观依据。

（一）辨斑疹

斑疹是见于皮肤的红色皮疹，是温病热入营血的特征表现。多见于温热类温病，二者可以合并出现，亦可单独出现。相对而言，见斑者病重，见疹者病轻。辨斑疹对辨别营血分证候，了解病情轻重顺逆具有十分重要的意义。

1. 斑疹鉴别

斑：点大成片，平铺于皮肤，一般不高出皮肤，望有触目之形，摸无碍手之质，用手压之，颜色不褪。多见于胸腹背部，消退后不脱皮屑。

疹：点小如颗粒状，形似粟米，高出皮肤，摸之碍手，多发于头面、胸腹及背部，可蔓及全身，退后脱落皮屑。

2. 斑疹成因

斑的形成是因胃热炽盛，深入血分，损伤血脉，迫血妄行，出于肌肤所致。疹的形成，是因肺热壅盛，波及营分，灼伤血络，渗出皮肤而成。正如章虚谷所说："热闭营中，故多成斑疹。斑从肌肉而出属胃，疹从血络而出属肺。"陆子贤也说："斑为阳明热毒，疹为太阴风热。"可见斑疹的形成，在病位上有肺胃营血之分，在病情上亦有浅深轻重之别。

3. 斑疹的诊察内容

观察色泽：淡红而润，热毒不重；鲜红赤者，热毒炽盛；色紫者，热毒深重；黑色者，为热毒极盛，病势危重，然黑而光亮者，说明气血未衰，尚有生机，若黑而晦暗无光泽，当属胃气衰败，难以挽救。

总之，斑疹颜色红活荣润者为吉，紫黑晦暗者为凶，前者虽有热毒，但气血流畅，邪气容易外透，后者热毒深重且正气衰败，血脉瘀阻，邪无外达之机。雷少逸总结辨斑疹色泽的六字要诀"红轻、紫重、黑危"，确属经验之谈。

辨别形态：余师愚对此深有体会，他说："余断生死，则又不在斑之大小紫黑，总以其形之松浮紧束为凭耳。如斑一出，松活浮于皮面，红如朱点纸，黑如墨涂肤，此毒之松活外现者，虽紫黑成片可生；一出虽小如粟，紧束有根，如履透针，如矢贯的，此毒之有根锢结者，纵不紫黑亦死。"根据余氏所言，大凡斑疹松浮，朗润，如洒于皮面者，为邪浅病轻，预后大多良好，称为顺证；如紧束有根，如履透针，如矢贯的者，系热毒深重，锢结难解，预后不良，故为逆候。

注意分布：斑疹分布的稀或密，也能反映邪毒的轻重。斑疹出后，分布稀疏均匀，为热毒轻浅之象，一般预后良好；若一出就稠密成片，或甫出即隐，乃热毒深重之证，预后不良。叶天士说："斑疹……宜见而不宜见多。"就是指此而言，宜见是因为斑疹外发，是营血分热毒外透之象，往往出后病即减轻；不宜见多是因斑出过多，久出不退，证明体内热毒极盛，病情必然危重，预后不良。

除了根据以上几方面判断病情吉凶顺逆外，还应注意观察斑疹发出后的脉证，若斑疹出后身热渐退，神志转清，脉静身凉，系正胜邪去之佳象；如透后高热不退，神识不清，或甫出即隐，肢厥脉伏，二便俱闭，乃热毒壅盛，正衰邪陷,最为凶险。

假如斑疹隐红不显,稀少色淡红,伴四肢清冷,口不渴,下利清谷,舌淡苔白者,是阴寒内盛格阳上浮所致的阴斑,虽然临床上极为少见,但寒热之别,不容混淆。

4. 观察斑疹的动态变化　斑疹由红变紫,由紫变黑,为营血热毒由轻加重,示预后不良;若斑疹由黑转红,由红转淡,证情随之减轻,说明热毒逐渐衰退。如余师愚说:"深红者,较淡红为稍重,亦血热之象,凉其血即转淡红。色艳如胭脂,此血热之极,较深红为更恶,必大用凉血,始转深红,再凉其血而淡红矣。"这是说经过正确的治疗,热毒渐衰,斑疹色泽亦相应发生动态变化。在形态上,由松浮洋溢变为紧束有根,为热毒渐深,趋于痼结之象,亦主预后不良。故余师愚说:"务使松活色淡,方可挽回。"在分布上,由稀疏朗润,逐渐融合成片,色泽随之加深,甚者遍身青紫,为热毒迅速加重,充斥营血的危重征象。若斑点中心低凹坑烂,为气滞血凝,元气欲绝之征,预后极差。此外,斑疹急现急隐,或甫出即隐,为热毒内闭的表现。

5. 斑疹的治疗原则　斑属阳明邪热迫于血分,疹属太阴风热内窜血络,所以治斑宜清胃泄热,凉血化斑;治疹宜宣肺达邪,清营透疹。如果夹斑带疹,则以化斑为主,兼以透疹。

如里实壅遏,斑疹蔽伏不透,宜通下腑实,迫内壅一通,表气从而疏畅,则热随透。吴又可在《温疫论·发斑》中说:"邪留血分,里气壅闭,则伏邪不得外透而为斑,若下之,内壅一通,则卫气亦从而疏畅,或出表为斑,则毒邪亦从而外解矣。"叶霖亦说:"若伏气温毒发斑,热毒甚而内结,斑紫烦躁,神昏谵语,便燥鼻煤,若仅以犀、地、膏、连扬汤止沸,不能去其病,设欲釜底抽薪,非加大黄不可。盖里气一通,表气亦顺,化炎熇为清凉矣。"

斑疹治疗之禁忌:其初发之际,不可早用寒凉,以免邪热冰伏;另斑疹不可妄用升提,误用必致邪热壅盛,出现吐血、衄血、痉厥、神昏等证候。古代一些医家认为,斑出是邪在营血分时病邪外解的标志,主张透斑为治,以冀邪从斑解。但不可应用辛温升提之品,否则必致助热伤阴,使邪热壅盛,迫血妄行。故吴鞠通说:"若一派辛温刚燥,气受其灾,而移于血,岂非自造斑疹乎。"实际上,斑疹发出并非热邪一定能解。叶天士提出的"急急透斑为要",其具体方法是在"凉血清热方中"加入清透之品,或犀角(已禁用,现以水牛角代)、竹叶之属,或如犀角、花露之品,若兼热毒壅滞,人中黄、金汁也可加入。可见叶氏透斑之法实为清化透斑。

（二）辨白㾦

白㾦是出现在体表的一种细小的隆起的白色疱疹。如菜籽大小,内含浆液,为半透明状的水疱,壁薄,基底部无红晕,多稀疏分布于颈项及胸腹部,四肢偶可见到。

白㾦主要见于湿热性质的温病,如湿温、伏暑、暑温夹湿等。多在疾病中期出现,是由湿热病邪留恋气分不解,气机不畅,湿热郁蒸,湿热由肺外达皮肤而成。

白㾦每随发热与汗出而透发。在未出之前,由于湿郁热蒸,往往有胸闷不舒的见症。既出以后,部分湿热外达而胸闷随之缓解。但湿热之邪,黏腻停滞,难分难解,非一汗即可透出,所以白㾦往往分批出现,一般热盛一潮,即随汗发出一批白㾦。

辨白㾦的临床意义主要在于辨别病邪属性和津液存亡。凡温病有白㾦发出,即说明病因是湿热病邪或温热夹湿。若对此类温病治疗不当,误用滋腻或失于开泄,则更易出现白㾦。

凡白㾦发出后颗粒晶莹饱满,热势递减,神清气爽,此乃津气充足,正能胜邪,湿热可以外透的顺证。反之,白㾦出后色如枯骨,空壳无浆,形似麸皮,且身热不退,反见神识昏迷者,则为津气俱竭,湿热内阻,正不胜邪,邪毒内陷的危逆之证。

白㾦的治疗宜透热化湿,宣畅气机。若津气两竭者,急宜养阴益气。因白㾦为湿热所酿,其病变部位在气不在卫,所以在治疗上只需清泄气分湿热,而忌疏散或纯清里热。正如吴鞠通说:"纯辛走表,纯苦清热,皆在所忌。"

四、辨常见症状

温病复杂多样的临床症状是温邪导致的卫气营血及三焦所属脏腑生理失常和实质损害的结果,认真辨识温病中常见的临床症状,有利于探求出温病的病因病机。因此,仔细辨别温病中出现的常见症状,也是正确辨证治疗的一个重要环节。

（一）辨发热

发热是所有温病必具的主症,也是温病最显著的特征。温病发热是人体对病邪的一种全身性反应,它具有生理防卫和病理损害两重性。

在正常情况下,机体由于阳气的温煦,阴气的制约以及皮毛开合的调节,使体温保持在一个动态的平衡状态。当温邪侵入人体后,阳气升发,奋力与之抗争,脏腑机能加强,人体代谢旺盛,体内热量增加,即发热。此时的发热,标志着人体有一定的抗病能力,正气不衰,机体正是通过发热来祛散温邪。所以发热在一定程度上是人体的一种防御反应。但是,邪毒亢盛,热势过高,消灼津液,煎炼营血,闭窍动风,瘀血动血,这时的发热则属"邪热",又是加重病变的因素之一。

温病不同阶段的发热有着不同的意义。一般来说,病初发热,是由于温邪入侵,激起卫阳自卫逐邪,属表证,实证,治疗不可大剂清泄;中期高热,是邪入气、营、血分,正邪剧争,热炽阴伤,属里证,实证,亦有实中夹虚,此热宜清宜泄;末期多为低热,为阴液耗损,余邪留伏或阴虚火旺,属虚证发热,或虚中夹实,治宜育阴以清热。由此可见,从发热的进退,热势的高低,既可了解病理阶段,又可测知邪正的消长、脏腑的虚实、阴阳的盛衰,对温病诊断、辨证及指导治疗用药,具有重要的临床意义。

温病的种类较多,又有卫气营血和三焦区分,所以发热的类型很多。要正确辨别发热的病变本质,除了注意每一热型的特点外,还须结合全身脉症进行认真分析。温病常见的发热类型,有以下几种。

1. **发热恶寒** 是身发热,同时又怕冷,多为热重寒轻,并伴口微渴,汗出,脉浮数等症。此属邪袭肺卫,正邪相争于上焦肌表所致。正如《素问·调经论》所说:"上焦不通利,则皮肤致密,腠理闭塞,玄府不通,卫气不得泄越,故外热。"吴鞠通亦说:"肺主化气,肺病不能化气,气郁则身亦热也。"恶寒是因邪在于表,卫气不能正常温养肌腠所致。

2. **寒热往来** 指恶寒与发热交替出现,冷一阵,热一阵,往来起伏。此为热郁少阳半表半里,邪正交争,温邪一阵偏表则寒,一阵偏里则热。少阳胆热炽盛,寒热往来,热甚寒微;湿热秽浊郁闭膜原,寒热起伏,寒盛热微。

3. **壮热** 即通体皆热,热势壮盛,高热汗出,热气腾腾,患者不恶寒,反恶热。此属温邪由表入里,由卫到气,邪正剧争之象。邪入阳明气分,多呈现壮热。阳明为十二经脉之海,多气多血,抗邪力强,热入阳明,邪正抗争,里热蒸腾,外而肌肉,内而脏腑,无不受其熏灼,故壮热而不恶寒反恶热。如吴鞠通说:"温邪之热,与阳明之热相搏,故但恶热也。"

4. **日晡潮热** 日晡即申时,实指下午 3~5 时,潮热指发热定时,日晡潮热是指日晡之时发热或此时热势增高。这是阳明腑实证的热型,是因腑实阻塞,气机不畅,里热难以外透,当日晡之时,阳明经气旺盛,透热外达所致。

5. **灼热** 身热似火烧灼,体若燔炭,手足如烙,触及烫手,且皮肤干燥不润。此为邪入营血,热毒炽盛,内闭窍阻,热灼真阴的热象。

6. **身热不扬** 指热势不高,但稽留不退,持续时间较长,并且有午后热重,汗出稍减,继而复热的特点。此属湿热交蒸,逗留气分的热象。

7. **发热夜甚** 即持续发热,入夜更甚。这是热入营分之象。因营属阴,卫阳夜入于阴,奋力鼓邪,故发热夜甚。此外,热入血分,血瘀亦可见发热夜甚。如吴又可说"至夜发热者,热留血分""至夜独热者,瘀血未行也"。

8. **夜热早凉** 是指夜间发热,清晨热降,热退而无汗的热型。温病后期,余邪留伏阴分可见此热象。阴液耗伤,但邪也力单,只有到晚上阴液得卫阳相助,才能鼓邪以发热,清晨卫阳出于阴分故身凉。此外,蓄血证可见夜热昼凉。吴鞠通说:"少腹坚满,小便自利,夜热昼凉,大便闭,脉沉实者,蓄血也。"

9. **低热** 指热势低微,体温略高出正常,持续难退。多见于温病后期,肝肾阴伤之时,阴虚火旺,虚热内扰所致。伴有手足心热,舌红绛苔少或无苔,与温病初起热势不高有显著区别。

(二)辨汗出异常

汗是体内津液通过阳气蒸化从腠理毛窍排泄而成,即《素问·阴阳别论》所说:"阳加于阴谓之汗。"出汗分生理性和病理性两种,汗出异常是指病理性汗出。津液不足则汗少或无汗,腠理闭而不开则无汗,阳热亢盛迫津外泄则多汗,阳气衰亡,不敛津液则大汗。所以,临床通过汗出异常可判断腠理开阖状态、阳热的程度和津液阳气是否充盈等,对辨证有很大帮助。

1. **无汗**
- 初期无汗:伴发热恶寒,为邪郁肌表,卫阳被遏。
- 中期无汗:伴灼热烦躁舌绛,为热灼营阴,津液耗伤。
- 末期无汗:伴舌红苔少,为阴液大伤,无津作汗,或阳弱阴衰,无力蒸汗。

2. **大汗**
- 伴高热烦渴,苔黄脉数,为气分热盛,迫津外泄。
- 伴喘喝欲脱,脉象散大,为津气欲脱,气不敛阴。
- 伴身凉肢厥,脉微欲绝,为阴不敛阳,阳气外脱。

3. **时有汗出** 指汗随热起伏,发热汗出,汗出热减,继而复热,又致汗出。见于湿热类温病,湿热病邪郁蒸气分所致。

4. **战汗** 多见于温病气分阶段,系邪正剧争,正气奋力驱邪的一种反应。表现为突然寒从背起,全身战栗,伴四肢厥冷,面色苍白,但神志清晰,大约持续10~30分钟后,即全身发热汗出。战汗之后,大多邪退正虚,热减身凉,神清气爽。假如战汗之后,仍身热不退,烦躁不安,脉疾不平,神识昏愦,则属邪盛正衰,病势危急。

(三)辨神志异常

神志异常是指心神不能自主或神识不清,表现为烦躁不安、神志恍惚、神昏谵语、昏愦不语、神志如狂等。心主神志,所以温病中出现神志异常,皆属邪热侵扰心营所致。临床可通过神志异常的类型和程度,结合脉证,推断感邪性质、病变部位、病情轻重以及预后转归。

1. 烦躁不安 属神志异常的最轻表现,温病气营血分都可见到,为邪热上扰心神所致。

2. 神志昏蒙 表现为意识模糊,嗜睡,似醒似寐,时明时昧,时有谵语,未至昏迷,呼之能应,唤之能醒,迅即入睡。此系气分湿热酿蒸痰浊,蒙蔽心包,闭塞心窍所致。

3. 神昏谵语 表现为神识不清,语无伦次。可见于气分、营分、血分阶段。气分神昏谵语为热结肠腑,燥热上扰所致,必伴腹满硬痛,舌苔黄燥,脉沉实有力;营分神昏谵语为邪热内陷心包,必伴灼热,舌红绛鲜泽;血分神昏谵语为热邪上犯心包,必见出血症状。

4. 昏愦不语 指意识完全丧失,沉迷不语,叫之不醒,对各种刺激毫无反应。属神志异常之最严重者,多因热邪内闭心包或内闭外脱所致,温病见此,标志着病情危急,预后不良。

5. 神志如狂 表现为神识迷乱,躁扰不安,妄为如狂,多见于下焦蓄血,瘀热上扰之证,伴有少腹硬满疼痛,大便色黑,舌质紫黯等。热毒损伤元神之府亦可见神志如狂,但伴有高热,头痛如劈,恶心呕吐等证。

(四)辨痉厥

痉指痉挛,轻者手足蠕动,颈有抵抗,重者肢体抽搐,口角痉挛,牙关紧闭,甚至角弓反张。厥指神昏肢厥,即神志不清,四肢逆冷。痉和厥本来是两个症状,但在温病中常常先痉后厥,或先厥后痉,痉厥并见,所以习惯上统称痉厥。这里的痉厥虽有神昏肢厥,但主要还是指各种风动之症,仅有昏厥而无风动之症不在温病痉厥范畴。

《素问·至真要大论》曰:"诸风掉眩,皆属于肝。"所以,温病中出现的痉厥,皆为肝风内动之象。痉厥的成因有二,一是邪热炽盛,窜扰肝经,侵入心包,引动肝风;二是肝肾阴伤,心神失养,筋脉失调,拘急动风。前者邪气盛为实证,称实风内动,后者正气虚为虚证,称虚风内动,临证应结合其他脉证详细辨别。

1. 实风内动　实风内动多发生在温病极期阶段，来势急，发作快，一派亢奋之象，抽搐频繁有力，目睛上视，颈项强直，牙关紧闭，甚至角弓反张，若伴高热，神昏肢冷，舌红绛，脉弦数有力等，属心营热盛，引动肝风；若伴壮热，大汗，烦渴舌红苔黄脉洪数者，则属阳明热盛，引动肝风。其他如肺热壅盛，阳明热结达一定程度后都可引动肝风，然心营热盛深入厥阴最为常见。

实风内动属温病危候，掌握痉厥的前兆很有必要，以便及早预防发生。实风内动的前兆有：不定时的肌肉跳动，肌张力增强，颈项有抵抗，两目凝视，口角时有颤动，烦躁加剧，意识障碍等。

2. 虚风内动　虚风内动是因热邪羁留日久，耗伤阴精，筋脉失养，拘急而动，故出现于温病后期。病势徐缓，呈一派衰竭之象，表现为手足蠕动，口角颤动，心中憺憺悸动，发作长久，亦可出现颈项强直，角弓反张，四肢拘挛，往往伴有低热、颧红、五心烦热、神惫、耳聋失语、形体消瘦甚至肌肉大脱，意识丧失，舌绛枯萎。

虚风内动可由实风内动日久演变所致，虚风内动很难逆转，因此，临证时一定要时时顾护阴液，避免衰竭动风，在实风内动时要尽快控制，勿使其演变成虚风，此为治风要诀。

（五）辨厥脱

厥脱是温病发展过程中较为常见的危重证候之一，包括厥与脱两种证候。厥证有两个概念：一是指突然昏倒，不省人事，多由热毒深入营血，损伤心脑所致；二是指四肢不温，即为肢厥，多因阳气虚衰或阳气内郁不能外达所致。脱证则是指阴阳气血严重耗损后，元气不能内守而外脱。临床上厥脱大致可划分为以下几个类型：

1. 热厥　指胸腹灼热而四肢清冷，并伴有烦躁谵语、气息粗大、汗多、尿短赤、便秘等症状，或伴有神志昏迷、喉间痰鸣、牙关紧闭、舌红或绛、苔黄燥、脉沉实或沉伏而数。为热毒炽盛，郁闭于内，气机逆乱，阴阳气不相顺接，阳气不能外达四肢所致。

2. 寒厥　指身无热，通体清冷，面色苍白，汗出淋漓，或下利清谷，气短息微，精神萎靡，舌质淡，脉沉细微欲绝。为阳气大伤，虚寒内生，全身失于温煦所致。

3. 阴竭　又称亡阴。指身热骤降，汗多气短，肢体尚温，神情疲倦或烦躁不安，口渴，尿少，舌光红少苔，脉散大无力或细数无力。

4. **阳脱**　又称亡阳。指四肢逆冷,全身冷汗淋漓,面色苍白,神情淡漠,气息微弱急促,舌淡而润,脉微细欲绝。为阳气衰竭,不能内守而外脱之象。本证可与寒厥并见,或由寒厥发展而来,也可由阴竭而阳气不能依附,以致外脱,从而形成阴阳俱脱之证。所以亡阳证也可由亡阴发展而来。

第六章

温 病 治 法

　　温病的治法分为解表法、清气法、和解法、祛湿法、通下法、清营凉血法、开窍法、息风法、滋阴法、固脱法等十大治法,每种大法又包括若干具体方法。这些治法有的是针对病因而设,有的是针对病机而设,有的是根据所损脏腑的病证特点而设,有的是为了应急而设。总之,是以辨证为指导,以病邪性质和卫气营血及三焦病机变化为依据而确立的。因此,临床运用温病治法时应注意以下几点:

　　细察病因,审因论治:不同的温病,致病主因不同,不同的病因,应采取不同的治法,特别是在卫分证阶段,审因论治显得非常重要。属于风热在表者,应以辛凉之品疏散风热,属湿热在表者,则以辛香苦燥之品宣表化湿。邪在卫分,病邪的致病特点比较明显,而且病位较浅,容易祛除,所以审因论治,祛邪为先是首务。温邪入里,有的仍表现明显的病因特性,如湿热病邪,困遏清阳,阻滞气机,燥热病邪燥干津液,所以仍应坚持审因论治。在温病的发展过程中,还会形成各种病理产物,如热毒、痰饮、燥屎、积滞等。针对这些内生病邪也要采取相应的治法,如清热解毒、活血化瘀、化痰逐饮、导滞攻下等。可见审查病因对确定治法的重要性。

　　深究病机,法随机转:温病辨证的过程,实质上就是以卫气营血和三焦来分析温病的病理变化。其中包括了病变的阶段、层次、病位、性质等,据此来确定温病的治法。病变机制不同,所用治法亦不相同。卫气营血辨证基本概括了温病病机变化,临证时应以此分析临床表现和病变机制,确定证候类型,采取相应的治疗方法。如气分证用清气法,营血分证用清营凉血法。叶天士所云:"在卫汗之可也,到气才可清气,入营犹可透热转气……入血就恐耗血动血,直须凉血散血。"这就是根据卫气营血的病理变化确立的治疗大法。在一般情况下,应恪守这一原则。

确定脏腑,恢复功能:虽然温病总体都是热证,但病位不同,治法用药亦有区别。脏腑功能各异,产生的证候也就不同,临床应仔细搜集脉症,通过分析,确定脏腑病位。运用治法时,应充分考虑到脏腑的功能特点,在祛邪扶正的基础上,注意促进脏腑功能的恢复。如邪热壅肺,在清热的同时应注意宣肺,以恢复肺的宣降功能;热结胃肠,应通腑泄热,恢复大肠传导功能;热闭心包,应清心开窍,恢复心主神志的功能。吴鞠通在卫气营血辨证的基础上,又按温病的发展过程创立了三焦辨证,即以心、肺为上焦,脾、胃、肠为中焦,肝、肾为下焦。三焦辨证非常重视脏腑定位。吴鞠通在《温病条辨》中提出了"治上焦如羽(非轻不举),治中焦如衡(非平不安),治下焦如权(非重不沉)"的三焦治则,言其病位有偏上、偏中、偏下不同,用羽、衡、权作比喻,示人当根据病机,掌握轻、平、重的用药法度,这一治疗用药原则亦应遵守。

立足祛邪,注意扶正:邪正相争是贯穿温病始终的矛盾,祛邪与扶正是温病的基本治则。但从温病的整个过程来看,大多数证候是以邪实为主,而且温邪是温病的罪魁祸首,所以,温病治疗应立足祛邪,邪去才能正安。历代医家都是非常重视温病中的祛邪治法,强调治疗温病祛邪是第一要务,且祛邪宜早、宜快,如吴又可所云:"大凡客邪贵乎早逐,乘人气血未乱,肌肉未消,津液未耗,病人不至危殆,投剂不至掣肘,愈后亦易平复……不过知邪之所在,早拔去病根为要耳。"本章所述的解表、清气、祛湿、和解、通下、清营凉血诸法,都是为祛邪而设。温病祛邪,首先要立足通过与外界相通的孔窍引邪外出,如通过汗孔祛邪的解表法,通过肛肠祛邪的通下法,通过尿道祛邪的利尿法,这些治法简单实用,往往收效快捷。当温邪对津气耗伤到一定程度时,就形成实中夹虚之证,此时在祛邪为主的前提下,要兼以扶正。若是温病的后期,多为正虚为主或邪少虚多之候,治疗则应以扶正为主要治法,吴锡璜讲"存得一分津液,便有一分生机",便是强调扶正的重要性。

一、解 表 法

解表法是以辛散宣透之品驱除表邪,解除表证的一种治疗方法。具有疏泄腠理、宣通气血、透邪外出的作用。属于"八法"中的"汗法"。适用于温病初起,邪在卫分的表证。由于温病表证的病因有风热、暑热、湿热、燥热的不同,因此解表法又相应分为四种。

（一）疏风泄热

疏风泄热法即辛凉解表法,适用于风温初起,风热病邪袭于肺卫的风热表证,症见发热,微恶风寒,无汗或少汗,口微渴,咳嗽,苔薄白,舌边尖红,脉浮数等。代表方剂如银翘散、桑菊饮。

疏风泄热法的用药,应以辛凉为主,宜选质轻味薄,轻清发散之品。由于卫阳被遏,往往表闭明显,故可佐以少量辛温之品,增强开泄腠理之力,利于邪热外透。若有肺气郁遏之病机,还可加少量宣降之品以宣肺达邪。

（二）透表清暑

暑热一般无表证,但若复感寒邪,形成外有表寒,内有暑湿之证,即需透表清暑之法。症见恶寒发热,头痛无汗,身形拘急,口渴心烦等。代表方剂如新加香薷饮等。

透表清暑法是针对夏季暑湿内侵,复感寒邪的"客寒包火"之证而设。三种病因共存,表寒宜辛温发汗,暑湿宜清暑化湿,所以此法是表里同治,三邪同祛的治法,用药不避辛温,透散之中寓有清化。

（三）宣表化湿

是以芳香宣透之品以疏化湿邪的一种治法,适用于湿温初起,湿热阻于卫气,湿重于热之证。症见恶寒头重,身体困重,四肢酸重,微热少汗,胸闷脘痞,苔白腻,脉濡缓等,代表方剂如藿朴夏苓汤。

湿温初起,多有表证,而且湿重热微,故以祛湿为主。宣表化湿,立足祛湿于肌表,常以芳香化湿药为主组方,此类药物大多化湿之中有开泄腠理之功,使表解湿邪外散,另外通过轻开肺气,宣畅气机,通利水道,使内湿自小便排泄。

（四）疏表润燥

本法是针对燥热表证而设,秋燥初起,邪袭肺卫,症见头痛,身热,咳嗽少痰,咽干喉痛,鼻干唇燥,苔薄白而欠润,舌边尖红等。代表方剂如桑杏汤。

本法选药多为辛凉甘润之品,辛凉以清燥热,解除表证,甘润生津润燥,增加汗源,既能润燥制火,又助解表祛邪。

解表法是温病初起的治法,对阻止温邪深入,防止危重证候出现具有重要作用。温邪在表,应宜汗解,若不用汗法,表邪不去,易致传变。因而前人十分强调有表证者,必须用解表法。戴天章说:"非汗则邪无出路,故汗法为治时疫之一大法也。"丁甘仁也提出治疗烂喉痧"以畅汗为第一要义"。临证要不失时机,及时准确运用,并根据病证的兼夹因素而变通,如素体阴虚者,配合滋阴法;夹有食滞,配合消食法;其他如夹痰、夹瘀等,均须随证配合相应治法。

运用解表法应注意:①辛温发汗法在温病中忌用,有表闭或寒遏之象时,只能配用辛温药物,而禁用辛温方剂。因为温为阳邪,若误用辛温,轻则可致斑、衄、谵妄,重则可导致津液枯竭亡阴。吴鞠通曾说:"太阴温病不可发汗,发汗而汗不出者,必发斑疹;汗出过多者,必神昏谵语。"②用药以辛散凉透为主,不能过寒,以免冰伏,阻碍邪热外透。何廉臣提出:"温热发汗,虽宜辛凉开达,而初起欲其发越,必须注重辛散、佐以轻清,庶免凉遏之弊。"③使用解表法应中病即止,不能过汗伤津。

二、清　气　法

清气法是以寒凉之品清泄火热之邪的一种治法。具有清热保津、除烦止渴、泻火解毒的作用,属于"八法"中的"清法"。主要用于温病气分证。由于气分证病位有浅深不同,病情亦有轻重之分,所以清气法相应分为三种。

(一)轻清宣气

即以轻清之品,透泄热邪,宣畅气机。主治温邪初入气分,热郁胸膈,热势不盛,气机不畅。症见身热微渴,心烦懊恼,舌苔薄黄。代表方如栀子豉汤加味。

本法是清气法中力量最轻的一种治法,清中有宣,清透结合。所治病证必热微病轻,伴气机不畅,病位偏上,邪热有外透机会。用药宜轻清透泄之品。

(二)辛寒清气

即以辛寒之品大清气分邪热,祛邪外出的治法。主治阳明无形热盛之证。症见壮热,汗出,烦渴欲饮,舌红苔黄燥,脉洪数等。代表方剂如白虎汤。

本法选药以辛寒之品为主,寒能清热,辛能透泄,仍属清透结合、祛邪外出的治法,故凡热虽盛而有外泄之机的证候都可运用。如邪热壅肺证,即以此法配合宣肺,大清气热,宣畅气机,祛邪外出,止咳平喘。

(三)清热泻火

是以苦寒之品,直清里热,泻火解毒的治法,又称清热解毒法。适用于气分热甚,郁而化火之证。症见身热不退,口苦而渴,烦躁不安,小便黄赤,舌红苔黄等。代表方剂如黄芩汤、黄连解毒汤等。

清热泻火是一种直折热势、清解火毒的治法,寒凉力强,一般用于火热炽盛,无从外泄之证。营血分往往热毒炽盛,难以外泄,多配用此法清热解毒。

此法有凉遏冰伏及化燥伤阴之弊端,当热邪在表或有外泄机会,应立足辛凉或辛寒清热之法。

由于气分热证范围较广,类型较多,所以清气法随之立法较细,区别较大,以上三法仅示其概,临床运用还应随证变通,特别是治疗不同脏腑的热证在运用清气法时要照顾到该脏腑的生理特性和功能特点,做到清热的同时,促进脏腑功能的恢复。若卫气同病,气(营)血两燔之证,清气法应配合解表及清营凉血法,若热盛伴气津两伤,清气法要配合生津益气之法。

使用清气法应注意的事项是:①热势亢盛而邪在卫分者不可使用。②热盛而有外泄之机时不可过用寒凉,以免凉遏邪气,清热泻火多用苦寒之品直折里热,如黄芩汤、黄连解毒汤均用苦寒之芩、连,此与辛寒解肌清热不同,只有内郁之热无法向外透散之际才可应用。③湿热留恋气分而非热重于湿者不可使用。④素体阳虚者,使用清法应中病即止,切勿过剂。

三、和 解 法

和解法是指调和表里、疏泄气机、透解外邪的一种治法。属于"八种"中的"和法"。具有和解表里、分消上下、透解邪热、宣畅气机的作用。适用于半表半里证,包括邪郁少阳或阻遏三焦或邪伏膜原之证,治法相应分为三种。

(一)清泄少阳

是清泄少阳半表半里邪热兼以化痰和胃的治法,主治邪郁少阳、胃失和降之证。症见寒热往来,口苦胁痛,烦渴溲赤,脘痞呕恶,舌红苔黄腻,脉弦数等。常用方如蒿芩清胆汤。

清泄少阳之法是针对湿热之邪困阻少阳、枢机不利、胃失和降而设的治法。除清热外,并有运转枢机、化解痰湿、和胃降逆作用,与单纯清热之法有别。

(二)分消走泄

是调理三焦气机,通利水道,使湿热之邪分利走泄的治法。主治邪留三焦、气化失司,而致痰热阻遏之证。症见寒热起伏,胸痞腹胀,溲短苔腻等,常用方剂如温胆汤或杏蔻朴苓之类。

痰热阻遏三焦,气机不畅,热难外泄,湿热交蒸,又不能清解。只宜清胆利胃,化湿通利,使湿从下利,热由外泄,故形成分消走泄治法。

（三）开达膜原

是疏利透达开泄膜原湿浊之邪的一种治法。主治湿温初起,湿热秽浊郁阻膜原之证,表现为寒甚热微,脘痞腹胀,苔白腻厚如积粉,舌质红绛等,常用方剂为雷氏宣透膜原法。

湿热阻遏膜原,往往热被湿郁,湿证突出,因此治疗重在理气化湿,以苦燥之品开达痰湿之邪,透热外出,故称此法为开达膜原。

和解法主治半表半里证,因其离卫而非解表法所宜,湿热相混亦非清气法能治,故据证而采取表里同调,湿热共治,上下疏通之法,名曰和解,实为多法合用、综合治理之意。和解法在温病临床上使用相当广泛。其所治病证中不少属疟证、类疟证、如疟证等。此外,对于许多出现弛张热、消耗热型的高热患者及长期低热患者,只要运用得当,往往可以取得良好的疗效。

温病和解法与伤寒和解法均主治邪在少阳,但伤寒邪在少阳,其证无痰湿兼夹,而有胃气不足,主方小柴胡汤,用柴胡而未用芳香之青蒿,且配用人参、甘草以益胃气,达补正祛邪的目的。而温病邪在少阳,多为湿热（或痰湿、痰热）中阻,运用和解法,必须配伍宣展、分消、开泄湿热或痰湿之品,且不得配用补中,以免助邪为患。

和解法虽有一定清热作用,但力量较弱,对里热炽盛之证非其所宜。分消走泄和开达膜原两法,重在疏化湿浊,热重湿轻之证应配合清气法使用。

四、祛　湿　法

祛湿法是以芳香、苦燥、淡渗药物祛除湿邪的治法。具有化湿泄浊、宣畅气机、运脾和胃、通利水道的作用。适用于湿热类温病湿重于热之证,按其作用可分三种。

（一）宣气化湿

是宣通气机,透化湿邪的治法。主治湿温初起,湿蕴生热,郁遏气机,症见午后热甚,汗出不解,或微恶寒,胸闷脘痞,小溲短少,苔白腻,脉濡缓。代表方剂如三仁汤。

本法注重宣开肺气,使气化则湿亦化,往往在组方时加入杏仁、陈皮、枳壳等行气降气开肺之品。此法与解表法中宣表化湿法相似,但本法所治之证属于气分,化湿兼以理气,宣表化湿所治之证属卫气同病,化湿兼以解表。

（二）燥湿泄热

是以辛温燥湿和苦寒清热之品以燥湿泄热的治法。用于治疗湿渐化热，热势已显，郁伏中焦。症见发热，口渴不多饮，脘痞腹胀，泛恶欲吐，苔黄腻等，代表方剂如王氏连朴饮。

本法采取辛开苦降，用辛温以理气化湿，用苦寒以清热燥湿，辛能升，苦能降，祛邪的同时，又促进脾主升清和胃主降浊的功能恢复，使邪无容留之地。

（三）分利湿邪

是以淡渗之品利尿渗湿，使邪随小便而去的治法。主治湿邪郁阻下焦，症见小便短少甚至不通，热蒸头胀，苔白口渴等。代表方剂如茯苓皮汤。

分利湿邪是祛湿的重要治法，有"治湿不利小便，非其治也"之说。在运用中要根据湿热的偏重选药，湿重者用淡渗利湿之品，热明显者用清热利湿之品。

上述三法，虽各有一定的适应范围，但在运用时，每多互相配合。宣气化湿以芳香之品为主，重在宣开肺气，可称为"宣上"；燥湿泄热以苦燥之品为主，重在燥化中焦之湿，运脾和胃，可称为"运中"；分利湿邪以利尿渗湿为主，可称为"渗下"。湿热之邪往往弥漫三焦，故常宣上、运中、渗下并用。

燥湿泄热法又称为"苦泄"，用药以辛与苦寒合用，如王氏连朴饮，其所治之病证病位在中焦，湿浊化热，湿热并重，有通降、泄热下行的作用。其临床表现按叶天士说，除脘中痞闷外，可见黄浊苔、脘中按之痛，或自痛，或痞胀。宣气化湿法又称为"开泄"，用药多轻苦微辛，如杏仁、白蔻、橘皮、桔梗。其所治之证病位以上焦为主，兼及中焦，湿重于热。宣气化湿法有宣通气机以达归于肺，宣气以化湿的作用。其临床表现按叶天士说，除脘中痞闷外，可见苔白不燥，或黄白相兼，或灰白不渴等。

运用祛湿法应注意的是：①分辨湿热孰轻孰重及湿阻部位而选择方药，尽力做到祛湿不助热，清热不碍湿；②湿已化燥或纯热无湿者忌用；③平素阴亏者慎用。

五、通 下 法

通下法是攻导里实，逐邪下泄的一种治法。属于"八法"中的"下法"。具有泻下燥屎，通畅腑气，祛除邪热，荡涤积滞，攻瘀破结的作用。适用于温病热结肠腑，或湿热积滞交结胃肠以及血蓄下焦等证候，常用治法可归纳为四种。

（一）通腑泄热

是以苦寒攻下之品攻泻肠腑实热的治法。主治热传阳明,内结肠腑,症见潮热谵语,腹胀满,甚则硬痛拒按,大便秘结,舌苔老黄或焦燥起刺,脉沉实等。代表方剂如大承气汤、调胃承气汤等。

通腑泄热法是通下法的代表治法,在治疗温病里热炽盛,气机阻滞,特别是阳明热结证候时,具有很大的优势,临床应重视并恰当使用此种治法。

（二）导滞通便

本法作用在于通导积滞,以泻肠中郁热,用于湿热积滞,胶结于胃肠之证。症见脘腹痞满或胀痛,恶心呕逆,便溏不爽,色黄赤如酱,舌苔黄浊等。代表方剂如枳实导滞汤。

本法目的是泻湿热积滞,因湿邪黏腻,非一泻可解,故应轻法频下,攻泻不可操之过急,多以化湿理气清热之品配以泻下,直至大便成形为度。

（三）增液通下

本法作用在于滋养阴液兼通下泻热,主治热结阴亏之证。表现为身热不退,大便秘结,口干唇裂,舌苔干燥等。代表方剂如增液承气汤。

增液通下是滋阴与通下的合法,因热结阴亏,肠道失润,单纯攻下,往往不通,配以滋阴,使肠道得以濡润,而后借通下之力,排出邪热积滞,古人称此为"增水行舟法"。

（四）通瘀破结

是以活血祛瘀及苦寒攻下之品攻泻下焦蓄结之瘀血的治法。主治温邪瘀热结于下焦,症见身热,少腹硬满急痛,小便自利,大便秘结,或神志如狂,舌紫绛,脉沉实等。代表方剂如桃仁承气汤。

温病蓄血证,是热瘀相结所致,病位多在下焦。按照吴鞠通"就其近而引导之"的原则,可用攻瘀破结的方法使其随大便排泄。此法多以化瘀与泻下之品组成,既能祛瘀,又能泻热。

通下法是温病祛邪解热的重要治法,受到历代医家重视,古人云"扬汤止沸,不如釜底抽薪",就是对其功效的形象比喻。温病学家吴又可更提出了"承气本为逐邪而设,非专为结粪而设"的观点,主张温病"下不厌早"。临床实践证实,许多里热炽盛伴气机不畅之证,以辛寒清气或苦寒泻火之法难以奏效,而改用通下法则立竿见影。攻下法适用证并非一定皆见大便秘结,如有因阳明腑实而引起的热结旁流,有因湿热夹滞引起的便溏不爽,究其原因为肠腑热结,皆为攻下之指征。所以使用通下法不必拘泥于阳明腑实,凡气机不畅之证里热难以清泄,正气较充者均可使用。

上述四法各有适应证,临床运用时,可根据病证兼夹而配合其他治法,如热结兼痰热壅肺,宜配合清热宣肺;热结兼邪闭心包,宜配清心开窍。

运用通下法需要注意的是:①表证为主者,不可攻下;②热结兼正气不足者,应攻补兼施;③温病后期,津枯肠燥便秘,不可苦寒攻下;④中病即止,不可过下;⑤下后正气不足者,应及时扶正。

六、清营凉血法

清营凉血法是清解营血分热邪的一种治法。属于"八法"中的"清法"。具有清营泄热、凉血解毒、活血止血、滋阴养液的作用。适用于温病邪入营血分的证候。由于营分与血分仍有病位浅深,病情轻重之别,故治法有所区别。但营血证候的病变性质相似,有时两种证候常同时存在,用药也有相同之处,因此,合称为"清营凉血法"。

(一) 清营泄热

是在清营热,养营阴的基础上,配伍辛凉透泄之品,使入营之邪热透出气分而解的治法。适用于邪热入营,症见身热夜甚,心烦躁扰,时有谵语,斑疹隐隐,舌质红绛等。代表方剂如清营汤。

叶天士说:"入营犹可透热转气。"营分外临气分,邪热仍有外泄之机,治疗不能一味寒凉清解,应注意透邪外出。此法用辛凉透泄之品的目的就是宣展气机,引邪外出。

(二) 凉血散血

是针对热盛迫血,热瘀相结病机而设的一种治法。适用于温病血分证。症见灼热躁扰,甚或狂乱谵妄,斑疹密布,吐血便血,舌质深绛或紫绛等。代表方剂如犀角地黄汤。

本法应用目的是在清热解毒的基础上,凉血止血,治疗各种出血证。还具有活血化瘀作用,因血为热炼,黏稠而瘀,瘀不化则热毒难解,出血难止。本法散血助止血,凉血不致瘀,是治疗血分证的有效疗法。

(三) 气血两清

是清气与清营凉血的合法,用于气分热盛深逼营血而成气血两燔之证。表现为壮热,烦躁,外发斑疹,甚或神昏谵妄,两目昏瞀,口秽喷人,周身骨节痛如被杖,苔黄燥或焦黑,舌质深绛或紫绛等,代表方剂如清瘟败毒饮。

气血两燔之证一般势急病重,既要大清气热,又要凉血散血,清营养阴,清热解毒,从而构成气血两清之法。临床运用时应根据病位浅深、病情轻重而决定用方,以气分为主者,重用清气,兼以凉血,以血分证为主者,则着重凉血散血,兼以清气。

清营凉血法是温病急性期重危证候的治疗方法,临床应详细辨证,对证选法,据法取方,及时用药,扭转颓势。在运用时还须注意:①热邪虽盛,但未入营血者,不可使用本法;②清营泄热与凉血散血两法虽有类似之处,但用药和治疗目的不同,应注意区别;③热入营血,大多伴心包或肝经病变,注意配合开窍或息风治法;④出血之证勿滥用收涩止血药,以防留邪为患。

七、开 窍 法

开窍法是治疗温病神识不清的一种急救方法。具有清热解毒、清心化痰、芳香透络、开通心窍、苏醒神志的作用。主治邪入心包或痰浊蒙蔽心包的证候,常用治法有两种。

(一) 清心开窍

本法作用在于清心泄热,化痰开窍,以苏醒神志,临床用于温病邪热灼津成痰、内犯心包、心窍堵闭而见身热、神昏谵语或昏愦不语、舌謇肢厥、舌质纯绛,甚或循衣摸床、撮空理线等症状。代表方剂如安宫牛黄丸、紫雪丹、至宝丹等。

心包为心之宫城,能代心受邪。热邪内陷心包,主要影响心主神志功能,本法使用大剂清热解毒以及芳香化浊之品,以开通心窍,故称清心开窍,专治心、脑、肝、肾疾患引起的神志障碍病变。

(二) 豁痰开窍

是通过清热化湿、逐秽豁痰以苏醒神志的治法。主治湿热酿痰,蒙蔽心包之证。症见神识昏蒙,时明时昧,似醒似寐,时有谵语,舌红苔黄腻或白腻,脉濡滑而数等。代表方剂如菖蒲郁金汤。

痰浊蒙蔽心包之证多见于湿热类温病气分阶段,与热邪内陷心包病在营分有别,治疗重在化湿避秽,用药不可过于寒凉,清心开窍非其所宜。

开窍法是一种急救措施,一旦神志苏醒后,须根据病情辨证施治。温病神昏窍阻有时会伴发其他病证,如内闭伴正气外脱,须配合固脱法;内闭伴动风,须配合息风法。

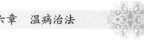

气分热盛可出现一时性神志障碍,舌苔黄燥,治疗关键在于泄热,属无形热盛宜辛寒清气,属有形热结,宜通腑泄热,热退神自清,不可草率使用开窍法,以防热闭。

发生神昏的原因甚多,除了因邪闭心包外,还有因胃肠实热、瘀结下焦等热邪上扰心神而现神昏者。对此主要应针对其发生神昏的基本原因进行治疗。如胃肠热结者,予清热通腑法,阳明经热者予清泄阳明法;营血分热盛者予清营或凉血法;瘀热结于下焦者予清热化瘀法。但如兼邪闭心包者则又须配合运用开窍法,如吴鞠通说:"邪在心包、阳明两处,不先开心包,徒攻阳明,下后仍然昏惑谵语。"

八、息 风 法

息风法是以清热凉肝或滋阴潜镇之品平息肝风、制止痉厥的一种治疗方法。具有清热泻火、滋阴柔筋、定惊止痉作用。用于温病肝风内动、抽风痉厥之证。根据风动的病因病机不同,息风法分为两种。

(一)凉肝息风

本法作用在于清热凉肝,息风止痉。适用于温病邪热内炽,热势鸱张,引动肝风者。症见灼热肢厥,手足抽搐,或至角弓反张,口噤神迷,舌红苔黄,脉弦数等。代表方剂如羚角钩藤汤。

凉肝息风法针对热极生风而设,清泄肝经之热是治疗的关键,多取入肝经寒凉清热兼能息风止痉药物为主组方,配合柔筋舒络,定惊安神之品,以图热邪得清,筋脉弛缓,抽风息止。

(二)滋阴息风

本法有滋阴柔筋,潜阳息风作用。适用于温病后期,肝肾阴亏,筋脉失养,虚风内动。症见低热,手足蠕动,或瘛疭,肢厥神倦,舌干绛少苔,脉虚细等。代表方剂如大定风珠。

虚风内动根本原因是阴虚,因此本法重在滋阴以濡养筋脉,多用阴柔之品,并配以平肝潜阳,使肝阴充,肝阳不亢,筋脉拘急之势缓解,肝风逐渐止息。

虚风主要是肝肾阴亏而引起的,故主用滋补肝肾之品,以《温病条辨》加减复脉汤、大定风珠等为主方。方中有一些潜镇介类药如三甲之类,多味厚质重,功能潜镇滋填。吴鞠通所说"治下焦如权,非重不沉"即是此意。

息风法是主治动风痉厥的一种方法,临床运用除了辨别风的属虚属实之外,还须善于配合其他疗法。如热盛动风者常据病情配以清气、清营、凉血、攻下、开窍等法使用。虚风内动常伴气液虚脱,故滋阴息风常配合益气固脱之法。

使用息风法还须注意以下几点:①凉肝息风与滋阴息风适应病证有虚实之分,应对证使用;②小儿患病在卫气分时,每因高热引起一时性抽搐,治疗应以清热透邪为主,热降风自息,不可早用凉肝息风法,以免"闭门留寇"。

九、滋　阴　法

滋阴法是用生津养阴之品滋补阴液的一种治法,属于"八法"中"补法"范畴,具有滋补阴津、壮水增液、润燥制火的作用。适应阴液亏损之证。

温病最易伤阴,特别是温病后期,大多表现为阴虚之证,而阴液耗损的程度与疾病的预后又密切相关。吴鞠通说:"盖热病未有不耗阴者,其耗之未尽则生,尽则阳无留恋,必脱而死也。"所以滋阴法在温病治疗中具有极为重要的地位,运用范围也比较广泛,凡温病过程中出现阴液亏损症状时,均可配合其他治法或单用此法治疗。

(一) 滋养肺胃

是以甘寒濡润之品以滋补肺胃津液的治法,适用于温病后期,热邪已退,肺胃阴虚之证。症见低热,口干咽燥,干咳无痰,或不思食,舌苔干燥,或光红少苔等。代表方剂为沙参麦冬汤。

本法多用于风温或秋燥等以肺胃为病变中心的温病后期,这些病多伤肺胃之阴,用药宜取甘寒清润之品,生津润肺而不影响气机,益胃润燥而促进脾之健运。

(二) 增液润肠

即以甘寒和咸寒之品生津养阴,润肠通便,适用于阳明温病,邪退阴伤,津枯肠燥之候,症见大便秘结,下之困难,咽干口燥,舌红而干等。代表方剂如增液汤。

本法所适应的津枯便秘之证,即吴鞠通所说的"无水舟停",因其津枯,故不任苦寒攻下,只能使用增补津液,使肠道得润,大便得通,"以补药之体,作泻药之用"。

(三) 填补真阴

是以咸寒滋阴或血肉有情之品填补肝肾真阴的治法。主治温病热邪久羁,真阴被劫而成邪少虚多之候,症见低热面赤,手足心热甚于手足背,口干咽燥,神倦欲眠,或心中震震,舌绛干少苔,脉虚细等。代表方剂如加减复脉汤。

温病病程长久,阴液大量耗伤,到疾病后期,多表现为肝肾真阴不足的衰竭性证候,此时必须使用本法,以挽救垂危之生命。应用时应时刻防止正气欲脱,必要时配合固脱法治疗。

滋阴法是温病扶正的主要手段,在邪盛阶段,常配合祛邪治法,在邪去正衰阶段,则成为主要治法,临床要根据阴伤程度和阴伤类型而合理使用,在正虚邪恋时,还应配合透邪或息风或化瘀等疗法。

肺、胃、肝肾阴伤在程度上有轻重之别,其病候特点也有一定的界限可分。肺阴伤必有肺经见症,如干咳、气促、胸痛、舌上可见薄苔。胃阴伤有胃经症状,如不饥不食或少食、便秘,一般无咳嗽,但咽燥,舌光红少苔。叶天士说:"舌绛而光亮,胃阴亡也。"肝肾阴伤,多见舌绛干或干萎。叶天士说:"绛而不鲜,干枯而痿者,肾阴涸也。"因此,运用滋阴法需注意:肺胃阴虚应甘寒生津,肝肾阴虚应咸寒滋阴,不可混同;湿热类温病湿未化燥,一般忌用滋阴法,以免影响湿邪化解。

十、固 脱 法

固脱法是治疗正气虚脱的一种急救治法,具有益气敛阴、回阳救逆的作用。主要用于气阴外脱及亡阳厥脱的证候。在温病过程中,虽以阴伤为多,但亦有因正气不足,或汗下太过以及邪毒强盛而导致气阴两虚或阴损及阳而发生脱证的,此时应采取固脱法紧急抢救。

(一) 益气敛阴

本法具有益气生津、敛汗固脱的作用,主治温病气津两伤,气虚欲脱之证,症见身热下降,汗多口渴,气短而促,脉散大,舌红而干等。代表方剂如生脉散。

气虚欲脱是因热邪耗伤津液,气随津泄,进而气虚不固,汗出过多所致。益气敛阴通过大补元气和酸收作用以敛汗,恢复人体所需的气阴而达到固脱救逆目的。

(二) 回阳固脱

本法具有温通阳气,敛汗救逆作用,主治温病阴损及阳,阴不敛阳而致的阳气暴脱之证。症见大汗淋漓,四肢厥冷,面色苍白,神疲倦卧,脉微欲绝等。

代表方剂为参附龙牡汤。

　　温病阳气暴脱之证多由阴亏所致,故回阳固脱之法不仅使用大辛大热之品温补阳气,还须配以益气敛阴之品,敛汗固阴以摄阳。此与伤寒回阳救逆之法有所区别。

　　综合上述,可以看出,温病固脱,首重阳气,阳回则生,阳脱则死。但阳气须得津液收敛,气阴欲脱和阳气暴脱两种证型都有大汗的表现,敛汗对收气回阳有重要作用,所以运用固脱法一定要处理好阳和阴、气与汗的关系,不能偏执。

　　临床运用固脱法还须注意:①本法为急救措施,要力求给药快速及时;②用药剂量、给药次数、间隔时间等都应根据病情作相应调整;③一旦阳回脱止,应仔细辨证,重新立法选方。

　　以上温病十种治法是历代医家通过大量临床实践总结提炼而来的,基本概括了温病各个阶段、各类证候的治疗。只有深入理解各法的含义、作用和适应证以及相似治法之间的区别,才能做到灵活运用。相关问题在后面温病辨证论治部分还要详细论述,应前后互参。

中篇

诊治篇

第七章

四时温病概述

一、风　　温

风温是感受风热病邪所引起的急性外感热病,此类疾病初起以发热、微恶风寒、咳嗽等肺卫症状为特征。由于其致病主因是风热病邪,故称"风温"。多发生于春季,冬季也有发病。如发于冬季,在古代又称"冬温"。风温一般不夹湿邪,故属于温热类温病,由于初起以肺卫表证为主,又属于新感温病。

"风温"名称,首见于张仲景《伤寒论》。如太阳病篇说:"太阳病,发热而渴,不恶寒者为温病。若发汗已,身灼热者,名风温。风温为病,脉阴阳俱浮,自汗出,身重,多眠睡,鼻息必鼾,语音难出。"这里所说的风温,是指温病误汗后的变证。叶天士在《幼科要略》中谓:"风温者,春月受风,其气已温。"又说:"风温乃肺先受邪,遂逆传心包,治在上焦。"阐述了本病的病机特点、传变趋向和治疗原则。吴鞠通说:"风温者,初春阳气始开,厥阴行令,风夹温也。"其后,陈平伯的《外感温病篇》是系统讨论风温病证治的专著,在理论上以"风温内袭,肺胃受病"为病机纲领,临床特征是"热渴咳嗽为必有之证"。至此风温一病,始有专章专著讨论,因证脉治较为完善。

(一)临床特征

风温最突出的临床特征是初起以发热、微恶风寒、咳嗽、口微渴等肺卫表证为主要临床表现,其与春温同样发于春季,最大区别就是风温初起必有肺卫表证;其次是风温病变以肺为主,兼及胃肠,急性期可外发红疹,危急者可逆传心包,恢复期多见肺胃阴伤之证。

(二)与西医学疾病的联系

凡发病于冬春季节,具有风温病特点的一些传染病和感染性疾病,均可包括在风温病范围之内,如上呼吸道感染、流行性感冒、肺炎球菌性肺炎、支气管扩张、新型冠状病毒感染等都可参照风温辨证论治。

（三）病因病机

风温的致病主因是风热病邪，这种病邪是在春季气候温暖多风或冬季应寒而反温的自然条件下形成的，具有轻扬发泄、善行数变的特点，每当人体起居不慎，腠理疏松之时，即可侵入而发病。可见风温的发生，致病主因是感受了春季或冬令风热之邪，其发病有两个条件：外在条件是春季阳气发泄，气候温暖多风，或冬季应寒反温；内在条件是由于素体禀赋不足，或起居不慎，腠理失密，从而导致风热病邪侵袭人体而发病。

本病病变以肺为中心，以卫气营血为病理发展层次。风热病邪多从口鼻随呼吸侵入人体，首先犯肺，使肺不能正常宣发卫气以温煦皮肤调节汗孔的开阖，则出现发热、恶风、咳嗽等肺卫表证。

本病发展，有顺传和逆传两种情况。顺传是指邪从肺卫而传入阳明气分，如肺热顺传于阳明，则出现阳明里热亢盛或阳明腑实之证。由于肺与大肠相表里，所以肺气不降亦可引起腑气不得下行而致大肠热结，或因肺移热于大肠而兼见肠热下利。

若机体感邪过重，或病邪毒力很强，或素体心阴心气亏损，或卫分证失治误治，肺卫邪热可直接传入心包，突然出现神昏谵语，舌謇肢厥。由于传变迅速，病情危重，不同于渐次发展的顺传，故将此种演变称作"逆传心包"，重证可导致内闭外脱，甚至死亡。

风温病变多以肺与胃肠为主，至疾病后期易出现肺胃阴伤证。这是由于邪热在肺，必耗灼肺胃阴液之故。少数因阴液耗损较甚而影响肝肾真阴者，亦可出现肝肾阴伤证。

风温传变与主要证候示意如下。

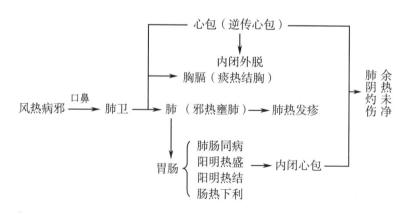

（四）诊断要点

1. **发病季节** 凡发于冬春季节的温病要首先考虑此病。

2. **特殊表现** 初起以肺卫表证为主,中期以肺胃热盛为主,后期以肺胃阴伤为特点。

（五）治疗原则

1. 病在卫分应辛凉解表。肺卫表证其性属热,病位在表,在表宜辛,属热应凉,故治宜辛凉解表,透邪外出。

2. 顺传气分用清热泄下。风温气分证以肺热壅盛,阳明热炽,阳明热结为常见,故于无形热盛之证宜用辛寒清气,于有形热结之证选苦寒攻下。

3. 逆传心包宜清心开窍。逆传心包以神昏谵语,舌謇肢厥为主要表现,系热入心包,扰乱心神所致,故治宜清热解毒,豁痰开窍。

4. 病后阴虚需甘寒养阴。风温病变以肺胃为主,疾病后期,以肺胃阴虚为特点,一般无肝肾阴虚的证候,故需甘寒清润之品专养肺胃之阴。

二、春 温

春温是感受温热病邪,发于春季,初起以里热证候为主要表现的一类急性外感热病。由于本病属于春季发作的温病,故称"春温"。此类疾病以温热为主,往往不夹湿邪,属于温热类温病,由于初起即以里热为主,故又属于伏邪温病。

关于春温的含义历代医家颇有分歧,比较普遍的认识是遵循《黄帝内经》所论,指发生于春季的一种伏气温病,认为其病因是"冬伤于寒",即《素问·阴阳应象大论》所说:"冬伤于寒,春必温病。"王叔和在《伤寒论·伤寒例》中进一步指出:"冬时严寒……中而即病者,名曰伤寒,不即病者,寒毒藏于肌肤,至春变为温病。"对春温的脉治提出较系统论述的,可推清代叶天士。他在《三时伏气外感篇》中指出春温的发病是"冬寒内伏,藏于少阴,入春发于少阳",其治法"以黄芩汤为主方,苦寒直清里热",若属新感引动在里伏热者,"必先辛凉以解新邪,继进苦寒以清里热"。春温的理论、证治大体都是遵叶氏所论。

（一）临床特征

本病的最大临床特征就是初起以里热证候为主要表现,而且里热重,伤阴甚,病情重,变化多。临床多见高热、烦渴、大便干燥,甚至神昏痉厥、出血亡阴等危急证候。

（二）与西医学疾病的联系

根据春温病的发病季节和临床特点，凡发病于春季，初起即以里热炽盛为主要临床表现的疾病，都属于温病学的春温范围，如西医学中的重型流感、流行性脑脊髓膜炎、新型冠状病毒感染等，都可参照春温进行辨证论治。

（三）病因病机

关于本病的病因，叶天士认为是"冬令收藏未固，昔人以冬寒内伏，藏于少阴，入春发于少阳"（《三时伏气外感篇》）。现代温病学理论认为寒邪不是温病的致病主因，本病仍是温邪为患。

导致春温的温热病邪致病力较强，加之患病之人往往素体阴精亏少，正气不足，防卫能力较差，使温邪直接侵入人体气分或营分，患病之初即现热郁气分或热郁营分的证候。

温邪侵入气分者，多先见胆腑热证或胸膈热郁之证，逐渐发展为阳明无形热盛或有形热结，其与风温阳明热结不同的是，阴亏比较明显。气分证可进一步向营血分证发展。

温邪深入营分者，营阴耗伤，心神被扰，甚至引动肝风，或闭塞心窍，病变比气分为重，而且极易热瘀交结，迫血妄行，形成血分证。严重者可因亡阴亡阳或气随血脱而死亡。

由于本病患者阴精先亏，加之病变过程中里热炽盛，阴液耗损较多，故疾病后期，主要表现为肝肾阴虚或阴虚风动，或阴虚火炽之证。

春温传变与主要证候示意如下。

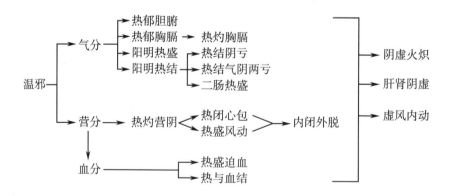

（四）诊断要点

1. **发病季节** 本病仅发于春季。

2. **特殊表现**　初起即见高热、烦渴、尿赤等里热证候，少数病例可兼见轻微、短暂的表证，但仍以里热证候为主。病变过程中易出现痉厥、神昏、斑疹等，后期易致肾阴耗损或虚风内动。

3. **与风温的鉴别要点**　本病属伏邪温病，初起以里热证为主；风温属新感温病，初起以肺卫表证为主。

（五）治疗原则

本病为热邪内郁，阴液亏少之温病，应以清泄里热，养阴透邪为总的治疗原则。热在气分者，应区分脏腑病位，在胸膈胆腑者，应苦寒清热；在阳明胃腑者，应辛寒清气；在阳明大肠者，应通腑泄热。邪热入营者，宜清营养阴透热。深入血分，迫血妄行应凉血止血。疾病后期，以肝肾阴虚为主，治宜咸寒滋养肝肾之阴。

三、暑　温

暑温是夏季感受暑热病邪而引起的一类急性热病，是以病因命名的。暑为火热病邪，暑温当属温热类温病，但是暑热又常夹湿邪，故其归类并非绝对属于温热类。暑温发病就见里热炽盛，表证较少，故古代多将其归于伏邪温病之类。现代认为暑温是感受夏季暑热病邪引起的温病，应该属于新感温病。

暑温之名出现在清代，但在很早以前就有关于暑病的记载，一般把夏月发病而有暑热见证者概称为暑病。《内经》把暑病作为一种伏气温病，认为暑病是冬伤于寒，至夏而发的一种温热病，而且确定了以夏至作为春季温病与夏季暑病的分界线。如《素问·热论》曰："凡病伤寒而成温者，先夏至日者为病温，后夏至日者为病暑。"《素问·生气通天论》还指出了暑病的一些临床特点："因于暑，汗，烦则喘喝，静则多言，体若燔炭，汗出而散。"宋代不少医家把夏暑之病分为"伏寒而发"及"感暑而发"两类。到了清代，对暑病有了新的认识。清初医家喻嘉言提出暑病均为新感暑邪而病，并非伏寒化热所致。叶天士在《幼科要略》中更明确提出了"夏暑发自阳明"及"暑必兼湿"的见解，突出了暑病的病理特点。吴鞠通在《温病条辨》中首次提出了暑温之病名。吴氏说："暑温者，正夏之时，暑病之偏于热者也。"自吴氏创暑温之名后，暑温的相关证治内容不断丰富，并成为四时温病中的重要病种之一。

（一）临床特征

本病发于夏季，有严格的季节性，大多发病急骤，初起即见壮热、烦渴、汗多、脉洪大等阳明气分热盛证候，最易耗气伤津，导致津气欲脱。本病初起一般无卫分表证，邪在气分，阳明热结证较少。邪入营分容易闭窍神昏，或窜扰肝经引动肝风。热盛迫血多见人体上部出血。

（二）与西医学疾病的联系

根据暑温发生的季节性和临床表现特征，西医学中的流行性乙型脑炎、钩端螺旋体病、流行性出血热、新型冠状病毒感染等急性传染病以及中暑等病，可参考暑温辨证论治。

（三）病因病机

本病的病因为暑热病邪，这是后人才认识到的。《素问·热论》中说道："凡病伤寒而成温者，先夏至日者为病温，后夏至日者为病暑。"认为暑温的病因是寒伏化温。直到清初，医家喻嘉言才认为暑温属于新感温病，是感受当令暑热病邪所致。

本病的病因是暑热病邪，其形成和侵入均发生在夏季。暑热病邪能否侵入，侵入人体后能否发病，则与人体正气强弱密切相关。夏季气候炎热，若人体正气素亏或劳倦过度而津气耗伤，暑热病邪即可乘虚侵入而发病。

暑为火热之气，伤人最速，多径入阳明气分，而出现高热，汗多，口渴，脉洪大等症，所以叶天士说"夏暑发自阳明"。

暑性酷烈，极易劫灼津液，损伤元气，暑温气分热盛，往往伴有津气两伤，甚至因大汗而导致津气欲脱危证出现，如体温突降，汗出不止，喘喝欲脱，脉象散大等。

暑热通于心，气分不解，可侵入心营，生痰生风，或蒙蔽心包而出现舌謇肢厥，神昏谵妄，或引动肝风而痉厥抽搐，小儿患病尤多如此，有时在患病初期即可出现。由于暑为火热炎上之邪，故暑热深入血分，迫血妄行多见上部出血，如咳血、咯血、衄血及斑疹等。

夏季气候炎热，但雨水较多，湿气亦重，所以暑热常兼湿邪为患，而形成暑温夹湿之证，在气分阶段，除了暑热见证之外，并伴有胸闷脘痞，身重体倦，舌苔厚腻等湿阻之症状。

暑温后期，热邪渐退，而津气未复，大多表现为正虚邪恋证候，其临床表现因病位不同而异。从阳明气分和心营血分转化而至后期，多表现为肾阴不足之象；从心包病变转至后期，多表现为神情呆钝，甚或痴呆、失语、失明、耳聋等；从肝经实风内动转至后期，多表现为虚风内动、手足拘挛、肢体强直等。后期病变经多方医治而不愈者，即留下后遗症。

（四）诊断要点

1. **发病季节**　本病有严格的季节性，一般多发于夏至到处暑期间。

2. **特殊表现**　初起即以阳明气分热盛表现为主，病程中津气耗伤明显，极易出现热入心营及引动肝风的病变，易夹湿邪为患。

暑温传变与主要证候示意如下。

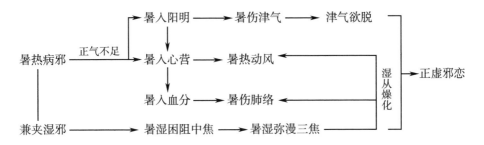

（五）治疗原则

本病是由暑热病邪引起的，所以清泄暑热是本病的基本治则。气分阶段以辛寒清气，涤暑泄热，益气养阴为治则，若夹湿邪，则兼以祛湿，若出现津气欲脱，则急用甘酸之品益气敛阴；暑入心营及肝经，则宜用清心凉营，化痰开窍或凉肝息风等法；暑热动血，则宜清热解毒，凉血止血。

四、湿　温

湿温是由湿热病邪引起的急性外感热病，初起主要表现为身热不扬，身重肢倦，胸闷脘痞，苔腻脉缓等症。起病较缓，病势缠绵，病程较长，多稽留于气分，以脾胃为病变中心。本病四时均可发生，但多发于夏末秋初雨湿较盛而气候炎热的长夏季节。湿温是湿热类温病的代表病种，也是一种新感温病。该病与前述温热类温病相比，有显著的特征，治疗亦有明显的区别。

湿温病名首见于《难经·五十八难》："伤寒有五，有中风，有伤寒，有湿温，有热病，有温病，其所苦各不同。"该书将其归属于广义伤寒范围。晋朝王叔和首先论述了湿温的病因和证治。他在《脉经·病不可发汗证》中说："常伤于湿，因而中暍，湿热相薄，则发湿温。"宋代朱肱《类证活人书》指出白虎加苍术汤为治疗本病之主方。金元刘河间在《素问病机气宜保命集》中提出"治湿之法，不利小便，非其治也"，并创制"天水散"（六一散）等方，开湿温病清热利湿法之先河，为湿温的治疗提供了基本的方法。朱丹溪则提出"东南地卑弱,湿热相火为病十居八九",其关于湿热为患的论述,对后世产生了较深的影响。但在此以前,对湿温的认识仍隶属于广义伤寒之中,局限于热病(暑病)夹湿个别证治的体会,缺乏较为系统、全面的论述。迨至明清,叶天士《温热论》中提出本病的发生是"里湿素盛,外邪入里,里湿为合",提出"在阳旺之躯,胃湿恒多;在阴盛之体,脾湿亦不少,然其化热则一",并主张对湿热的治疗应"渗湿于热下,不与热相搏,势必孤矣"。薛生白所著《湿热病篇》是第一部系统论述湿温的专著,对湿温病的发生发展、辨证治疗作了全面、具体的论述,并创立了按水湿在上、中、下焦辨证的方法,被称为水湿三焦辨证。此后,吴鞠通借鉴叶天士论治湿温的经验,在《温病条辨》中立湿温为专病,详细阐述了其三焦分证论治的规律,并载有众多治疗湿温的名方,如三仁汤、五个加减正气散、黄芩滑石汤、薏苡竹叶散、三石汤等,均为后世所沿用。以后又经王孟英、雷少逸、张聿青、何廉臣等医家不断补充,使湿温的辨治内容更加丰富充实。

（一）临床特征

1. 多发于长夏初秋雨湿较盛的季节,特别是大暑到白露期间。在此季节,气候炎热,又阴雨连绵,天暑下逼,地湿上蒸,为湿热病邪滋生传播提供了条件。另一方面,因湿热之气较盛,人体脾胃功能呆滞,如劳倦过度,或恣食生冷等,更易使脾胃受伤,湿热病邪则易入致病。

2. 发病缓、传变慢、病程长、缠绵难愈。湿为重浊黏腻之阴邪,侵入人体后易困阻清阳,郁遏气机,滞着难化,热为炎上熏蒸之阳邪,劫灼津液,湿热相合,如油入面,难分难解,湿不化则热难清,湿愈盛则热愈炽,因此,湿热病邪伤人,往往胶着难化,迁延时日,导致传变慢,病程长,病变复杂,缠绵难愈。

3. 以脾胃为病变中心,可以弥漫全身。清代医家章楠说:"湿土之气同类相召,故湿热之邪始虽外受,终归脾胃也。"脾为湿土之脏,胃为五谷之海,脾喜燥恶湿,胃喜湿恶燥,所以湿土之气同类相召,由口鼻吸受,直驱中焦,以脾胃为病变中心,以脾胃证候为主要临床表现。

湿热合邪,热处湿中,热蒸湿动,所以,湿热病邪容易向周身弥漫,造成一身上下表里同时出现症状,而形成以脾胃为中心,弥漫全身的病变。

4. 临床表现具有湿和热两方面证候,多出现矛盾性症状,后期有湿邪化燥伤阴和阳气衰微两种不同转归。湿热合邪,同时致病,二者都要表现自己的特点,但又互相影响,互相裹结,湿遏则热伏,热蒸则湿动,因而临床常见一些矛盾性症状,如发热却脉不数,面不红而反淡黄,不烦躁而反呆滞,口干不欲

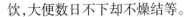

饮,大便数日不下却不燥结等。

（二）与西医学疾病的联系

根据本病的临床特征,西医学的伤寒、副伤寒应属于湿温范畴,另外,发于长夏的钩端螺旋体病、流行性出血热、流行性感冒、新型冠状病毒感染往往具有湿温的特征,应参照此病辨证施治。

（三）病因病机

本病是感受湿热病邪所致,但是人体正气强弱,特别是脾胃功能状态对本病的发生起着重要的作用。若中阳素虚,或不善养生,恣食肥甘生冷,或劳倦过度,饥饱无常,造成脾胃虚弱,内停水湿,尤其是到了长夏季节,受外界湿热的影响,脾胃运化呆滞,更易产生内湿。当外界湿热侵入,又有内湿为合,即可发生湿温,如薛生白所说:"太阴内伤,湿饮停聚,客邪再至,内外相引,故病湿热。"

湿热病邪多由口鼻而入,薛生白说:"湿热之邪从表伤者,十之一二,由口鼻入者,十之八九。"其病机演变,一般亦不外由表入里,由卫气而及营血。

湿温初起,以邪遏卫气为主要病理变化,形成表里同病,既有湿遏卫阳的头痛、恶寒、身重等表证,又有湿阻中焦的胸闷、脘痞、苔腻等里证。随着病邪的深入,即表现为气分证候。气分包含许多脏器,是湿温病变的主要病理阶段,由于湿邪重浊黏滞,最易困阻气分,所以湿温留恋气分时间较长。湿温气分阶段,以脾胃为病变中心,湿热合邪,热处湿中,热蒸湿动,加之湿邪具有蒙上流下的特性,所以湿热病邪容易向周身上下弥漫,波及其他脏腑和器官,如湿热郁蒸,蒙蔽清窍,可致神识昏昧,鼻塞耳聋;湿热外蒸肌肤,可发白痦;湿热郁蒸肝胆,可身目发黄;湿热蕴结膀胱,可小便不利。

上述湿热郁蒸气分证候,其湿与热的孰轻孰重,与人体脾胃阳气的盈亏密切相关,凡人体中阳偏旺者,则邪易于化燥而呈热重于湿,凡中阳不足者,邪多从湿化而呈湿重于热,如叶天士所说:"在阳旺之躯,胃湿(应为'胃热')恒多,在阴盛之体,脾湿亦不少。"薛生白亦说:"中气实则病在阳明,中气虚则病在太阴。"

湿热病邪在气分郁蒸日久,不向外解,有两种转归:一是湿从燥化,深入营血,则可出现斑疹昏厥等症状,尤其多见热盛迫血,大便下血,甚至便血不止,造成气随血脱的危证;二是湿困日久,阳气受损,邪从寒化,中阳虚弱波及肾阳不足,气化不利,而致水湿内停,即叶天士所说"湿盛则阳微"的病理转归。

湿温传变与主要证候示意如下。

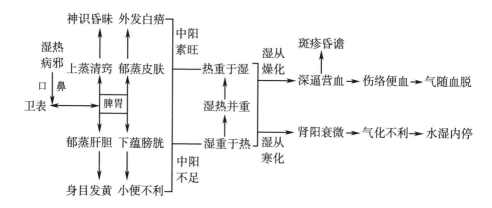

（四）诊断要点

1. 发病季节 多发于长夏,其他季节比较少见。

2. 特殊表现 初起既有湿阻卫阳的寒热表证,又有湿困脾胃的气分里证,以脾胃为病变中心,留恋气分时间长,传变缓慢,病程中可见白㾦,深入血分多见大便下血,后期除燥化伤阴外,也有湿重伤阳,常瘥后复发。

3. 与暑温鉴别要点 暑温若夹湿邪,与湿温相似。但暑温以暑为主,以湿为次,初起表现为热重湿轻;湿温初起以湿为主,热象不显,传变慢,病程长,缠绵难愈。

（五）治疗原则

湿温病以湿邪入侵,脾湿不化,湿中蕴热为患,故治疗以清化湿热为总则。由于本病在发病过程中,有湿重于热,湿热并重,热重于湿三大类型,所以清热与化湿又各有偏重。

湿温初期,湿重于热,应以化湿为主,因湿与热合,热处湿中,湿郁热邪,热难散发,湿不去则热难清,所以重在化湿,湿邪一去,则热无郁遏,湿去热孤,湿开热透。

湿阻气分病程较长,且病变部位有所不同,治疗亦应有所侧重。湿郁上焦,应以芳香化湿,轻扬宣透为主,疏通肌肤,使腠理通达,微有汗出,祛除郁遏卫表之湿,同时芳香可以宣肺,通利水道,有利于湿从小便排泄,常用藿香、香薷、佩兰、杏仁、桔梗、苏叶、白芷等。吴鞠通称湿阻上焦,"肺病湿,气不得化",故用芳香辛透之品,宣通肺气。肺气得宣,抑郁肌表之湿即散,肺痹一开,水道即能通调,若佐以淡渗之品,可使阻于气分之湿,从小便尽去。这就是华岫云所说:"若湿阻上焦者,用开肺气,佐淡渗,通膀胱。是即启上闸,开支河,导水势下行之理也。"同时,还应视湿邪化热程度,酌情配伍轻清宣透之品,以清宣湿中之蕴热。徐灵胎高度评价这种治法,他说:"治湿不用燥热之品,皆以芳香淡渗之药,疏肺气而和膀胱,此为良法。"

湿阻中焦,困遏清阳,阻碍气机,应以苦温开泄为主。苦温之品,能燥化湿邪,开泄之品能宣展气机,使脾胃健运,升降平衡,清阳得升,浊阴得降,常用半夏、厚朴、苍术、蔻仁、白术、草果等。中焦湿邪化热,热势渐增,则宜苦辛通降法。此法是苦辛寒与苦辛温同时并用,因苦能泻热降火,辛能化湿通阳,正如叶天士说:"辛以通阳,苦以清降。"苦辛并进顺其脾胃升降,就能达到分解中焦湿热的目的。若湿邪渐化,转变为热重湿轻,则以苦泄清热为主,酌情兼以化湿。

湿阻下焦,小肠泌别失司,膀胱气化不利,出现少尿、无尿,湿浊邪毒难以排泄,应以淡渗利湿为主,使小便通利,邪从下泄,常用滑石、通草、茯苓皮、苡仁、车前子、泽泻等。

正如凌嘉六著《温热类编》所说:"湿热须究三焦,分理其治法,总不外乎上宣肺气,中运脾阳,下通膀胱为主。"芳香化湿、苦温燥湿、淡渗利湿是宣上、运中、渗下的具体治法,三者在临证时宜配合使用。华岫云在《临证指南医案》中按:"今观先生治法,若湿阻上焦者,用开肺气,佐淡渗,通膀胱,是即启上闸,开支河,导水势下行之理也;若脾阳不运,湿滞中焦者,用术、朴、姜、半之属,以温运之,以苓、泽、腹皮、滑石等渗泄之。亦犹低洼湿处,必得烈日晒之,或以刚燥之土培之,或开沟渠以泄之耳。其用药总以苦辛寒治湿热,以苦辛温治寒湿,概以淡渗佐之。"这是对湿重于热治疗方法的高度概括。

湿热并重仍以化湿为主,与湿重于热不同的是,要稍加重清热之品,但要做到清热不碍湿,清热选用苦寒之品为好,寒能清热,苦能燥湿,相得益彰。

热重于湿的治疗,应以清热为主,因热邪已炽,湿已轻微,但还兼以化湿,否则热被湿阻,仍难清解。

至湿从燥化,热盛而深入营血,治疗原则与一般温病相同,如热炽阳明,治以清热生津;热结腑实,治以通腑清热;深入血分,损伤肠络,便血不止,则宜凉血止血;若气随血脱,危及生命,当急予益气摄血,敛纳固脱。

本病恢复期常有余邪未净,气机欠畅等证候,应酌情清泄余邪,宣畅气机。病邪已解,胃气未醒,脾气尚不健运者,则以醒胃健脾善后。若后期湿从寒化,阳虚水停,出现"湿胜阳微"的变证,则不应拘泥温病,当大胆以温阳祛湿为法进行调治。

五、伏　暑

伏暑是发于秋冬季节,临床以暑湿见证为主的一类急性外感热病。该病是夏季感受暑湿病邪,未即时发病,邪气伏藏体内,至秋冬季节,为时令之邪所诱发而产生的急性热病。感邪在夏季,发病在秋冬,故属伏邪温病范畴,又因病变属湿热性质,故亦属湿热类温病。

"伏暑"出自宋《太平惠民和剂局方》,但《内经》早有论述,如《素问·生气通天论》:"夏伤于暑,秋为痎疟。"此与伏暑病因、症状以及发病季节等相当近似。明代李梴《医学入门》对伏暑邪伏部位、病机和临床表现进行了论述,并正式提出了伏暑的病名。明代王肯堂曾指出:"暑邪久伏而发者,名曰伏暑。"清代周扬俊《温热暑疫全书》、俞根初《通俗伤寒论》、吴鞠通《温病条辨》、吴坤安《伤寒指掌》、陆子贤《六因条辨》等对伏暑均有专章论述,对本病发生发展的认识和证治的探讨日臻完善。综合前人论述,本病属于伏气温病的范畴。伏暑根据其初起的临床表现,大致可分为两种类型:一为发于气分,即发病之初见有暑湿内郁气分的征象;一为发于营分,即发病之初见有邪热在营的征象。伏暑的发生,不论发于气分,或发于营分,均为新感所触发,初起必兼有表证。所以说,气分伏暑,实为卫气同病;营分伏暑,实为卫营同病。

(一)临床特征

多发于秋季,冬季亦有发生。起病急骤,有发于气分和发于营分之别,但均有暑湿见证,且兼时令风寒郁表之证,故初起为表里同病,病程中容易出现但热不寒,入夜尤甚,天明得汗稍减,而胸腹灼热不除,大便不爽,色黄赤如酱等湿热夹滞郁阻胃肠之候。

(二)与西医学疾病的联系

西医学的流行性感冒、流行性乙型脑炎、钩端螺旋体病、流行性出血热等病发于秋冬季节,具有以上临床特点者,可参考本病进行辨证论治。

(三)病因病机

本病的发病有三个因素,一是患者素体虚弱、正气不足;二是夏季感受暑湿病邪;三是秋冬季节复感时令之邪而诱发。

夏季感受暑湿之邪,为何未及时发病而迁至秋冬季节?主要有两方面原因,一是感邪不重,不能立即致病,但人体正气不足,又不能鼓邪外出;二是湿邪具有黏腻停滞的特性,可阻遏暑邪,使其难以透发,故邪伏体内。到秋冬季节,气候偏冷,风寒袭人,降低人体的抵抗力,可使内伏的暑湿邪气透发而致病。

暑湿每易郁阻气分,所以本病多发于气分,若素体阴虚阳旺,暑热伤阴,则病初即有营分热炽阴虚之象,此即发于营分。但无论发于气分和发于营分,初起往往都兼诱发因素所致的表证,故表现为表里同病。一般来说,发于气分,病情较轻,预后较好,发于营分,病情稍重,预后稍差。根据古人经验,此病发病越晚,病情越重,如吴鞠通在《温病条辨》中说:"长夏受暑,过夏而发者,多曰伏暑,霜未降而发者少轻,霜既降而发者则重,冬日发者尤重。"主要与人体的抵抗力和时令气候相关。

本病初起表现为表里同病,在表证解除后,气分暑热多郁蒸少阳,出现形似疟疾的见症。暑湿之邪每易困阻脾胃,所以气分病变仍多见脾胃证候,若中有积滞,更易出现湿热与积滞交结胃肠,导致便溏不爽,胸腹灼热等症。若属发于营分者,表证解除后,亦可发展为血分证,或气血两燔证,并可出现痰瘀热邪闭阻心包,热盛动风,斑疹透发等见证。发于气分者,暑湿之邪亦可化燥深入营血而导致营血分证。

伏暑传变与主要证候示意如下。

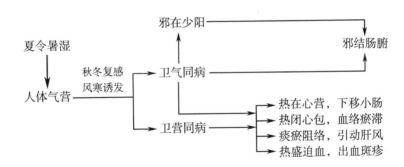

(四)诊断要点

1. **发病季节** 多发于秋季,冬季也有发病。

2. **特殊表现** 一病即见暑湿内伏的里证,并兼时令之邪在表之证,进而表现为暑湿郁阻气分,邪在少阳或结于肠腑之证及暑盛营分,进而深入血分之证。

3. **与暑温和湿温的鉴别** 与暑温可从发病季节上鉴别;与湿温的鉴别主要根据临床表现,本病初起暑湿俱盛,热势明显,湿温初起湿重热轻,热象不显。

（五）治疗原则

本病为暑湿所致,故治疗以清暑化湿为原则。初起多属表里同病,应兼以解表。暑湿困阻气分,郁在少阳者,宜清泄少阳,分消湿热。若湿热夹滞郁阻肠腑,则须导滞通便,清化湿热。暑湿化燥,深入营血,出现邪闭心包,肝风内动,热盛动血等证,其具体治法与温热类温病营血分治法相同。

六、秋　燥

秋燥是秋季感受燥热病邪所引起的外感热病。病因是燥热,发病在秋季,故名"秋燥"。此类温病不夹湿邪,属于温热类温病。系感受当令邪气,即时而发,且初起先有肺卫表证,故属于新感温病。

对秋燥的认识,在《内经》中已有记载,如"燥胜则干",并指出燥邪为病的治疗原则是"燥者润之"。但病机十九条唯独没有燥邪为病的论述。至金代刘河间《素问玄机原病式》补充了燥邪致病的病机:"诸涩枯涸,干劲皴揭,皆属于燥。"对燥邪的致病特点,作了进一步发挥。明代李梴指出燥有内、外之分后,引起了医家对外感燥邪致病的重视。清代医家对燥病的认识渐趋完善。喻嘉言在《医门法律》中提出了《内经》中"秋伤于湿"应为"秋伤于燥",并作《秋燥论》,对内伤之燥、外感之燥作了比较系统的论述,首创秋燥病名,制清燥救肺汤用于秋燥病的治疗。从此,秋燥开始成为一个独立的病种。其后,叶天士、吴鞠通、俞根初等对秋燥病均作了重要的论述。王孟英认为秋燥有温凉两类。凉燥并非温热病邪引起,不属温病范畴,故本章所论述的秋燥,仅指燥热病邪引起的外感热病。

（一）临床特征

发病于秋季,多在秋分至小雪期间。患病初期,邪在肺卫时,除具有肺卫见证外,又见津液亏少干燥之象,如咽干、口干、鼻燥等。一般发病较轻,传变较少,经治疗容易痊愈。

（二）与西医学疾病的联系

凡发作于秋季,符合秋燥特点的一些感染性疾病可参照本病辨证施治,如上呼吸道感染、普通感冒、急性支气管炎等。

（三）病因病机

燥为秋季主气,随气候热凉不同可形成燥热和凉燥两种邪气,秋燥系温病,是由燥热所致,多因秋季久晴无雨,秋阳以曝,既燥又热,形成燥热病邪,当人体抵抗力不足时可侵入致病。

燥金之气应于肺,肺又喜润而恶燥,故燥热病邪从口鼻而入犯于肺,肺合皮毛,初起出现肺卫证候。肺卫燥热不解,更伤肺津,易致邪传气分,燥热伤肺,肺主气,邪热在肺,则气阴两伤,甚至伤耗阳明胃阴,使邪热传入中焦胃肠,形成肺燥肠闭或腑实阴伤之证。

燥热病邪传入营血,多伤肺络,形成气营两燔或咳血病变,若燥伤日久,亦可深入下焦,损耗肝肾之阴,导致水不涵木,虚风内动。燥热病邪致病力不强,一般多局限于卫气分,经正确治疗,大多很快痊愈,发展到营血分及下焦阶段很少。

秋燥传变与主要证候示意如下。

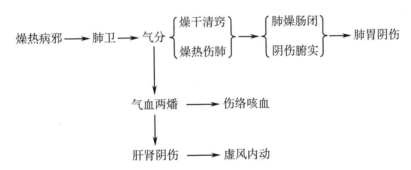

(四) 诊断要点

1. 发病季节　仅发于燥热偏盛的秋季。

2. 临床特点　初起表现为肺卫表证,病变以肺为主,有明显的津液干燥见证。

3. 与伏暑鉴别　秋燥与伏暑虽都可发于秋季,但伏暑初起表里同病,有暑湿见证,肺经证候较少,病情相对较重。秋燥初起先有肺卫表证,然后入里,病情相对较轻。

(五) 治疗原则

秋燥病治疗除了祛邪外,特别注重滋阴润燥,即所谓"燥者濡之",邪在肺卫,宜辛凉甘润,宣肺达邪;燥热伤肺,宜清燥润肺,益气养阴;燥伤胃肠,宜甘寒养阴,润肠通便;至邪入营血,除养阴润燥外,与其他温病营血分证治法相同;若燥伤肝肾之阴,则宜咸寒之品填补真阴。此即前人所说的"上燥治气,中燥增液,下燥治血"。治疗中切记慎用苦寒之品,以免化燥伤阴。

七、大头瘟

大头瘟是感受风热时毒而引起的一种以头面焮肿为特征的外感热病,多发于冬春二季,因其临床表现是以头面焮赤肿大为特征,故取名"大头瘟"。由于具有红肿热痛的特点,故属于温病学温毒范畴。西医学的颜面丹毒及流行性腮腺炎与本病相似,可参考辨证施治。

本病相对单纯,病因病机比较简单。致病因素是风热时毒。在温暖多风的春季及应寒反暖的冬季,风热时毒容易滋生并造成传播。当人体正气不足时,就可以感邪而发病。风热时毒自口鼻而入,先犯于卫、气分。因卫受邪郁,故先有短暂的憎寒发热。气分热毒蒸迫,肺胃受病,会相继出现壮热烦躁,口渴引饮,咽喉疼痛等里热炽盛的临床症状。由于本病致病因素具有风邪上犯的特性,所以邪毒向上攻窜于头面,搏结脉络,导致头面红肿疼痛,甚则发生溃烂。因肺与大肠相表里且胃肠相通,故毒壅肺胃,可致肠道腑气不畅,表现为身热如焚,头面赤肿,大便秘结等热结肠腑之证。后期肺胃热毒渐解,呈现胃阴耗伤征象,如邪毒内陷,亦可深入营血,或犯手足厥阴经,出现动血耗血、神昏惊厥等病理变化,但临床上很少见到。所以,本病预后较好,很少引起死亡。

本病容易诊断,冬春季节若见头面红赤肿痛,即可确诊。

本病治疗以清热解毒为大法,热毒得清则壮热可退、肿痛可消。早期卫气同病,应透表清热,肿痛出现后即以大剂解毒之品清热泻火,佐以疏畅气血,既免凉遏之弊,又可助邪毒疏散。普济消毒饮为代表方剂。此外,可配合清热解毒、行瘀止痛之方外敷,以增加内服汤剂之力。后期热退津伤,则治以滋养胃阴,清泄余毒。

八、烂喉痧

烂喉痧是感受温热时毒所致的一种急性外感热病。因其以咽喉肿痛糜烂,肌肤丹痧密布为特征,故称"烂喉痧"。本病多发于冬春季节,有传染性,可引起流行,故又名"疫喉痧"。西医学的猩红热可参考本病辨证施治。

本病系人体正气不足,感受温热时毒,或与同种患者密切接触,被动传染病邪而发病。温热时毒自口鼻而入,肺胃首先受病。邪毒犯肺,肺气不宣,卫受邪郁,则见憎寒发热之表证。邪毒迅速传入阳明,正气奋起抗争,可见里热蒸迫的病证。喉咽为肺胃之门户,肺胃热毒上攻,搏结喉咽,血为毒滞,壅遏不通则致喉咽红肿疼痛、破溃糜烂。肺胃热毒窜扰于外,肌肤脉络充血,甚则迫血动血而外溃肌腠,故发为丹痧密布。若感邪轻者,由于正气抗邪,往往邪毒在肺胃之时即被顿挫,故不能深传,病邪外透,渐趋痊愈。

感邪深重者,温热时毒可从气分内陷营血,形成气营(血)两燔的病证,进而亦可陷入包络,闭阻心窍。症见神昏谵语,四肢厥冷,语謇舌绛,丹痧紫赤等。由于心肺相通,位居膈上,邪毒犯肺,易直入心包,堵塞机窍,逼乱神明。邪毒内闭心包,热聚膻中,消烁阴津,阴津耗竭,致阴阳不能相互维系,则阴阳离决,阳气外脱。同时,因为心之机窍闭塞,心气不能与肺气相接,即肺所主一身之气,与心所主全身之血,不能贯通衔接,则离异而致外脱。症见肢体厥冷,昏愦如迷,舌质转淡,甚至淡白无华,丹痧隐隐,约略可见,濒于死亡。若喉咽大片腐烂,阻塞气道,闭锁喉关,肺气闭郁,以致机窍瘀阻。症见闷瞀异常,神昏躁扰,难以安卧,丹痧紫赤,舌质紫绛,病情重险。

邪毒充斥肺胃,燔灼气血,或因正气抗邪,或因治疗及时确当,可使病变局限而不再发展,渐趋痊愈。此时往往有余毒留滞,而阴液已经受伤。余毒未尽则见午后低热,肺胃阴伤,致形体失于滋养,见身体瘦削,胸、四肢等部肌肤甲错,呈糠屑状脱皮,口干喜饮,舌红而干。此外,因火灼阴伤,筋失濡养,每有四肢酸痛,甚则难以屈伸等症。

本病有典型的临床特征,凡春冬季节有接触史,有咽喉肿痛糜烂,肌肤丹痧密布即可确诊。

本病治疗,重在清泄热毒。初期邪在卫表,应辛凉宣透、清热解毒;中期火热炽盛,宜泻火解毒,或通便泄热等;若入营血,则侧重清营凉血,解毒化斑;邪闭心包,宜速清心开窍;后期邪退阴伤,宜育阴凉营为主。

第八章

温热类温病辨证论治

温病的辨证论治,是指各种温病具体证候的辨证与治疗。四时温病由于病因不同,临床表现都有明显的特点,但在具体证候上却有许多类似或相同之处,所以,我们按温热类温病和湿热类温病两类进行辨证论治,既避免了分病论述时相同证候的重复,又方便全面掌握温病的辨证论治规律。

温热类温病包括风温、春温、暑温、秋燥、大头瘟、烂喉痧等。其主要病机是热盛阴伤,大体都要经过初、中、末三个阶段。以卫气营血辨证为主,结合三焦辨证方法,能够紧扣病机和发展变化规律,有利于选择针对性较强的治法方药,所以以下分卫分证、气分证、营分证、血分证、阴虚邪恋证五个方面论述温热类温病的辨证论治。

一、卫 分 证 治

卫分证是邪袭肺卫所产生的证候。肺主气,与卫相通,外合皮毛,温邪由口鼻而入,大多先犯肺卫,初起表现为表热证。由于所感温邪不同,证候亦有差别,主要有以下几种类型。

(一)风热表证

【临床表现】发热,微恶风寒,无汗或少汗,头痛,咳嗽,口微渴,舌苔薄白,舌边尖红,脉浮数。

【辨证要点】此证见于风温初起。辨证时紧扣两点:一是风热袭表之证,如恶寒发热,头痛脉浮数等;二是肺卫失宣之证,如咳嗽,无汗或少汗。还要注意与风寒表证进行鉴别,寒邪收引凝滞,故风寒表证一般发热轻,恶寒重,头痛身重,关节疼痛明显,若结合舌象脉象与口渴与否不难区别。

【治法】辛凉解表,宣肺泄热

【方药】银翘散或桑菊饮(《温病条辨》)

银翘散:银花一两　连翘一两　苦桔梗六钱　薄荷六钱　竹叶四钱　生甘草五钱　荆芥穗四钱　淡豆豉五钱　牛蒡子六钱

上杵为散,每服六钱,鲜苇根汤煎,香气大出即取服,勿过煎。肺药取轻清,过煎则味厚而入中焦矣。病重者约二时(4 小时)一服,日三服,夜一服;轻者三时(6 小时)一服,日二服,夜一服,病不解者,作再服。

桑菊饮:杏仁二钱　连翘一钱五分　薄荷八分　桑叶二钱五分　菊花一钱　苦桔梗二钱　生甘草八分　苇根二钱

水二杯,煮取一杯,日二服。

【方解】

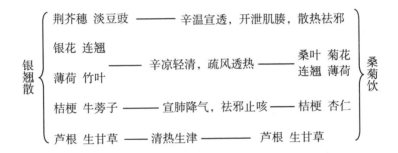

现将银翘散与桑菊饮的对比列举如下(表 8-1)。

表 8-1　银翘散与桑菊饮对比表

方名	组方特点	功效特点	病机特征	适应脉症
银翘散	于大剂辛凉之中加入少量辛温之品	辛散疏表力强	表闭较重	发热重,少汗或无汗,咽痛
桑菊饮	轻清宣上合微苦通降之品	宣肺止咳力优	肺郁明显	寒热轻微咳嗽明显

银翘散药量虽重,但质轻味薄,配有辛温开泄之品,故散热解表之力较强,临床上对表证高热汗少的患者非常适用,吴鞠通对此方倍加推崇,他在《温病条辨》中说:"此方之妙,预护其虚,纯然清肃上焦,不犯中下,无开门揖盗之弊,有轻以去实之能,用之得法,自然奏效。"该方在运用时一定要注意两点:

一是文火少煎,水沸后 10 分钟左右即可,吴鞠通说:"香气大出即取服,勿过煎,肺药取轻清,过煎则味厚而入中焦矣。"二是不要固守中药每日一剂的常规,对外感急重患者,可以每日 2~3 剂,4~6 次服用,以维持体内有效药力作用。这两点是收效迅捷的关键。

【加减化裁】胸膈闷者为夹湿邪秽浊之气,加藿香、郁金以芳香化湿,辟秽祛浊,使邪外出,防其入里侵袭膻中;渴甚者为伤津较甚,加花粉生津止渴;项肿咽痛者,热毒较甚加马勃、玄参清热解毒,利咽消肿;衄者热伤阳络,去芥穗、豆豉之辛温,加白茅根、侧柏炭、栀子炭凉血止血;咳者,肺气不利也,加杏仁,苦降肃肺利肺气而止咳;二、三日病不解者,热渐入里,但此时邪仍在肺,故仍用本方,但应加入生地、麦冬清入里之热,又能生津;若再不解则为邪重热甚,或见小便短者,为热甚已伤津液,故又当加入知母、黄芩、栀子以清泄里热;口渴甚者用麦冬、生地清热生津。

桑菊饮与银翘散同样是吴鞠通创制之方,但因药量较轻,且无辛温药物相助,所以解表作用不及银翘散,吴鞠通称桑菊饮为"辛凉轻剂",银翘散为"辛凉平剂",原因就在于此。但此方亦有自己的优势,即宣肺止咳之力是银翘散所不及的。方中桑叶入肺经,除清热之外,还能宣肺止咳,另外杏仁味苦偏降,能降肺止咳,所以对表证不重,肺郁明显的患者,应为首选,如热重或有痰,可通过加入黄芩、石膏、知母,或瓜蒌等以增药力。

【验案举例】

例 1　刘某,女,12 岁。1986 年 9 月 20 日初诊。

感冒发热 1 周,体温时高时低,连续用解热镇痛药和抗生素静脉滴注治疗,持续不退。昨晚起又发热到 39℃左右,头疼,口干口渴,咳嗽少痰,肌肤灼热无汗,舌尖红苔薄白,脉浮数。

诊断:风温。

辨证:风热表证。

治法:辛凉透表。

处方:银花一两,连翘一两,芦根五钱,荆芥穗三钱,薄荷五钱,牛蒡子五钱,淡豆豉三钱,竹叶三钱,玄参五钱。两剂水煎服。嘱其家长煎药多加水,水开煎 10 分钟即可,不拘次数,口干渴即服。一昼夜将两剂药喝完。

复诊:喝药期间身上微微出汗,体温逐渐下降至 37℃左右,头疼咳嗽均已减轻,上方减量继续服用两剂,体温恢复正常。

例 2　陈某某,男,16 岁。

病史:4 天前因饱食赶路,当晚即恶寒发热、头痛、脘胀、呕吐、寒热持续,汗出而热不退,继则又增咳嗽、胸痛。

症状:恶寒发热、汗少、头胀痛、左胸疼痛、咳嗽、痰吐淡黄而黏,或夹有少量铁锈色痰。脘部胀满,大便不行,口干喜凉饮,舌苔薄白微黄,舌边尖偏红,脉浮滑数。

检查:体温 41℃,脉搏 115 次 /min,白细胞总数为 18.3×10⁹/L,中性粒细胞百分比 91%,淋巴细胞百分比 9%。痰培养:肺炎球菌。胸透:左下肺可见炎性病变,呈片状模糊阴影。

诊断:左下肺炎。

辨证施治:风温犯肺,食滞中阻,肺胃同病。防其传变,治以辛凉解表佐以导滞,仿银翘散意。淡豆豉四钱,银花、连翘、桑叶各一钱五分,全瓜蒌四钱,枇杷叶三钱,服药 2 天汗出,寒罢热平,脘痞亦减,大便泻行,唯胸部稍有闷痛,咳吐黏黄痰,原方去淡豆豉、瓜蒌、枇杷叶另加前胡二钱,山栀三钱,黄芩一钱五分,再服 2 天。胸透(-),白细胞总数为 7.2×10⁹/L,淋巴细胞百分比 22%,痊愈出院。(《中医内科学》)

例 3　张某某,男,2 岁。

1959 年 3 月 10 日因发热 3 天住某院。住院检查血化验:白细胞总数27.4×10⁹/L,中性粒细胞百分比 76%,淋巴细胞百分比 24%,体温 39.9℃,听诊两肺水泡音。诊断:腺病毒性肺炎。病程与治疗:住院后曾用青霉素、链霉素等抗生素药物治疗。会诊时仍高烧无汗,神昏嗜睡,咳嗽微喘,口渴,舌质红,苔微黄,脉浮数,乃风温上受,肺气郁闭,宜辛凉轻剂,宜肺透卫,方用桑菊饮加味。

处方:桑叶一钱,菊花二钱,连翘一钱五分,杏仁一钱五分,桔梗五分,甘草五分,牛蒡子一钱五分,薄荷八分,芦根五钱,竹叶二钱,葱白三寸,共进 2 剂。药后得微汗,身热略降,咳嗽有痰,舌质正红,苔薄黄,脉滑数。表闭已开,余热未彻,宜予清疏利痰之剂。处方:苏叶一钱,前胡一钱,桔梗八分,桑皮一钱,黄芩八分,天花粉二钱,竹叶一钱五分,橘红一钱,枇杷叶二钱,再服 1 剂。微汗续出而身热已退,亦不神昏嗜睡,咳嗽不显,唯大便两日未行,舌红减退,苔黄微腻,脉沉数。乃表解里未和之候,宜原方去苏叶加枳实一钱,莱菔子一钱,麦芽二钱。服后体温正常,咳嗽已止,仍未大便,舌中心有腻苔未退,脉滑数,乃肺胃未和,拟调和肺胃,利湿消滞。处方:冬瓜仁四钱,杏仁二钱,苡仁四钱,茅根五钱,炒枳实一钱五分,莱菔子一钱五分,麦芽二钱,焦山楂二钱,建曲二钱。服 2 剂而诸症悉平,食、眠、二便俱正常,停药食养痊愈出院。(《蒲辅周医案》)

(二) 暑热表证

【临床表现】发热恶寒,头痛无汗,身形拘急,脘痞心烦,舌苔薄腻。

【辨证要点】此证见于暑温,多因夏季乘凉纳冷,内受暑湿,外复感寒邪所致,所以辨证有两个要点,一是发病在夏季,有暑湿内侵之证,如心烦口渴,脘痞苔腻;二是有寒邪束表之证,如发热恶寒,无汗,身形拘急。

【治法】疏表散寒,清暑化湿

【方药】新加香薷饮(《温病条辨》)

香薷二钱　银花三钱　鲜扁豆花三钱　厚朴二钱　连翘二钱

水五杯,煮取二杯。先服一杯,得汗止后服;不汗再服;服尽不汗,再作服。

【方解】

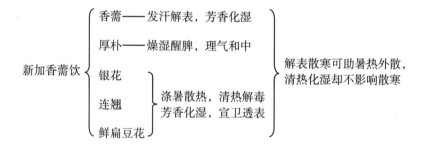

新加香薷饮是吴鞠通在局方香薷饮(香薷、白扁豆、厚朴)基础上变通而来的。方中香薷辛温芳香,有发汗解表散寒之功,古称"夏月之麻黄"。寒遏暑湿之证,又称"客寒包火",治疗关键是通过发汗解除表寒,使腠理开泄,利于内郁之暑湿外散。银花、连翘本属辛凉解表之品,用在这里一举三得,味辛能助香薷解表,性凉可清暑热,芳香可以化湿,所以此方是暑温初起、客寒包火的最佳选择。

【加减化裁】伴心烦口渴口苦者,加黄连清热祛暑,也可再加寒水石、竹叶增强清暑泄热之力。

【验案举例】

韩某,男,6 岁。因两天来发热,头痛,嗜睡,抽风 2 次,于 1964 年 8 月 18 日住某医院。

住院检查摘要:体温 40℃,脉搏 128 次/min,呼吸 28 次/min,发育正常,营养中等,心肺腹(−),神倦嗜睡,偶有烦躁。神经系统检查:颈部有抵抗,克尼格征(−),布鲁津斯基征(±),巴宾斯基征(+),腹壁、提睾、膝腱反射均为(+),脑脊液检查,外观呈薄毛玻璃样,蛋白(+),糖(+),白细胞数 $60.2 \times 10^6/L$,中性粒细胞百分比 81%,单核细胞百分比 19%。血常规:白细胞 $24.9 \times 10^9/L$,中性粒细胞百分比 83%,淋巴细胞百分比 16%,单核细胞百分比 1%。

临床诊断:流行性乙型脑炎(重型)。

病程与治疗:入院前两天开始发热,头痛头晕,嗜睡,食欲不振,入院前 10 小时内抽风 2 次,曾用解热剂无效,病情逐渐转重,体温高达 40℃,嗜睡明显,入院后即用西药治疗,仍不见大效。

8 月 19 日请蒲老会诊:证见高热无汗,面潮红,嗜睡明显,偶有烦躁,舌质红,舌苔白中夹黄,脉浮弦数。此暑湿夹风,表里两闭之象。治宜清暑祛风,表里两解。

处方:香薷 4.5g,扁豆花 6g,川厚朴 4g,金银花 6g,连翘 4.5g,淡豆豉 12g,炒僵蚕 6g,淡竹叶 6g,杏仁 6g,葱白 3 寸(后下),六一散 12g(纱布包煎),紫雪丹 3g(分 5 次冲服)。

8 月 20 日始服前方,8 月 21 日复诊,体温基本正常,偶有低热,能坐起吃饭,大小便转正常,除颈部尚有轻度抵抗外,余证皆消失。前方续服 1 剂,不再用紫雪丹,服后诸证皆平,食、眠、便俱正常,停药观察后痊愈出院。(《蒲辅周医案》)

(三)燥热表证

【临床表现】发热,微恶风寒,头痛,少汗,咳嗽少痰,咽干鼻燥,口渴,苔白舌红,右脉数大。

【辨证要点】本证见于秋燥,为燥热侵袭肺卫之候,辨证须注意两点:一是有寒热表证,二是有燥干清窍之候,如口干咽干,鼻燥,干咳少痰,这是燥热伤津所致,也是与风寒表证鉴别的要点。右脉数大是肺热之象,因右脉候气,肺主气,右寸又是肺之所候部位。

【治法】疏表润燥,轻透肺卫

【方药】桑杏汤(《温病条辨》)

桑叶一钱 杏仁一钱五分 沙参二钱 象贝一钱 豆豉一钱 栀皮一钱 梨皮一钱

水二杯,煮取一杯,顿服之,重者再作服。

【方解】

$$
桑杏汤
\begin{cases}
\left.\begin{array}{l} 桑叶 \\ 香豉 \end{array}\right\} 轻宣解表，辛散透邪 \\
\left.\begin{array}{l} 沙参 \\ 梨皮 \end{array}\right\} 养阴生津，润燥止咳 \\
栀皮——清解上焦肺热 \\
\left.\begin{array}{l} 杏仁 \\ 象贝 \end{array}\right\} 润肺清热，祛痰止咳
\end{cases}
\left.\begin{array}{l} \\ \\ \\ \\ \end{array}\right\}
\begin{array}{l} 祛邪而不伤阴液 \\ 润燥而不碍解表 \end{array}
$$

此证为燥热袭于肺卫，治法与风寒、风热皆有区别，辛温解表恐汗之伤阴，辛凉解表又乏润燥之力，本方集轻宣润燥，苦辛甘寒之药为一体，使燥热之邪离表而所伤津液得充，宗古而有新意，辟新法却在理中，堪任治燥热袭表之主治方剂。

【加减化裁】若干咳痰少，可加瓜蒌皮、炙枇杷叶；表热重者酌加银花、连翘等。若感邪不甚，其证轻浅者，也可用桑菊饮轻宣肺卫之邪。

【验案举例】

王某某，28岁，2018年10月25日初诊。

半月前感冒发烧，咳嗽气喘，经在某诊所输液治疗，体温恢复正常，但咳嗽没有减轻，服用中成药10余天也未见效。现主要症状是干咳少痰，咯痰色白而黏，气逆而喘，咽喉干痛，鼻干唇燥，心烦口渴。舌红苔薄白少津，脉细数。

诊断：秋燥。

辨证：燥热伤肺。

处方：桑杏汤加味。桑叶15g，杏仁15g，淡豆豉10g，沙参20g，浙贝母15g，炒栀子10g，桔梗10g，知母10g，芦根20g，炙枇杷叶15g，炙甘草10g。3剂，水煎服，每日1剂，分2次服。

二诊：咳嗽气喘明显减轻，仍咽干口燥，心烦口渴，舌红苔白干燥，脉细数。上方加麦冬15g，玉竹15g，百合20g，生地20g。5剂，水煎服，1日1剂，分2次服。

三诊：咳喘已平，唯轻微口干喜饮，饮食欠佳，大便稍干，改用沙参麦冬汤。沙参15g，麦冬15g，玉竹10g，桑叶10g，扁豆10g，天花粉10g，甘草6g，3剂，水煎服，1日1剂，分2次服。

二、气分证治

气分证是温邪入里,里热炽盛的证候,凡是温邪由表入里而未入营动血的证候都属气分证。气分证大多由卫分传入,也有初起病发于气分,如春温、暑温等病。

气分证所涉及的脏器较多,证候最复杂多样。气分证虽然邪热已盛,但主要是脏腑功能损伤,治疗相对营血分证容易,所以把好气分关,是温病治疗的关键。

(一) 热郁胸膈

【临床表现】身热,心烦懊恼,坐卧不安,舌苔微黄,脉数。

【辨证要点】此证是温邪初入气分,热扰胸膈所致,辨证时注意两点:第一是热势不高,苔薄略黄,这才是邪热初入气分之象,若高热苔黄厚则非本证;第二是须有心烦懊恼,坐卧不安,这是邪犯病位的标志。此证在温病后期大邪已退,余热未尽之时也可见到,但津液已基本恢复,无舌燥口渴,干咳脉细等脉证。

【治法】清宣郁热

【方药】栀子豉汤(《伤寒论》)

栀子十四个(擘)　香豉(绵裹)四合

【方解】方中栀子苦寒,清热除烦,导膈中烦热下行;豆豉辛温,宣郁透热,引上焦之热外达,两药相伍,一升一降,一清一宣,使气机条畅,热透神宁。

【加减化裁】临床运用本方时,尚须据证加味,气郁胸闷者,可加全瓜蒌宽胸理气;气逆欲呕者,可加姜汁、竹茹降逆止呕;若兼卫分表证者,可加蝉衣、薄荷透表祛邪;若有口渴加天花粉以生津止渴。

【验案举例】

魏某,女,60 岁,2020 年 9 月 20 日初诊。

失眠多年,最近因在涌泉穴贴艾草后上火,口干舌燥,心胸烦闷,失眠加重,每晚只睡 1 小时左右,既往有高血压病史,饮食可,性情急躁,焦虑不安,舌红苔薄黄,脉两寸有力。

诊断:不寐。

辨证:胸膈郁热。

处方:栀子豉汤加味。栀子 10g,淡豆豉 10g,柴胡 10g,枳壳 10g,白芍

15g,甘草6g,丹皮10g,5剂,水煎服,1日1剂。

二诊:服药后睡眠好转,自觉上火症状明显减轻,但仍睡眠不足,每晚睡眠不足4个小时,舌边尖红苔白,脉弦细数。上方合酸枣仁汤化裁服用半月余,夜晚睡眠可达6小时以上。

(二)热灼胸膈

【临床表现】身热不已,烦躁不安,胸膈灼热如焚,唇焦咽燥,口渴,或便秘,舌红苔黄或黄白欠润,脉滑数。

【辨证要点】胸膈灼热如焚是主证,反映病位在胸膈,身热舌红苔黄也很重要,说明病在气分,里热已盛,据此两点即可定为本证。此证与热郁胸膈病位相同,程度有别,此证热势亢盛,津液已伤,痛苦异常,非热郁胸膈可比。

【治法】清泄膈热

【方药】凉膈散(《太平惠民和剂局方》)

川大黄　朴硝　甘草(爁)各二十两　山栀子仁　薄荷叶(去梗)　黄芩各十两　连翘二斤半

研为末,每四、五钱至一两,加竹叶五片,清水煎,去滓,温服。日三夜二,得下热退为度。

【方解】

```
凉 ┌ 黄芩   山栀————————清解膈热,泻火解毒 ┐
膈 ┤ 大黄   芒硝   甘草—通导大便,引热下泄 ├ 清宣透三法并用,使郁热难以停留
散 └ 连翘   薄荷   竹叶—辛凉宣散,透热外出 ┘
```

横膈上连心肺,下接胃肠,此中有热,既可影响心肺,又能下及胃肠。治疗可采用清透泄的方法,使热邪分解。特别是泄,既引导热邪下行,又防与糟粕相结。凉膈散充分体现了这种综合治理的方法。方中调胃承气汤为导热下行而设,无论证中有无便秘均需使用。黄芩、大黄酒制,是减其苦味,防泻之过度。

【加减化裁】若口渴咽喉干燥者,加天花粉、芦根生津润燥;大便燥结难下者,可加生地、玄参、麦冬润肠通便。

【验案举例】

李某,女,54岁。患高血压数年,近2月症状加重,服天麻钩藤饮及西药降压剂无效。主诉头眩头疼,眼花耳鸣,口干口苦,心烦肢麻,时有一种热感,自胸中上冲头面,大便7天未解,时时烦躁,诊见脉弦实数,面红目赤,舌质红

绛,苔厚腻,语音重浊,血压26.9/19.9kPa。诊断:高血压。辨证:上焦郁热,中焦燥实,治宜清泻实热,以解当务之急,拟凉膈散。

生大黄9g 芒硝9g 连翘12g 栀子9g 黄芩6g 薄荷叶3g 竹叶9g 甘草3g 蜂蜜9g 水煎服。每煎吞服芦荟胶丸2粒,2剂。

复诊:诉药后得畅泻,大便数次,诸症顿减,夜能入睡,只感口干乏力,微有眩晕,脉较前虚弦稍数,舌淡,苔渐化,血压22.7/12.5kPa。再宜滋阴疏肝,息风清热,宗一贯煎意。

生地12g 沙参12g 麦冬12g 钩藤(后下)12g 当归9g 生麦芽24g 川楝子3g 焦栀子6g 水煎服,5剂。以后病情随治疗日渐好转,用丸剂收功。(《温病学方论与临床》)

(三)痰热结胸

【临床表现】身热面赤,渴欲凉饮,饮不解渴,得水则呕,按之胸下痛,便秘,苔黄滑,脉洪滑。

【辨证要点】结胸主证是胸脘痞满,按之疼痛,这是辨证要点之一。另外,从病因病性上看,应有痰热之象,如身热面赤,舌苔黄滑。至于饮不解渴,得水则呕,是因痰热结胸,阻滞气机,胃失和降,水津不布所致。此证应注意与热灼胸膈及阳明热结鉴别。热灼胸膈只是无形邪热聚膈,没有痰浊,故无此证中胸脘痞满按痛之候;阳明热结病位偏下,主证是腹部痞满按痛,以此为别。

【治法】清热化痰开结

【方药】小陷胸加枳实汤(《温病条辨》)

黄连二钱 瓜蒌三钱 枳实二钱 半夏五钱

急流水五杯,煮取二杯,分二次服。

【方解】

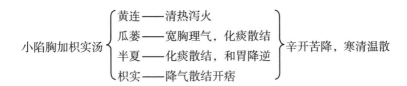

痰热互结,非清热则邪热不除,无化痰则痰浊难祛,还须散痰热相结之势,吴鞠通于《伤寒论》小陷胸汤内加入枳实一味,清热降气开结除痞,增强了原方清热化痰散结之力,是师古而不泥古之典范。

【加减化裁】痰多而稠者,可加贝母、胆南星加强化痰之力,饮入即呕者,加生姜汁化气行水,降逆止呕。

【验案举例】

陆某某,女,农民,58 岁。1989 年 12 月 5 日就诊。

患者 1 月前已有发热畏寒,干咳少痰,纳食不振,口干喜冷饮,胸痛,近日气急胸痛加重,低热起伏不定,经查右侧胸胁部压痛明显,X 线胸透确诊为渗出性胸膜炎,右侧胸腔大量积液,舌苔黄腻,脉滑数。证属痰热互结胸脘,方选小陷胸加枳实汤加味。全瓜蒌 12g,姜半夏 9g,川黄连 3g,炒枳实 9g,冬瓜仁 9g,葶苈子 9g,杏仁 9g,连服 5 剂,明显好转,继服 10 剂后,胸透已基本正常,经调理而愈。

(四)邪热壅肺

【临床表现】身热,汗出,烦渴,咳喘,或胸闷胸痛,舌红苔黄,脉数。

【辨证要点】此证多见于风温,由肺卫表证传变而来。辨证要点有两点:一是气分热盛,有身热舌红苔黄;二是肺失宣降,有胸痛咳喘。此证与前桑菊饮所主病证有相似之处,但前者有恶寒,苔薄白,脉浮等表证,病在卫分;此证无恶寒,热势较盛,咳喘较重,病在气分。

【治法】清热宣肺平喘

【方药】麻杏石甘汤(《温病条辨》)

麻黄三钱(去节) 杏仁三钱(去皮尖,碾细) 甘草二钱(炙) 石膏三钱(碾)

水八杯,先煎麻黄,减二杯,去沫,内诸药,煮取三杯,先服一杯,以喉亮为度。

【方解】

$$
麻杏石甘汤
\begin{cases}
\left.\begin{array}{l}
石膏:辛寒 \\
麻黄:辛温
\end{array}\right\} 二者相伍,清宣肺热 \\
\left.\begin{array}{l}
杏仁:苦平
\end{array}\right\} 二者相伍,止咳平喘 \\
甘草:甘平,缓和药性,调和诸药
\end{cases}
\right\} 辛凉重剂
$$

麻黄辛温,原为发汗解表之峻药,石膏辛寒,善清阳明气分之热,二者相伍,既制约,又协同。石膏量大,能制约麻黄温燥之性及发汗之力,使其宣肺平喘。麻黄为肺经专药,可引石膏上行,不归阳明而入太阴,以清肺部邪热。杏仁苦降,肃肺气助麻黄止咳平喘,甘草可缓麻黄、石膏峻烈之性。四药相配,清宣降和,制方严谨,共奏清热宣肺平喘之功。本方辛凉之力胜于银翘散和桑菊饮,故吴鞠通称其为"辛凉重剂"。

本方麻黄配石膏,其主要功效不在发汗解表,清泄阳明之热,而在于清宣肺热以平喘。为了达到这一目的,要注意两味药的用量比例。一般来讲,麻黄与石膏的比例以1∶10为宜,临床要根据表闭与肺热的程度调整两药的比例。表闭无汗者,麻黄量相对大一点,里热壅盛者石膏量再大一点。

【加减化裁】为提高疗效,应注意运用本方的加减化裁。如热毒炽盛者,可加银花、连翘、黄芩、鱼腥草等以增加清热解毒之力;如痰多咳甚,胸闷,加浙贝母、瓜蒌、郁金、桔梗化痰理气;如咯铁锈色痰,加白茅根、仙鹤草、焦山栀、侧柏炭以清热凉血止血;若咯腥臭脓痰者,加芦根、冬瓜仁、薏苡仁等祛痰排脓;大便秘结者,加大黄、芒硝以通便泄热。

【验案举例】

例1 盛某,男,12岁。1993年4月12日初诊。2周前因穿着不当,感受风寒,起则头痛,发热恶寒,咳嗽。经用感冒药,症状不减,改用氨苄青霉素(每日4g)等药治疗近2周,高热不退,咳嗽不止,伴气喘、鼻翼煽动,咯铁锈色痰,经X线拍片确诊为"大叶性肺炎",遂求诊于我处。诊时恶寒怕冷,咳喘频作,鼻翼煽动,烦躁不安,自诉胸痛,全身无汗,肌肤干燥,舌红苔黄腻,脉滑数,查体温39.5℃,证属痰热壅肺,宣降失职。予加味麻杏石甘汤化裁:炙麻黄9g,生石膏、银花、全瓜蒌各30g,杏仁、黄芩、川贝母、桑叶、丹皮、赤芍各12g,炙甘草6g,每日2剂,分4次服用。2天后复诊,咳喘大减,身仍无汗,余证同前。详问之,大便已有7天未解,遂于上方加大黄6g。1剂即便通汗出,身热下降,咳而不喘,咳痰不红,上方去大黄、丹皮、赤芍,连服3剂,体温恢复正常,咳喘平息,无胸痛,知饥索食,舌红苔少,口唇干,脉细数,改用沙参麦冬汤调理而愈。

例2 韩某某,女,71岁,2019年10月21日初诊。

主诉:胸闷气短1年余,发热咳喘,痰中带血3天。

现病史:1年前自觉胸闷气短,咳嗽咳痰,痰中带血,到当地医院诊治,自述西医诊断为"中央型肺癌",经住院治疗症状减轻,病情稳定。近日受凉后发热怕冷,咳嗽咳痰色黄,痰中带血,心慌气喘,呼吸困难,全身无力,头晕恶心,不欲饮食,大便秘结,舌红苔黄,脉滑数。

辨证:痰热壅肺,热伤肺络。

处方:麻杏石甘汤加味。麻黄10g,杏仁15g,生石膏30g,清半夏12g,厚朴15g,茯苓15g,苏梗12g,瓜蒌15g,枳实10g,大黄6g,侧柏叶20g,白茅根20g。3剂,水煎服。

二诊:服药后不发热也无明显怕冷,咳喘明显减轻,痰少易咳出,没有带血,不头晕心慌,大便不干。仍觉得胸闷气短,时有咳嗽咳痰,舌红苔薄黄,脉滑。上方去枳实、大黄、侧柏叶,继服3剂,咳喘已平。后用宣肺化痰、清热解毒、益气活血之剂调理。

(五)燥热伤肺

【临床表现】身热,干咳无痰,气逆而喘,咽喉干燥,鼻燥,齿燥,胸满胁痛,心烦口渴,舌苔薄白而燥或薄黄干燥,舌边尖红赤等。

【辨证要点】此证为秋燥常见证候,辨证要点有二,一是肺经燥热之候,如身热干咳无痰,气逆而咳;二是阴液耗伤之候,如咽干鼻燥舌苔少津。此证与邪热壅肺之证比较,热势不盛,津伤明显;与燥热表证比较,一在气分以燥热为主证,一在卫分以表证为主。

【治法】清肺润燥养阴

【方药】清燥救肺汤(《医门法律》)

石膏二钱五分　冬桑叶三钱　甘草一钱　人参七分　胡麻仁一钱(炒,研)　真阿胶八分　麦门冬一钱二分(去心)　杏仁七分(去皮,麸炒)　枇杷叶一片(去毛,蜜炙)。

水一碗,煮六分,频频二三次滚热服。

【方解】

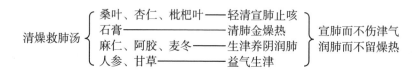

燥热伤肺,气阴俱亏,虽有外邪,却不能用辛香走窜之品,以防伤津耗气,更不能用苦寒直折,以增其燥。该方取冬桑叶,已经霜淋,宣肺而清燥热;配杏仁柔润,枇杷叶蜜炙,加强理肺止咳作用却不伤津;石膏清燥热无耗气伤津之弊,使祛邪之力倍增;麻仁、阿胶、麦冬皆阴柔之品,顺应肺喜柔恶燥之性,扶正以祛邪;肺主气,燥热伤肺,多伴有耗气,故用人参、甘草益气以生津。喻氏创此方用心之良苦,可窥一斑。

【验案举例】

王某某,男,67岁。2018年10月10日初诊。

感冒发热10余天,经自服西药治疗,现身热虽退,但咽喉干痒,咳嗽较甚,痰少不易咯出,胸闷气促,大便秘结,脉沉细,舌红苔薄黄少津。

此乃燥热侵袭,表证虽解,但燥热舍肺,波及大肠。燥热聚津成痰,肺津耗伤,宣降失常,大肠燥结。治宜清燥化痰,宣降肺气,通导大肠。

　　处方:桑叶 10g,苦杏仁 12g,枇杷叶 15g,生石膏 15g,麦冬 15g,阿胶 6g(烊化),炙百部 10g,炙紫菀 10g,桔梗 10g,火麻仁 1g,芒硝 6g(烊化)。

　　服上方 5 剂后,咽痛咳减,大便畅行,胸腹舒畅。续与养阴润肺止咳之品以善其后。

(六)热毒上壅头面

　　【临床表现】始起憎寒发热,头面红肿,或伴咽喉疼痛,继则恶寒渐罢,而热势益增,口渴引饮,烦躁不安,头面焮肿,咽喉疼痛加剧,舌赤苔黄,脉数实。

　　【辨证要点】本证系热毒上攻头面所致,多见于大头瘟病。辨证要点有二,一是气分热盛,有身热烦渴舌赤苔黄,脉数实;二是热毒上壅,有头面焮肿或颊部肿大。初起憎寒发热,是热毒外袭肺卫,往往很快转入气分,因此本证应按气分证辨证施治。

　　【治法】泄热解毒消肿

　　【方药】普济消毒饮(《东垣十书》)

　　黄芩二钱　黄连八分　玄参三钱　连翘三钱　板蓝根三钱　马勃一钱半　牛蒡子三钱　薄荷一钱　僵蚕二钱　桔梗一钱　升麻八分　柴胡一钱　陈皮一钱半　生甘草一钱

　　【方解】

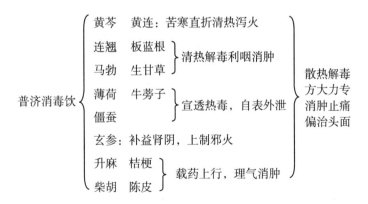

　　普济消毒饮出自《东垣十书》,是在凉膈散基础上变通而来,取凉膈散清热解毒和宣透外泄之法,选用大剂苦寒直折与辛凉宣透之品,力求热毒之邪内消外泄。由于病位不同,与凉膈散立法也有区别,此证病位在上焦头面,故配用升散,凉膈散证病位在上、中焦横膈,与胃肠相连,故配用通下。

对此方黄芩、黄连、升麻、柴胡四味,吴鞠通有不同见解,他认为应视时机而用。初起一二日,邪毒刚入,有卫分表证,应力求透达,黄连、黄芩过于寒凉,有碍气机条畅,应去之不用;至二三日后,热毒入里,气分热盛,芩、连自然应留。升麻、柴胡二味,方用引经,但方中多数药系轻清之品,偏走上焦,无须引药,故不宜用,吴氏见解有一定道理,可供参考。

【验案举例】

例 1　泰和二年四月,民多疫病,初觉憎寒壮热体重,次传头面肿甚,目不能闭,上喘,咽喉不利,舌干口燥,俗云大头伤寒,染之多不救。张县丞患此,医以承气汤加蓝根下之,稍缓,翌日其病如故,下之又缓,终莫能愈,渐至危笃,请东垣视之。乃曰:身半以上,天之气也,邪热客于心肺之间,上攻头面而为肿,以承气泻胃,是诛伐无过,殊不知适其病所为故。遂用芩、连各五钱,苦寒泻心肺之火,元参二钱,连翘、板蓝根、马勃、鼠粘子各一钱,苦辛平清火散肿消毒;僵蚕七分,清痰利膈,甘草二钱以缓之,桔梗三分以载之,则诸药浮而不沉;升麻七分,升气于右,柴胡五分,升气于左。清阳升于高巅,则浊邪不能复居其位。《经》曰:"邪之所凑,其气必虚。"用人参二钱以补虚,再佐陈皮二钱以利其壅滞之气,名普济消毒饮子。若大便秘者加大黄。共为细末,半用汤调,时时服之。半用蜜丸噙化。且施其方,全活甚众。(《古今医案按》)

例 2　朱左,头面肿大如斗,寒热,口干咽痛,腑结,大头瘟之重症也。头为诸阳之首,唯风可到,风为天之阳气,首犯上焦,肺胃之火,乘势升腾,三阳俱病,拟普济消毒饮加减。荆芥穗一钱五分,青防风一钱,软柴胡八分,酒炒黄芩一钱五分,酒炒川连八分,苦桔梗一钱,连翘壳三钱,炒牛蒡二钱,轻马勃八分,生甘草八分,炙僵蚕三钱,酒制川军三钱,板蓝根三钱。

二诊:肿势较昨天松,寒热咽痛亦减,即见效机,未便更张。荆芥穗一钱五分,青防风一钱,薄荷叶八分,炒牛蒡二钱,酒炒黄芩一钱,酒炒川连八分,生甘草六分,苦桔梗一钱,轻马勃八分,大贝母三钱,炙僵蚕三钱,连翘壳三钱,板蓝根三钱。

三诊:肿消热退,咽痛未愈,外感之风邪未解,炎炎之肝火未靖也,再与清解。冬桑叶三钱,生甘草六分,金银花三钱,甘菊花二钱,苦桔梗一钱,连翘壳三钱,粉丹皮一钱五分,轻马勃八分、黛蛤散五钱(包),鲜竹叶三十张。(《丁甘仁医案》)

(七)毒壅气分

【临床表现】壮热,口渴,烦躁,咽喉红肿腐烂,肌肤丹痧显露,舌红赤有珠,苔黄燥,脉洪数。

【辨证要点】此证多见于烂喉痧病初起,气分热盛,故有壮热、烦渴,舌红苔黄,热毒壅阻,故咽喉红肿腐烂,肌肤丹痧隐现。此证无舌红绛,身热夜甚,脉细数,故不属营分证,其肌肤丹痧未至密布程度,系气分热毒外窜血络所致。

【治法】清气解毒

【方药】余氏清心凉膈散(《温热经纬》)

连翘三钱 黄芩(酒炒)三钱 山栀三钱 薄荷一钱 石膏六钱 桔梗一钱 甘草一钱 竹叶七片

【方解】

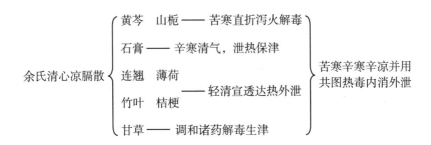

本方即凉膈散去硝、黄加石膏、桔梗而成,因其无形之热毒充斥全身,壅阻咽喉,故用药除苦寒芩、栀外,偏重辛凉,并加石膏。凉膈散证病位接近中焦,并常伴便秘,故用硝、黄。总之此证病位偏上,弥漫全身,属于气分,所以用药辛寒辛凉清透为主,意在给邪以出路。

【验案举例】

金,痧点较昨稍透,兼有起浆白疹,咽赤作痛,偏左起腐。肺胃蕴热,未能宣泄,病起三朝,势在正甚。连翘壳、马勃、荆芥、薄荷叶、桔梗、射干、牛蒡子、蝉衣、广郁金、灯心。

二诊:痧点虽布,面心足胫尚未透发,烦热胸闷咽痛,舌苔黄糙少津。肺胃之邪,不克宣泄,夹滞不化,恐化火内窜。净蝉衣、牛蒡子、连翘壳、麻黄(蜜炙,三分)、苦桔梗、苏薄荷叶、广郁金、炒枳壳、煨石膏、茅根肉。

三诊:咽痛稍轻,肌肤丹赤,投辛温寒,宣泄肺胃,热势大减,苔黄大化,而舌边红刺。邪欲化火,再为清泄。连翘壳、广郁金、滑石块、炒枳壳、煨石膏、黑山栀、淡豆豉、杏仁、牛蒡子、竹叶心。

四诊:肌肤丹赤,而痧点未经畅透,肺胃蕴热不能宣泄,邪势化火,劫烁阴津,舌绛干毛。恐邪热内传而神昏发痉。犀尖三分(磨)(已禁用,现用水牛角代),丹皮二钱,鸡苏散四钱,玄参三钱,杏仁三钱,荆芥一钱,牛蒡子三钱,鲜生地五钱,连翘三钱,广郁金一钱五分,茅根肉八钱,竹叶二十片,灯心三尺。

五诊:丹痧渐化,而火风未能尽泄,咽痛甚重,大便不行,舌绛无津,拟急下存阴法。犀尖三分磨(已禁用,现用水牛角代),丹皮二钱,玄参肉三钱,防风一钱,元明粉一钱五分,生广军三钱,鲜生地五钱,大贝母二钱,荆芥一钱,黑山栀三钱,生甘草五分,桔梗一钱。

六诊:大便畅行,咽痛大减,然仍热甚于里,舌红尖刺无津。痧化太早,邪势化火,劫烁阴津,未为稳当。玄参肉、细生地、连翘壳、桔梗、银花、郁金、天门冬、山栀、生甘草、竹叶、鲜芦根。

七诊:咽痛渐定,热势大减,舌绛刺亦退,然舌心尚觉干毛,还是阴津未复也。细生地四钱,连翘三钱,银花一钱五分,鲜石斛五钱,天花粉二钱,大玄参三钱,生甘草五分,天门冬三钱,绿豆衣三钱,山栀三钱,芦根一两五钱,竹叶三十片。

八诊:脉静身凉,履夷出险,幸甚幸甚。拟清养肺胃,以澈余炎。大天冬、大玄参、连翘、白银花、茯苓、绿豆衣、川贝母、竹叶心、鲜芦根。(《张聿青医案》)

(八)热郁胆腑

【临床表现】身热,口苦而渴,干呕,心烦,小便短赤,或胸胁不舒,舌红苔黄,脉弦数等。

【辨证要点】本证多见于春温初起,辨证要求第一有气分热证,如身热不恶寒,舌红苔黄;第二有胆腑热证,如口苦,胸胁不舒,脉弦数。胆近胃腑,助胃腐熟,胆热必影响胃,胃失和降则干呕,辨证总以气分胆热证候为要点。

【治法】苦寒清热,宣郁透邪

【方药】黄芩加豆豉玄参方(《温热逢源》)

黄芩三钱　芍药三钱　甘草(炙)一钱　大枣(擘)三枚　淡豆豉四钱
玄参三钱

水五杯,煮取八分,三杯,温服一杯。日再服,夜一服。

【方解】

黄芩加豆豉玄参
{
黄芩:苦寒泻火,直清胆热
芍药 甘草 大枣:酸甘化阴
豆豉:宣发郁热,透邪外达
玄参:清热解毒养阴生津
}
清中有散
泻中有补

《温热逢源》曰:"盖黄芩汤为清泄里热之专剂,加以豆豉……再加元参……一面泄热,一面透邪。"少阳主相火,热郁于此,必然火盛,故用苦寒之黄芩专入胆经,清热泻火。少阳外邻肌表,胆助肝条达气机,热郁于此,必气机不畅,故宜宣透,使邪热自表外出,方用豆豉,其意明确。患春温者,素体阴亏,故方配芍药、玄参养阴生津,芍药与黄芩,一酸一苦,《内经》曰"酸苦涌泄",既增强黄芩清热作用,又防其苦寒化燥伤阴。

【验案举例】

苗某,女,43 岁,2018 年 11 月 18 日初诊。

近一月来偶尔胃脘绞痛,饭后 1 小时发作,过后不痛。伴右胁下不舒,口干口苦,反酸苦水,有时平躺则呃逆,睡眠差,性情急躁,月经正常,大便秘结,舌红苔黄少津,脉两关弦细数。

患者虽然以胃脘痛为主诉就诊,但伴随症状多是胆热上犯所致。胆热犯胃则胃疼、口干口苦、反酸苦水;胆热扰心则心烦失眠;舌红苔黄少津,脉两关弦细数皆为胆热阴伤之象。证属胆热犯胃,治宜清泄胆热,养阴和胃,方选黄芩加豆豉玄参方加味。

处方:柴胡 10g,黄芩 10g,淡豆豉 10g,炒白芍 15g,玄参 15g,炙枳实 10g,酒大黄 10g,炙甘草 3g,生姜 10g,大枣擘 2 枚。7 剂,水煎服。

2018 年 11 月 25 日复诊:服药后胃不痛,诸症减轻,大便通畅,睡眠稍好,舌红苔白,脉弦细。上方减酒大黄加炒白术 15g、太子参 20g、姜半夏 10g,变通服用两周,基本痊愈。

(九) 阳明热盛

【临床表现】壮热,恶热,汗大出,渴喜热饮,苔黄而燥,脉浮洪或滑数。

【辨证要点】此证是温病气分最常见的证候之一,可发生在风温、春温、暑温等多种温病气分阶段。辨证以阳明热盛引起的身大热、汗大出、口大渴、脉洪大 "四大症" 为要点,四个主症充分体现了阳明热盛、津液耗伤的病机。若津液耗伤甚者,患者可出现烦渴欲饮,饮不解渴,脉洪大无力之象。

【治法】清热保津

【方药】白虎汤(引《温病条辨》)

生石膏一两(研) 知母五钱 生甘草三钱 白粳米一合

水八杯,煮取三杯,分温三服,病退,减后服,不知,再作服。

【方解】

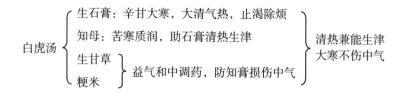

白虎汤乃传世之名方,药简效捷,吴鞠通《温病条辨》运用本方对剂量、煎煮进行了调整。阳明热盛是无形之热充斥全身,既无有形之热结,病位又相对广泛,不能以承气之类通下,也不能用芩、连之类苦寒。方选石膏大寒而辛,清中有散;知母虽苦寒,但质润不伤津液,能显著增强石膏清热作用;石膏大寒,用量又大,易伤中气,方中甘草、粳米相佐,生津益气和中,以解后顾之忧。吴鞠通说:"辛凉平剂,焉能胜任,非虎啸风生,金飚退热,而又能保津者不可。"又说:"白虎慓悍,邪重非其力不举,用之得当,原有立竿见影之妙,若用之不当,祸不旋踵。"

【加减化裁】临床运用白虎汤可加银花、鲜石斛、芦根等加强清热生津之功,加入薄荷以助石膏透热之力。如热盛而津气耗伤、伴见背微恶寒、脉洪大而芤,可加人参以益气生津。如热邪迫肺而喘者,可加杏仁、瓜蒌、银花、鱼腥草等清宣肺热。

【验案举例】

例1　苏某,男,32岁,1984年7月25日初诊。

患者炎炎夏日劳累中暑3天,高热烦躁,自购退烧药服用全身汗出,热退,稍过时辰复又发热。诊时患者卧床不起,揭开被子即见热气蒸腾,面色潮红,面部及上身汗出潮湿,自述身热头昏,口干欲饮,饮不解渴,不想吃饭,怕冷,倦怠乏力。观其舌红苔黄燥,诊其脉洪大无力。此乃暑热中于阳明,气分里热亢盛,津气两伤,虽有恶寒怕冷,但非表证,乃汗出气虚,肌肤失温所致。治宜辛寒清气,益气养阴,处以白虎加人参汤。

处方:生石膏50g,知母15g,粳米12g,炙甘草9g,生晒参10g。

服药两剂即热退身凉,汗止觅食。改用竹叶石膏汤,服用两剂体力恢复,下床活动。

例2　汪某,男,54岁。

患感冒发热于1971年6月12日入某医院,在治疗中身热逐步上升……曾屡进西药退热剂,旋退旋起,8天后仍持续发热达38.8℃,6月22日由中医治疗。

现症状：口渴，汗出，咽微痛，脉象浮大，舌苔薄黄。认为温热已入阳明经，内外虽俱大热，但尚在气分，不宜投芩、连苦寒之剂，因疏白虎汤加味以治。处方：生石膏60g，知母12g，粳米12g，炙甘草9g，鲜茅根30g（后下），鲜芦根30g，连翘12g，水煎，米熟汤成。下午及夜间连进两剂，热势下降，体温38℃。23日又按原方续进2剂，热即下降到37.4℃，24日原方石膏量减至45g，进1剂，25日又进1剂，体温已正常，口不渴，舌苔退，唯汗出不止，以王孟英驾轻汤加减予之。随后进补气健脾剂，兼饮食调理，月余而愈。（《岳美中医案集》）

例3 某，女，13岁。

病史摘要：患者于8月7日突然高热，不恶寒，伴头痛，无呕吐。翌日猝然惊厥，两上肢抽搐。经联合诊所诊治，服药并注射青霉素无效。8月9日热度增高，神志不清，项强直。乃送某医院急诊，经脑脊液检查，拟诊为"流行性乙型脑炎"，转来本院治疗。

入院检查：体温40.8℃，呈急性病容，神志昏迷，项强，惊厥频频，四肢抽搐不停，扬手掷足。扁桃体肿大，克尼格征阳性；膝反射消失，瞳孔对光反射正常，腹壁反射消失。心肺及其他均无特殊发现，舌苔薄白，脉濡数。

血常规：红细胞4.0×10^{12}/L，血红蛋白60g/L，白细胞15.5×10^{9}/L，中性粒细胞百分比72%，淋巴细胞23%，单核细胞5%，胸部透视阴性。结核菌素试验1:1 000（±）。

治疗经过：患者于8月9日下午7点半入院。中医认为系暑邪夹热内炽，已进营血，热极而灼伤肝，木无所制引动内风，为暑风、暑痫凶证。当以大剂清暑热、凉血、平肝息风、镇痉解毒药为主。因病情危急，先予紫草流浸膏每2小时2ml。乌犀角1.5g（已禁用，现用水牛角代），隔水炖成30ml，每2小时服6ml。处方：生石膏粉90g（先煎），知母15g，粳米30g，甘草9g，黄连15g，连翘15g，天麻9g，鲜石菖蒲30g，煎服200ml，每2小时服20ml。并用酒精擦浴，冰西瓜水代饮料，大冰囊枕头冷敷。8月10日晨，体温尚在40℃，无汗，昏迷不醒，项强，两目直视，四肢抽搐，舌苔薄白，脉象滑数。乌犀角加至3g（已禁用，现用水牛角代），每4小时服5ml。紫草流浸膏依旧。另用天麻6g，天虫9g，作为散……每3小时服1/10。处方依前方去连翘、天麻，黄连改为9g，石膏加至150g，煎成200ml，每4小时服40ml。

11日体温开始下降，神识渐清，抽惊停止，舌苔白中腻，脉象濡数。暑热渐祛，内风已息，症有转机，仍予前方再进。

12 日体温降至 38℃以下,神志清楚……脉象亦转和缓。病入坦途,前方去犀角、天麻。13 日、14 日体温正常,诸恙均失,已无所苦。仅用紫草流浸膏10ml,以清营血余热,每 3 小时服 2ml。另加养阴清热之品,以善后……8 月 24 日痊愈出院,并无后遗症。共计住院 15 天。(《上海中医药杂志》7:29,1958)

（十）阳明热结

【临床表现】日晡潮热,时有谵语,大便秘结,或纯利恶臭稀水,肛门灼热,腹部胀满硬痛,苔黄而燥,甚则灰黑而燥,脉沉有力。

【辨证要点】本证可见于多种温病气分阶段,肺经邪热不解,顺传阳明,与积滞相结而形成。辨证以热结之象为要点,如大便秘结或不大便,或热结旁流而纯利恶臭稀水,腹部胀满硬痛,舌苔黄燥,脉沉实有力。日晡潮热是热结阳明之象,说明积滞较重,气机不畅,里热不能外达,多为阳明热结重证。

【治法】软坚攻下泄热

【方药】调胃承气汤(《伤寒论》)

甘草(炙)二两　芒硝半升　大黄四两(清酒洗)

上三味,切,以水三升,煮二物至一升,去滓。内芒硝,更上微火一、二沸,温顿服之,以调胃气。

【方解】

调胃承气汤 ｛ 大黄:苦寒降泄,攻下实热　芒硝:咸寒润燥,软坚散结　炙甘草:缓硝黄峻下,调和胃气 ｝ 长于软坚攻泻行气导滞不足

吴鞠通认为温病伤阴最甚,故对阳明热结证一般都以此方治之,特别是热结旁流证,他说:"热结旁流,非气之不通,不用枳、朴,独取芒硝入阴以解热结,反以甘草缓芒硝急趋之性,使之留中解结,不然,结不下而水独行,徒使药性伤人也,吴又可用大承气汤者非是。"

吴鞠通用大承气汤很慎重,只有"面目俱赤,语声重浊,呼吸俱粗,大便闭,小便涩,舌苔老黄,甚则黑有芒刺,脉沉数有力或脉体反小而实者",才用大承气汤急下存阴。除此之外,一般用调胃承气汤,可供临床参考。

【加减化裁】腹胀满较甚者加枳实、厚朴以行气破坚,但枳、朴性偏温燥;津伤甚者,苔灰黑而燥,可加玄参、生地、麦冬等以攻下泄热,生津养液。

【验案举例】

例 1　郝某,女,22 岁,2019 年 11 月 6 日初诊。

自诉 3 年来大便秘结不畅,常 1 周勉强一行,不用泻药难以顺利排便,粪质干结,每次大便都努挣很久,痛苦异常。伴有口干咽燥,脘腹胀满。月经量少色深,经期延后 10 天到半月。舌红苔薄黄,脉沉细。此便秘属阴血亏少,肠腑燥结,治宜养血清热,润肠通便。用调胃承气汤加味。

处方:当归 20g,白芍 20g,桃仁 15g,大黄 10g,芒硝 10g(烊化),炙甘草 10g。7 剂水煎服。

11 月 14 日二诊:便秘较前好转,约 3 天 1 行,自觉排便不太费劲,便质不甚干燥。脉舌如上。上方继服 7 剂。

11 月 21 日三诊:排便顺畅,1 天一行,纳食增加,脘腹胀满好转,舌淡苔白,脉细。上方去芒硝,大黄换成酒大黄,加熟地 30g,继服 7 剂。其后大便一直较畅,重点放在养血活血调经治疗上。

例 2　王某,男,32 岁。立夏后多食米糕,食积化火,复感暑热而暴发壮热,自汗出,不恶寒,反恶热,口渴引饮,谵语发狂,便闭溺涩,苔厚焦黑,脉洪数实而有力,脉证合参,此阳明经腑同病,热结在里。处方:芒硝 10g,生大黄 15g,生石膏 30g,生甘草 3g。水煎服。一剂服后略便燥屎,狂热渐减,再剂后燥便更多,热退不渴,神明转清,舌红微干,脉虚数,改用吴鞠通五汁饮养胃阴以善后。(《全国名医验案类编》)

(十一)阳明热结阴液亏损

【临床表现】身热腹满,便秘,口干唇裂,舌苔焦燥,脉沉细。

【辨证要点】此证可由单纯阳明热结证转化而来,亦有因素体阴液不足,邪入胃肠而形成。辨证要点有两条,一是热结之象,如身热腹满便秘,二是阴亏之象,如口干唇裂,舌苔焦燥,脉沉细。

【治法】滋阴攻下

【方药】增液承气汤(《温病条辨》)

玄参一两　麦冬八钱(连心)　细生地八钱　大黄三钱　芒硝一钱五分。

水八杯,煮取三杯,先服一杯,不知再服。

【方解】本方由调胃承气汤去甘草加增液汤(生地、玄参、麦冬)而成。用硝、黄软坚散结,通腑泄热,用增液汤养阴生津,润肠通便,既补已亏的阴液,又增硝、黄通下之力。待邪热退后,可单用增液汤"增水行舟",以免硝、黄伐正。

【验案举例】

例 1　强某,女,40 岁,2021 年 10 月 20 日初诊。

近 10 年来大便秘结,初服通便灵胶囊、番泻叶等药即可解大便,后服无效,大便 4~6 天一行,便质干结如羊屎,排出困难,伴有脘腹胀满,食后尤甚,口干渴,口气重,神倦乏力,纳差,失眠多梦。舌淡红苔薄黄少津,脉沉细。

此属习惯性便秘,多因便秘日久,邪滞不去,日久暗耗气阴,或反复使用泻下之剂,耗伤津气,终至津亏肠腑失于濡润,气虚肠道运行无力形成。以大便秘结不通为标,气血津液枯槁、肠道运行无力为本。故宜补而通之,益气养阴,润肠通便,方选增液承气汤加味。

处方:玄参 30g,麦冬 30g,生地 30g,太子参 30g,大黄 10g,芒硝 10g(烊化),杏仁 10g,当归 15g。7 剂,每天 1 剂,水煎,分 2 次服。

10 月 28 日二诊:大便干结较前已明显好转,2 天一行,脘腹胀满有所缓解,余症同前。上方继服 14 剂。

11 月 14 日三诊:大便通畅,每天一行,食纳增加,脘腹胀满明显缓解,精神好,饮食睡眠可,大便通调,无其他不适。上方去大黄、芒硝,继服 10 剂以巩固疗效。

例 2 关某,女,16 岁。1974 年 2 月 23 日初诊。

4 月来低热颧红,形肉消瘦,经常腹痛,腹胀,恶心,呕吐,大便秘结,旬日来大便未解,得食进饮则吐,脘腹阵痛,右下腹触及鸡蛋大小之块物,有压痛,口渴,脉细数,舌红裂纹少津。阴液耗伤,肠液枯燥,传导失司而便秘。喜润恶燥,以降为顺,下不通则上逆为呕,治当滋阴润肠,下通则吐止。

生地 12g,玄参 9g,麦冬 9g,生川军 6g(后下),元明粉 6g(分冲),枳实 9g,郁金 9g,3 剂。

二诊:1974 年 2 月 25 日

昨日大便一次,干结量少,腹痛呕吐均减,低热已退,脘痛阵发依然,脉细数,舌红乏液,胃肠阴液未复,仍守前法出入。

生地 12g,玄参 9g,麦冬 9g,生川军 6g,元明粉 6g,枳实 9g,郁金 9g,炒赤白芍各 12g,生甘草 4.5g,2 剂。

三诊:1974 年 2 月 27 日

今晨大便一次,量多溏臭,脘腹痛均减,呕吐已止,已思纳食,唯口渴颧红,脉细、舌红未润。再应增液通腑,而轻其下。前方川军改 4.5g,3 剂。

按:本例西医诊断为肠系膜淋巴结结核,不完全性肠梗阻。据其低热形瘦,舌红裂少津,脉细数等症,知是病延日久,耗伤阴液,不能输布下润肠道所致。治疗当然不可一味峻下热结,否则必更枯其液,故方以养阴与通下之品同用,增水行舟,既获通腑之效,又无伤阴之虞,即所谓邪正兼顾也。(《张伯臾

医案》)

（十二）阳明热结、痰热阻肺

【临床表现】潮热便秘,痰涎壅滞,喘促不宁,舌苔黄腻或黄滑,脉右寸实大。

【辨证要点】本证属于手阳明大肠与手太阴肺并病之候,可由痰热阻肺影响大肠导致,也可由阳明热结影响到肺形成。肺与大肠相表里,在病理上,二者互相影响,阳明热结,腑气不通,肺气难以肃降,痰热形成。相反,痰热阻肺,肺不能推动腑气通降,阳明热结也易形成。本证辨证,上有痰热阻肺之象,如痰涎壅盛,喘咳不宁;下有阳明热结之征,如潮热便秘,腹部胀满。

【治法】宣肺化痰,泄热攻下

【方药】宣白承气汤(《温病条辨》)

生石膏五钱　生大黄三钱　杏仁粉二钱　栝蒌皮一钱五分

水五杯,煮取二杯,先服一杯,不知再服。

【方解】

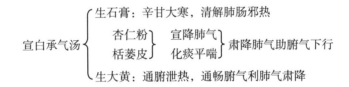

本方乃麻杏石甘汤与小承气汤化裁而来,四药合方,开肺通腑,化痰泄热,相互为用。本方为上清宣肺热、下通降腑气的合治之剂。吴鞠通说:"以杏仁、石膏宣肺气之痹,以大黄逐肠胃之结,此脏腑合治法也。"肺在五行中属金,在五色中与白色相应,"宣白"实宣肺之意,吴鞠通创此方很有新意。

【验案举例】

例1　刘某某,男,72岁,2020年1月10日初诊。

发热咳嗽气喘1周,胸闷咳痰色黄,黏滞难出,脘腹胀满,大便秘结,涩滞难排。素有冠状动脉粥样硬化性心脏病、慢性阻塞性肺疾病慢性病,近日受凉咳喘发作。舌红苔黄腻,脉滑,右寸明显。此属痰热壅肺,波及大肠,热结便秘。应清热宣肺化痰,通导大便,泄热于下。方选宣白承气汤加味。

处方:生石膏50g,全瓜蒌30g,杏仁15g,大黄10g(后下),芒硝10g(烊化),桑白皮15g,鱼腥草10g,丹参15g,炙甘草3g。3剂,水煎服。

1月13日二诊:服药3剂后身热清,咳喘减轻,仍咳黄痰,大便不干,排便不畅。上方石膏减至 30g,去芒硝,大黄不后下,继服 5 剂。

1 月 20 日三诊:偶尔咳喘,痰少色白,大便较畅,自觉精神有加,知饥索食,胸腹舒畅。舌淡红苔白,脉缓。处以清燥救肺汤,调理数日再无明显症状。

例 2　张某,男,25 岁。

发热,血象偏高,两肺听诊闻湿啰音,腹胀便秘、呕吐,腹部听诊闻气过水声,诊为大叶性肺炎合并肠梗阻,不拟手术,邀中医会诊。患者形体壮实,4 天前曾患感冒,寒热逐渐加重,今夜忽腹痛,呕吐,欲便不下,神志恍惚,壮热无汗,呼吸短促,欲咳不咳,口唇干燥,腹胀拒按,舌见黄色厚苔,脉滑数有力。证属邪热窜扰气分,痰食交壅肺胃,急投生石膏 60g(先煎),瓜蒌皮、生大黄、芒硝各 12g,杏仁、枳实、炒川朴各 9g。药后约 3 小时,即闻矢气频频,旋得硬便一次,2 剂服后又得溏便一次,量较多,黎明时神识已清,呼吸平和。(《浙江中医杂志》7:34,1984)

(十三)阳明热结、气液两虚

【临床表现】身热,腹痛,便秘,口干咽燥,倦怠少气,或见撮空理线,循衣摸床,肢体震颤,目不了了,苔干黄或焦黑,脉沉弱或沉细。

【辨证要点】本证是阳明热结,未能及时攻下,日久导致气液两虚,为中焦危候,辨证以阳明热结之候和气阴两虚之象为要点,阳明热结见身热、腹痛、便秘;气阴两虚见口干咽燥,倦怠少气,脉细弱。至于撮空理线,循衣摸床,肢体震颤,目不了了皆属气阴大亏、正气衰败的危候,至此则预后不良。

【治法】攻下腑实,补益气阴

【方药】新加黄龙汤(《温病条辨》)

细生地五钱　麦冬五钱(连心)　玄参五钱　生大黄三钱　芒硝一钱　生甘草二钱　人参一钱五分(另煎)　当归一钱五分　海参二条(洗)　姜汁六匙

水八杯,煮取三杯。先用一杯,冲参汁五分,姜汁二匙,顿服之。如腹中有响声或转矢气者,为欲便也。候一、二时不便,再如前法服一杯……如服一杯即得便,止后服。

【方解】

$$
\text{新加黄龙汤}
\begin{cases}
\text{大黄、芒硝、甘草:泄热通便} \\
\text{生地、玄参、麦冬:滋阴润燥} \\
\text{人参、当归:益气和血化瘀} \\
\text{海参:滋阴软坚润燥} \\
\text{姜汁:调和胃气、助药下行}
\end{cases}
\begin{array}{l}
\text{攻补兼施} \\
\text{扶正通便}
\end{array}
$$

新加黄龙汤系以陶节庵《伤寒六书》黄龙汤加减变化而来,内含调胃承气汤和增液汤,滋阴攻下,并加人参、当归扶助气血,系扶正通下的代表方剂。若有撮空摸床,肢体震颤,目不了了等危证,用此方也不一定取效,吴鞠通称"此处方于无可处之地,勉尽人力,不肯稍有遗憾之法也",就是针对以上危证而言。

【验案举例】

王某,男,60岁,2021年3月9日初诊。

便秘2月余。大便秘结,3~4天1次,便质干燥,便下艰难,努挣乏力。口燥咽干,食欲不振,食后胃脘胀痛不舒,神疲乏力,夜寐欠佳,舌红苔薄白欠润,脉沉细。胃镜提示:慢性萎缩性胃炎伴糜烂。辨证:脾胃虚弱,通降乏力。

治则:益气健脾、润肠通便,新加黄龙汤化裁。

处方:黄芪30g,党参30g,生白术30g,当归15g,生地20g,麦冬20g,玄参20g,大黄10g,芒硝10g(烊化),焦山楂15g,炒神曲15g,炒麦芽15g,炙甘草10g。7剂,每天1剂,水煎,分2次服。

3月16日二诊:饮食增加,食后胃脘不甚胀满,乏困缓解。排便比较通畅,2天1次。上方加茯苓15g、百合30g、炒枣仁15g、夜交藤30g,以加强健脾益气、养心安神之力,继服7剂。

3月28日三诊:大便通畅,胃脘胀痛明显缓解,知饥索食,睡眠好转,疲乏明显减轻。上方继服7剂善后,以巩固疗效。

(十四)阳明腑实、小肠热盛

【临床表现】身热,大便不通,小便涓滴不畅,溺时疼痛,尿色红赤,时烦渴甚。

【辨证要点】本证为二肠同病,二便不畅。温病中二者可单独出现,有时因互相影响可同病。辨证以二便不畅,伴有热象为要点。

【治法】通导腑实,清泄小肠

【方药】导赤承气汤(《温病条辨》)

赤芍三钱　细生地五钱　生大黄三钱　黄连二钱　黄柏二钱　芒硝一钱
水五杯,煮取二杯,先服一杯,不下再服。

【方解】本方是由导赤散合调胃承气汤加减而成,故名导赤承气汤。方用大黄、芒硝通导大便、泻下腑实,黄连、生地、赤芍清泻小肠,通利小便,黄柏清二肠之热。二便通畅邪热自然外泄。方中生地、赤芍还有养阴和营之效,是针对热结阴液不足而设。

【验案举例】

靳某,女,36 岁,农民,1998 年 8 月 26 日就诊。

因泌尿系感染,小便急迫,频数量少,热涩刺痛,自服"氟哌酸"2 日,未见好转,求一中医大夫诊治,谓之"热淋",予八正散两剂,亦未见效。余详问病史,得知平素大便干燥,此次已 4 日未解大便,望其舌,质红苔黄燥,切其脉,沉而有力。此患者素体阴亏阳旺,病则二肠同病,八正渗利有余,而通导不足,故改用导赤承气汤。生地、赤芍各 20g,大黄、芒硝、黄柏、滑石各 10g,黄连 3g。服 1 剂,小便稍多,解燥屎数枚,续服 2 剂,小便始觉顺畅,大便仍然秘结,上方去黄连、黄柏、滑石加麦冬、元参各 20g,服 3 剂而愈。

(十五)肠热下利

【临床表现】身热下利,色黄热臭,肛门灼热,腹不硬痛,舌红苔黄,脉数。

【辨证要点】此证多因肺热下移大肠所致,多见于风温病。辨证以下利色黄热臭为要点。要注意与阳明热结旁流相鉴别,热结旁流也有下利,但无粪便,纯利稀水,腹部硬满疼痛,此证无热结,故腹痛按之不硬,大便为黄色粪便。

【治法】清热止利

【方药】葛根芩连汤(《伤寒论》)

葛根八两　甘草(炙)二两　黄芩三两　黄连三两

上四味,以水八升,先煮葛根,减二升,内诸药,煮取二升,去滓,分温再服。

【方解】

$$
葛根芩连汤 \begin{cases} 葛根:升津液举胃气,清热止利 \\ 芩连:苦寒清热,坚阴止利 \\ 甘草:调和诸药,和中缓急 \end{cases}
$$

本方为治热利名方,煎法非常重要。芩、连味苦气寒,煎时后下,意在少煎取其气,寒以清热,减苦味以防降泄,葛根能升阳止泻,全方清中有升,清邪热,举胃气,升津液以治热利。如肺热未解,可加入银花、桑叶、桔梗清肺宣气。如腹痛较甚者,可加芍药和营缓急止痛,如下利赤白相兼者,可加白头翁、秦皮清肠解毒凉血。若呕者,加生姜汁、竹茹以止呕。

【加减化裁】腹痛甚者,加白芍以和营止痛。肺热较甚者,加银花、桑叶、桔梗以清肺宣气。下利赤白相兼者,加白头翁以清热解毒,凉血止利。呕恶者加藿香、姜竹茹以化湿止呕。

【验案举例】

例1　李某,女,75岁,2023年6月12日初诊。

主诉:腹泻3月余。

现病史:2022年12月新型冠状病毒感染后腹泻至今,多次住院治疗后未痊愈。现腹痛后腹泻,胃脘、腹部怕凉,受凉后腹胀,大便每天3~4次,舌红苔白,脉弦。辨证为脾肾虚寒,治应温中散寒止泻。

处方:制附片6g,干姜10g,党参30g,茯苓15g,麸炒白术20g,白芍20g,防风10g,桔梗6g,乌梅10g,炙甘草10g。7剂,水煎服。

2023年6月19日二诊:服药后1天大便7次,隔3天腹泻严重1次,胃凉,汗多,舌淡红苔白腻,脉弦。仔细询问病史,患者虽然腹痛腹泻,怕凉,但一直晨起口苦口干口臭,大便虽稀,但排便不畅,气味臭秽,顿然开悟,此虽有脾肾阳虚,但肠道积热,迫津下泄,应在清泄胃肠积热的基础上保护脾肾阳气。

处方:葛根20g,黄芩10g(后下),黄连10g(后下),炙甘草10g,薏苡仁15g,制附片6g,败酱草15g。7剂,水煎服。

2023年6月26日三诊:服药后大便1天1次,胃凉减轻,舌红苔白,脉缓。

葛根15g,黄连6g,黄芩6g,薏苡仁15g,制附片6g,败酱草15g,白芍20g,桂枝20g,炙甘草10g。在此方基础上调理2周,胃脘无不舒,大便成形,排便正常。

例2　患儿张某,女,10岁。

发热咳嗽1周,每日体温维持在39~40℃之间,曾肌内注射青、链霉素治疗4天,并累用西药退烧剂等,有时体温稍降,但隔数小时以后又升高,终未降到38.5℃以下。近二三日来又伴有纳呆、腹泻、苔薄白、微黄、脉数,属于表里同病,投以葛根芩连汤加杏仁、苏叶、前胡、麦冬。1剂以后微汗出,体温下降到37.5℃,咳嗽减去大半;2剂后热退身凉,咳嗽停止,胃纳开,大便正常。又给清热调补品2剂,以巩固疗效。(《经方发挥》)

(十六)暑伤津气

【临床表现】身热息高,心烦溺黄,口渴自汗,肢倦神疲,脉虚无力。

【辨证要点】此证见于暑温。暑热病邪易耗气伤津,多出现此候。辨证掌握两个要点,一是暑热内盛,有身热,心烦,溺黄;二是津气两伤,有口渴自汗,肢倦神疲,脉虚无力等。

此证与单纯暑入阳明、气分热盛有所区别,二者都有暑热内盛和津液耗伤,但本证暑热稍轻,津气耗伤较重,暑入阳明热势亢盛,津液耗伤较轻,无明显气虚之象。

【治法】清热涤暑,益气生津

【方药】王氏清暑益气汤(《温热经纬》)

西洋参三钱　石斛三钱　麦冬二钱　黄连八分　竹叶五钱　荷梗三钱知母三钱　甘草一钱　粳米三钱　西瓜翠衣四钱

【方解】

$$清暑益气汤\begin{cases} 西洋参、石斛、麦冬:益气养阴清热 \\ 西瓜翠衣、竹叶、荷梗:清热解暑泻火 \\ 黄连、知母:苦寒清热泻火除烦 \\ 生甘草、粳米:益气生津和胃 \end{cases}\begin{matrix} 祛邪不伤正 \\ 扶正不留邪 \end{matrix}$$

《温热经纬》说暑伤气阴,"以清暑热而益元气,无不应手取效也"。本方以甘寒益气养阴药物为主,配少量苦寒清热泻火之品,意在以扶正祛邪,方中黄连苦燥,易伤津液,用量宜小。

本方总体来看,益气养阴之力胜过清热作用,若暑热亢盛而气阴耗伤较轻可改用白虎加人参汤。

【验案举例】

张某,女,24岁,初诊。

病人不得行,神疲乏力,不能坐,卧于候诊凳上,目微闭,气急面黄自汗,声细懒语。其母代诉:病约2月之久,近10天粒米未下咽。其脉象弦细,身微热。古云:"脉细身热得之伤暑",此盖暑温也。处方:潞党参三钱,石斛三钱,麦冬二钱,知母三钱,荷梗二钱,甘草一钱,西瓜皮三钱,粳米一撮,扁豆花三钱,川朴花一钱半。

二诊:自诉稍有食欲,进米粥少许,唯小便尚黄而短,口仍渴。处方:上方加栀子三钱,益元散五钱。

三诊:各证均减,每餐能进粥碗余,唯手足仍疲倦,关节觉痛。此暑热已去,湿仍留藏也。处方:潞党参四钱,扁豆三钱,厚朴三钱,佩兰二钱,苍术二钱,薏米五钱,冬瓜仁三钱,通草二钱,西瓜皮三钱,菖蒲半钱。

约一星期后,其叔欣然来言告知病已愈,缠绵2月的暑温病从此恢复健康。

按语:本病为暑温夹湿之证,王孟英清暑益气汤为治疗暑伤津气之证,然本病的关键在于清热解暑,故在原方的基础上加减变化而病愈。(《广东中医》6:6,1958)

(十七)津气欲脱

【临床表现】身热已退,汗出不止,喘喝欲脱,脉象散大。

【辨证要点】本证是温病过程中大量耗伤气津而形成的脱证,属危重证候。辨证应以汗出不止,心慌气短,脉象散大为要点。特别应注意汗出而不发热这种现象,温病发热汗出是热迫津液外泄,不热汗出是气不摄津,当高热突然下降,汗却大量涌出,伴心慌气短,脉虚大无力,即属此证,应紧急抢救。

本证应注意与阳气外脱证鉴别,同样都有大汗淋漓,心慌气短,但阳气外脱者汗出冰冷,四肢厥逆,脉微欲绝,此证汗出如油,气喘不已,脉散大无力,以此为别。津气外脱可发展成阴阳两脱。

【治法】益气固脱

【方药】生脉散(引《温病条辨》)

人参三钱　麦冬(不去心)二钱　五味子一钱

水三杯,煮取八分二杯,分二次服,渣再煎服,脉不敛,再作服,以脉敛为度。

【方解】

$$
生脉散
\begin{cases}
人\quad 参:甘温补肺益气,敛阴固脱 \\
麦\quad 冬:甘寒养阴清热,润肺生津 \\
五味子:酸温敛肺平喘,敛津止汗
\end{cases}
\begin{matrix}
补敛结合 \\
汗止脉复
\end{matrix}
$$

生脉散为治气阴外脱之代表方。虽津气欲脱,但重在治气,有形之阴不能速生,无形之气可以急固。人参大补脾肺之气以平喘促,气回则敛阴并能止汗,汗收则阴液不脱,所以本方重在益气,麦冬、五味子为辅佐之品。

本方作用在于补气敛津,张锡纯认为,本方以西洋参易人参为好,西洋参,"性凉而补,凡欲用人参而不受人参之温补者,皆可以此代之"(《医学衷中参西录》)。《医方发挥》指出:"西洋参甘微苦而凉,长于益肺阴清虚火,生津止渴,不似人参其性偏温。"临床可供参考。

若本证进一步发展,出现冷汗淋漓、四肢厥逆、脉微欲绝是为阳气外亡,可用参附汤或参附龙牡汤。

【验案举例】

李某,男,78 岁,2018 年 12 月 23 日会诊。

心慌气短,咳嗽气喘 1 年余。因患"糖尿病、慢性阻塞性肺疾病、冠心病、心力衰竭"经常住院治疗。最近 1 月来心慌气短加重,颜面下肢浮肿,气喘不能平卧,一直大汗,1 天更换衬衣近 10 次,虽然住院治疗但症状没有减轻。家属要求中医参与诊治。会诊时除以上症状外,面色青紫,多汗身体湿润,呼吸困难,胸闷不舒,恶心欲呕,口渴引饮,舌红苔少,脉细数而代。

辨证:气阴欲脱。

处方:生麦散加味。人参 15g,麦冬 15g,五味子 10g,炙黄芪 30g,桂枝 10g,白芍 20g,旋覆花 10g,代赭石 10g,姜半夏 10g,大枣 4 枚,炙甘草 12g,生姜 10g。5 剂,水煎服,每日 1 剂,分 2 次或 3 次服用。

2018 年 12 月 28 日二诊:刚服药时感到恶心,少量多饮后能够全部喝完。汗出减少,心慌气短明显改善,自觉精神好转,不再恶心,大便偏干,2~3 天 1 次,舌脉如上。

处方:人参 15g,麦冬 20g,五味子 10g,炙黄芪 30g,桂枝 10g,白芍 20g,生地黄 30g,麻子仁 30g,姜半夏 10g,炒白术 15g,猪苓 10g,茯苓 15g,泽泻 10g,黄连 6g,苦参 10g,甘松 10g,肉苁蓉 10g,大枣 4 枚,炙甘草 12g。7 剂,水煎服。

2019 年 1 月 6 日三诊:服药后汗出大减,唯吃饭时有汗,浮肿减退,不恶心,不心慌,还有气短,大便通畅,舌红苔白,舌尖苔黄,脉律齐,脉搏有力。

处方:人参 15g,麦冬 20g,五味子 10g,炙黄芪 30g,炒白术 20g,防风 10g,桂枝 10g,生地黄 30g,玄参 20g,黄连 10g,甘松 10g,茯苓 15g,大枣 4 枚,炙甘草 12g。7 剂,水煎服。其后患者出院坚持服中药治疗,身体逐渐康复。

三、营 分 证 治

营分证是温邪深入,劫灼营阴,扰乱心神而产生的证候类型,多由气分证演变而来,也有温邪直接深入营分所致。此类证候虽然没有血分证严重,但是热毒炽盛,营阴大量耗伤,心神不能自主,仍属险恶证候。温病发展至此,人体主要脏器都有相应实质损伤,其治疗相对较难,预后较差,临证时应求准确辨证,恰当治疗,尽量达到"透热转气"的目的。

（一）热灼营阴

【临床表现】身热夜甚,心烦躁扰,甚或时有谵语,斑疹隐隐,咽燥口干而反不甚渴,舌质红绛苔薄或无苔,脉细数。

【辨证要点】此证乃典型的营分证,可见于多种温病营分阶段。辨证要点有二:一是有营分热盛,营阴耗伤表现,如身热夜甚,咽干不欲饮,舌质红绛,脉细数。营行脉中,卫阳夜行于阴与邪抗争,故身热夜甚,热伤营阴则口干,脏腑器质功能受损,运化无力,故不欲饮水,此与气分证壮热,口渴欲饮不同。二是心神被扰,如心烦躁扰,甚至时有谵语。营气通于心,营分有热,则心神被扰,这是营分证的又一特点。

【治法】清营透热

【方药】清营汤(《温病条辨》)

犀角三钱　生地五钱　元参三钱　竹叶心一钱　麦冬三钱　丹参二钱黄连一钱五分　银花三钱　连翘二钱(连心用)

水八杯,煮取三杯,日三服。

【方解】

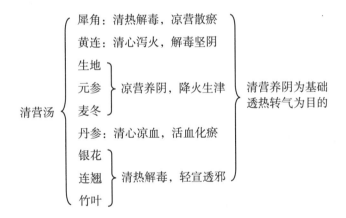

叶天士说:"入营犹可透热转气。"这是治疗营分证的大法,所谓"透热转气",就是使营分邪热透出气分外解。邪入营分,有出气入血之机转,治疗应在清营热、养营阴的基础上,使用辛凉宣散之品引邪外透,本方即遵此大法组成,组方严谨,紧扣病机,故为治疗营分证的代表方剂。

【验案举例】

郑某某,男,42岁,湿温16天,身热燔灼,有汗,烦躁不寐,神志昏蒙谵语笑妄,胸腹散在红疹,唇焦齿燥,舌质红绛无津,中心焦黄,脉弦数。湿温化火化燥入营,热毒燔盛,治以清营解毒,泄热救阴,清营汤加减。

处方:鲜生地、鲜石斛、丹皮、赤芍、玄参、知母、川连、连翘、芦根、竹叶。

二诊:已服2剂,热势仍灼,烦躁不寐,谵语减少,红疹渐多,便秘六七日,舌红绛津干,中焦黄略化,脉仍弦数。邪热入营,犹有气分邪恋。阴津耗伤,肠滞内结。治仍清营透邪,泄热护阴,润肠通便。处方:鲜生地、鲜沙参、鲜石斛、玄参、丹皮、牛蒡、赤芍、竹叶、知母、瓜蒌、麻仁、五仁丸。

三诊:湿温之候。大便已通2次,热势渐衰,红疹多,神静寐安,舌红苔薄黄,口尚渴,脉濡数。营热未清,再以甘寒养阴清气凉营。处方:鲜生地、元参、沙参、麦冬、赤芍、丹皮、知母、连翘、瓜蒌皮、芦根、竹叶、郁李仁。

四诊:(前次大便培养,伤寒杆菌检出)大便再通已少,红疹逐步消退,热退津润,胃不思纳,精神疲软,舌薄淡红,脉细,余火未熄,元气已伤,而又脾胃鼓舞乏权,再予养正和胃,清理余邪,数剂而愈。

按:本例为温化热,湿化燥,而入营伤阴劫津。但气分邪热尚恋,故舌苔中焦黄,予清营汤以清营解毒,泄热救阴。药后病情未减,知大便六七日未解,所以在原治法中,佐以润肠通便,虽缓下,亦寓存阴之意。在获得通腑之后,疹尽透,热退神静而愈。然湿温之证,一般禁用阴柔滋腻之药,吴鞠通曾指出:"润之则病深不解。"对湿性黏腻淹滞,尚未化热化燥之时,当然不宜滋润柔腻。今温已化热伤津,湿已化燥入营,自必清营泄热、救阴养液之甘寒滋润之品,津枯肠燥而不大便者,又宜增液润下,当然须忌苦寒下夺。(《江苏医药·温热病专辑》)

(二)肺热发疹

【临床表现】身热,肌肤红疹,咳嗽,胸闷,舌红绛苔薄黄,脉数。

【辨证要点】本证是肺热影响营分、灼伤血络所致,多见于风温病。辨证依据一是肺热症状,如身热,咳嗽,胸闷。二有肌肤红疹。陆子贤《六因条辨》中说:"疹为太阴风热。"风温以肺为病变中心,肺热壅盛,扰营则发红疹。此证红疹粒小而稀疏,多见于胸部,按之可暂退,与麻疹、烂喉痧等病证的皮疹不同。

【治法】宣肺泄热,凉营透疹

【方药】银翘散去豆豉加细生地、丹皮、大青叶、倍玄参方(《温病条辨》)

连翘一两　银花一两　苦桔梗六钱　薄荷六钱　竹叶四钱　生甘草五钱　荆芥穗四钱　牛蒡子六钱　细生地四钱　大青叶三钱　丹皮三钱　玄参一两

【方解】本证由肺热导致发疹,所以治疗重在清泄肺热,兼以透疹。吴鞠通曰:"治上焦如羽,非轻不举。"肺位最高,药喜轻清,最忌苦寒,故本方以银翘散去豆豉以辛凉宣散,清透肺热,加大青叶、生地、丹皮、玄参清热养阴,凉营透疹。吴氏对肺病用药主张轻清,由本方可窥见一斑。

【加减化裁】若无表郁见症者,去荆芥穗;皮疹明显者,则可加入蝉蜕、浮萍等透疹外出。

【验案举例】

长氏,女,22岁。

温病发疹,误用辛温发表,议辛凉达表,芳香透络。

银花　连翘　薄荷　桔梗　玄参　生甘草　牛蒡子　黄芩　桑叶

为粗末,分六包,一时许服一包,芦根汤煎。

二诊:温毒脉象模糊,苔黄喉痹,胸闷,渴甚。议时时轻扬法。

连翘　银花　薄荷　玄参　射干　人中黄　黄连　牛蒡子　黄芩　桔梗　生石膏　郁金　杏仁　马勃

共为粗末,分十二包,约一时服一包,芦根汤煎。

三诊:舌苔老黄,舌绛,脉沉,壮热,谵语,口干唇燥,喜热饮。议急下存阴,用大承气汤减枳、朴辛药,加增液润法。

四诊:其势已杀,下后护阴为主,甘苦化阴。

增液汤加黄连、黄芩、丹皮、甘草。(《吴鞠通医案》)

按:此证温病发疹,本应辛凉透疹,宣肺泄热,医家不知,误用辛温,必劫灼津液,邪传阳明。吴瑭固守辛凉之法,使邪热愈炽,热结更甚,直到三诊时才注意到大便情况,遂幡然醒悟,改用急下存阴而收效,说明虽为名医,也有疏漏误治之时,吴氏毫不掩饰,如实记载,意在提醒后人,肺热发疹,当用宣肺泄热,凉营透疹之法,但邪及阳明,腑实燥结,则不能固守银翘散之类方药。

（三）热陷心包

【临床表现】身灼热,肢厥,神昏谵语,或昏愦不语,或痰壅气粗,舌謇,舌绛鲜泽,脉细数。

【辨证要点】本证是邪入营分、内陷心包所致,多由气分证传变而来,也有肺卫之邪直接传入心包形成,称作"逆传心包"。辨证要求具备营分热象和神志异常的表现。热入营分,灼伤营阴,故身灼热,舌绛,脉细数;心包为心之宫城,邪入心包必扰乱心神而出现神昏谵语,甚或昏愦不语。至于舌謇肢厥,亦是热陷心包常见症状,心开窍于舌,心包受邪,影响于舌则舌体转动不灵,心主血脉,心包受邪,心推动血行无力,心血不能达于四肢远端,则手足冰冷,甚至四肢厥逆。

【**治法**】清心开窍

【**方药**】清宫汤送服安宫牛黄丸或至宝丹、紫雪丹

清宫汤(《温病条辨》)

玄参心三钱　莲子心五分　竹叶卷心二钱　连翘心二钱　犀角尖二钱(磨冲)　连心麦冬三钱

安宫牛黄丸(引《温病条辨》)

牛黄一两　郁金一两　犀角一两　黄连一两　朱砂一两　冰片二钱五分　麝香二钱五分　真珠五钱　山栀一两　雄黄一两　金箔衣　黄芩一两

上为极细末,炼老蜜为丸,每丸一钱,金箔为衣,蜡护,每服一丸,大人病重体实者,日再服,甚至日三服,小儿服半丸,不知再服半丸。

紫雪丹(引《温病条辨》)

滑石一斤　石膏一斤　寒水石一斤　磁石二斤(水煮)捣煎去渣,入后药　羚羊角五两　木香五两　犀角五两　沉香五两　丁香一两　升麻一斤　玄参一斤　炙甘草半斤

上八味,并捣锉,入前药汁中煎,去渣,入后药:朴硝、硝石各二斤。提净,入前药汁中,微火煎,不住手将柳木搅,候汁欲凝,再加入后二味:辰砂三两(研细),麝香一两二钱(研细),入煎药拌匀。合成,退火气。冷水调服一、二钱。

局方至宝丹(引《温病条辨》)

犀角一两(镑)　朱砂一两(飞)　琥珀一两(研)　玳瑁一两(镑)　牛黄五钱　麝香五钱

以安息重汤炖化,和诸药为丸一百丸,蜡护。

【**方解**】

清宫汤专清心包邪热,有透络开窍作用,心包为心之宫城,故清心包谓之清宫。温病至此,非常危重,单用此方,难以胜任。此证舌面鲜泽,是因有痰,舌质红绛,是热炽血瘀。清宫汤清热之力有限,芳香化痰祛瘀不足,因此,根据

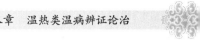

病情需加用安宫牛黄丸,或紫雪丹,或至宝丹。

安宫牛黄丸、紫雪丹、至宝丹三方均具有清热解毒、芳香化浊、养阴化瘀、开通心窍之功,故后世称之为"凉开三宝"。三方组成不同,主治各有偏重,吴鞠通曰:"大抵安宫牛黄丸最凉,紫雪次之,至宝又次之,主治略同,而各有所长。"安宫牛黄丸优于清热解毒,用于邪火盛而高热神昏舌绛;紫雪丹兼能息风止痉,神昏伴痉厥抽风为宜;至宝丹长于豁痰开窍醒神,多用于痰浊较重之神昏。

安宫牛黄丸临床比较多用,关于本方的作用机制,吴鞠通在《温病条辨》中讲解比较透彻,他说:"此芳香化秽浊而利诸窍,咸寒保肾水而安心体,苦寒通火腑而泻心用之方也。牛黄得日月之精,通心主之神。犀角(已禁用,现以水牛角代)主治百毒,邪鬼瘴气。真珠得太阴之精,而通神明,合犀角补水救火。郁金草之香,梅片木之香,雄黄石之香,麝香乃精血之香,合四香以为用,使闭锢之邪热温毒深在厥阴之分者,一齐从内透出,而邪秽自消,神明可复也。黄连泻心火,栀子泻心与三焦之火,黄芩泻胆、肺之火,使邪火随诸香一齐俱散也。朱砂补心体,泻心用,合金箔坠痰而镇固,再合真珠、犀角为督战之主帅也。"

本方是吴鞠通在《痘疹世医心法》万氏牛黄清心丸的基础上,加入犀角一两,麝香、梅片各二钱五分,雄黄一两,珍珠五钱而成。增强了清热、开窍、祛痰、镇静作用,所以对高热神昏谵语之重证,用之为宜。

【验案举例】

例1 陈某,8岁,男性,于1958年8月18日入院。

主诉:高热、头痛、呕吐3日而入院。

患儿于入院前3天,感觉全身倦怠、头晕、头痛、恶心呕吐,日十余次,并有寒战高热,昨日起神昏谵语,无抽搐。大便一日未行,小便量少,来本院治疗。

体检:(略)。

诊断:流行性乙型脑炎。

治疗经过:(选录)8月18日,高热无汗,头痛项强、呕吐,神昏谵语。苔白微腻,脉滑。证属毒邪尚在卫分,但有逆传心包的趋势。拟先透表,佐以降逆。(药物略)

19日早,体温40.2℃,仍呈半昏迷状,频频弄舌,时而自抓小便。脉濡而数,舌苔黄,乃暑温邪热陷入手足厥阴之象,恐成痉厥,急宜清心肝之热毒风邪,投以清宫汤加减治之。

生杭芍二钱,玉竹三钱,连翘心一钱,竹叶卷心二钱,菊花二钱,犀角一钱(已禁用,现用水牛角代),丹皮一钱半,地龙皮一钱。犀珀至宝丹一丸,分2次用药冲服。(后又以外敷法及清热透络剂)

21日,高热已退,唯躁扰未除,时时起坐狂叫,目不识人。脉数而滑,舌中心黄白相杂,再投以清宫汤。玄参心三钱,连翘心二钱,竹叶卷心三钱,莲子心一钱,犀角一钱半(已禁用,现用水牛角代),麦冬五钱,鲜荷叶一张,金银花五钱,鲜菖蒲二钱;羚羊角末二分(分2次冲)。送服万氏牛黄丸。第2剂加麦芽、稻芽各二钱。(后又用通里剂,清热剂及和胃清热之品调理)

9月3日出院时,一般情况甚佳,体检并无阳性发现。26日追踪访问,无后遗症发现。(《中医杂志》8:514,1959)

例2 冯某,男,40岁,病者挤压左鼻侧一痤疮,2天后局部肿痛,并有发热、恶寒、头痛,服解热药及四环素无效。4天后面疮肿大,且高热、烦躁、乱语、手足妄动。初诊时见其神识模糊,手足烫热,体温40℃,躁动,唇焦,3天无大便,舌质红绛、舌苔黄并龟裂,脉洪大而数。诊断及辨证:败血症,由外伤成毒而起,邪毒内陷,热闭心窍。治宜解毒通窍,佐以凉血泄火通便。处方:紫雪丹一钱,温水冲服,早晚各1次,并用水牛角一两半,野菊三钱,银花三钱,川连八分,灯心十扎,石膏一两,生地八钱,水煎服。服药1天,解大便1次,量不多。高热稍退,体温38.6℃,神志稍清,欲饮。仍用紫雪丹,早晚温水冲服各五分,并用水牛角一两,花粉五分,葛根五钱,丹皮三钱,生地五钱,玄参四钱,赤芍四钱,水煎服。又1天,解大便2次,量较多,面部肿物稍缩小,体温37.5℃,即停用紫雪丹,改用人参石膏知母汤(人参白虎汤)合五味消毒饮加减,继服4天而愈。(《新医学》9:21,1976)

例3 伍某,女,16岁,未婚,因精神分裂症复发,2次入院。入院时,狂躁不安,打人骂人,撕衣毁物,气力倍常,当众脱衣,狂歌乱舞,不知羞辱,辨不清南北方向,不承认自己有病。……第一次出院后,西药未断,此次发作,无明显情志因素。西医诊断:精神分裂症(躁狂型),给服氯丙嗪300mg/d,经数日,躁狂不解,改用中药。

一诊:症如前述,并见食量大,欲冷饮,每日用冷水冲头数次。舌质红绛,舌背络脉瘀紫,脉滑数。初诊意见:肝火夹痰,痰扰神明。方以礞石滚痰丸化裁,连服6剂。

复诊:效果不显,改用竹茹、生地各30g,煎汤冲服紫雪丹,每日2次,每次2支,证情逐日改善,连用164支,诸症悉平,举止有节,舌正脉平。至今2年

未发。(《湖北中医杂志》2:34,1982)

例4　杨某,男,38岁,1971年7月6日入院。入院后经血常规、腰椎穿刺等检查,原因未明。身热达40℃,午后突陷昏迷,头汗如淋,四肢瘛疭,呼吸喘促,两目对光反射迟钝,瞳孔散大,角膜呈混浊,舌苔黄燥,质淡红,脉象细数。暑热夹秽之邪,蒙闭心包,肺失清肃,肝风煽动,急拟清暑宣肺,开窍息风。鲜竹沥60g,石菖蒲、六一散各9g,郁金、川贝、麦冬各6g,扁豆花12g,远志4.5g,鲜芦根30g,银花18g,人参至宝丹一颗。上药浓煎。分2次鼻饲。同时应用抗生素、脱水剂等西药,治疗3天后,至宝丹改为每次2颗,汤剂依上方加减,至第6天始神识转清,身热减轻,后因肺部感染霉菌,身热又升,自动转上海治疗。(《浙江中医药》7:36,1979)

(四)热入心包,兼阳明腑实

【**临床表现**】身热神昏,舌謇肢厥,便秘或不大便,腹部按之硬痛,舌绛,苔黄燥,脉沉实数。

【**辨证要点**】本证为手厥阴心包与手阳明大肠俱病,可由心包热邪影响阳明而成,也可因阳明腑实,邪热复闭心包所致。辨证要点是两腑热证:热阻心包,故见身热神昏,舌謇肢厥,舌质红绛;热结阳明,故大便秘结,甚至大便不通,腹部硬痛拒按。单纯的阳明热结证也可出现身热肢厥,时有谵语,但不致发生舌红绛,舌謇及神昏不醒等,这是与此证鉴别的要点。

【**治法**】清心开窍,攻下腑实

【**方药**】牛黄承气汤(《温病条辨》)

安宫牛黄丸二丸化开,调生大黄末三钱,先服一半,不知再服。

【**方解**】本方用安宫牛黄丸清心开窍,以生大黄末攻下腑实,方简便捷。若热重病危应加大通下之力,可以调胃承气汤冲服安宫牛黄丸,腑气一通,则邪热下泄,心窍易开,此即"釜底抽薪"之法。

【**验案举例**】

陈某,男,80岁,1949年2月5日初诊。

发热时轻时重,曾服治感冒之剂,半月未能好转,因其年老体衰,缠绵已16日。昨日高烧昏迷,体温38.9℃,大便4~5日未行。顷诊两脉按之弦滑而数,关尺有力,舌苔老黄根厚,一派温热内陷、阳明腑实之象。虽年已杖朝,而邪热腑内聚,日久津液已伤,必须通腑泄热,开郁展气,佐以生津之法,仿牛黄承气汤。

僵蚕9g,蝉衣6g,姜黄6g,前胡3g,杏仁9g,竹叶3g,生大黄粉1.5g,分

2 次,药送下安宫牛黄丸,一丸分化,2 剂,以大便畅通即停药。(《温病纵横》)

（五）内闭外脱

【临床表现】身热,神志昏愦不语,倦卧,或兼汗多气短,脉细无力或兼面色苍白,汗出淋漓,四肢厥冷,脉微细欲绝。

【辨证要点】此证是重危凶险恶候,多因邪闭心包所致。辨证抓住"内闭"和"外脱"两个要点。"内闭"即邪闭心包,表现为身热,昏愦不语;"外脱"即正气外脱,含气阴外脱和阳气外脱两种类型。气阴外脱则汗多、气短,脉细无力;阳气外脱则见面色苍白,冷汗淋漓,四肢厥冷,脉微欲绝。

【治法】清心开窍,固脱救逆

【方药】安宫牛黄丸或紫雪丹、至宝丹合生脉散或参附汤

安宫牛黄丸、紫雪丹、至宝丹、生脉散方略。

参附汤(《妇人良方》)

人参四钱　熟附子三钱

人参另炖,熟附子水煎,取汁合服。

【方解】"凉开三宝"用以清心开窍,生脉散益气敛阴固脱,参附汤回阳益气固脱。若神昏窍闭伴气阴外脱,用生脉散煎汤送服三宝之一,若神昏窍闭伴阳气外脱,用参附汤送服三宝之一。此证危急,用药务必及时快速,但固脱法是一种应急措施,特别是参附汤药性温燥,应用时应密切观察病情,一旦阳回脱止,立即停用,并根据具体证候辨证论治。

参附汤是治疗阳气衰竭和阳气浮越之脱证,效果卓著,叶天士《临证指南医案》中对本方加减运用极广。叶氏经验,治疗阳气衰竭和阳气飞越之脱证时,当酌情加味,如格阳于外,面红色亮者加童便(脱门陈案),甚则加猪胆汁(中风门杨案);若根基欲脱者,加青铅等镇逆降摄之品(吐血门某案);如阳气欲脱,神气外越,则加龙骨、牡蛎潜摄(脱门朱氏案)。参附汤加龙骨、牡蛎即现所说的参附龙牡汤,临床亦常加减应用。

现多用本方治疗心力衰竭或大失血所致的阴竭阳亡的休克症。

【验案举例】

刘某,男,12 岁。

因发热伴头痛、腰痛 5 天,于 1985 年 1 月 6 日入院。

患儿在 5 天前开始发热,体温在 39~40℃之间。头痛,腰痛,呕吐,吐物为黄色液体,汗多。前天起腹泻,每天 5~7 次,为水样便。因病情加重送入我院。门诊按流行性出血热休克收住传染科。患者平素健康,无特殊病史。当时神

志昏糊,气微神疲,四肢厥冷,冷汗如珠,斑疹密布,舌淡苔白,六脉皆伏,血压测不到。血常规:白细胞 $23.4 \times 10^9/L$,中性73%,淋巴27%,异型淋巴3%,血红蛋白150g/L。尿常规:蛋白(+++),白细胞(+),红细胞少许,颗粒管型(+)。急行中西医抢救。西医给予扩容、纠酸、强心、输液等。中医认为是由于高热、大汗、吐泻、出血等造成阴液耗竭,阴竭则阳微,转而表现亡阳的危重证候。急予参附龙牡救逆汤加味,以回阳救逆。

处方:西洋参 9g,熟附子 6g,龙骨 24g,牡蛎 30g,玉竹 12g。1 剂急煎,鼻饲。

药后一时半,脉搏、血压始现(血压为 10.0/6.7kPa),神志渐清。当巩固疗效,次日又鼻饲 1 剂,血压正常。继见口渴舌干,小便短赤,苔微黄。此乃阳回热复津伤之象,转拟清热滋阴。

处方:西洋参 9g,麦冬 12g,五味子 3g,石斛 12g,泽泻 10g,车前子 15g。

药后证情减轻,小便通利,仍感口干,心烦不舒,继以养阴生津,调理脾胃。

处方:西洋参 9g,麦冬 12g,五味子 3g,玄参 15g,生地 18g,陈皮 10g,竹茹 10g,鸡内金 9g。

药后诸症消失,住院 15 天,痊愈出院。(《江苏中医杂志》5:9,1986)

(六) 热盛动风

【临床表现】身灼热,头晕胀痛,手足躁扰,四肢抽搐,甚至颈项强直,角弓反张,牙关紧闭,神迷不清或狂乱不宁,手足厥逆,喉中痰鸣,舌干绛,脉弦数。

【辨证要点】本证可见于各种温热类温病,属邪热内陷厥阴,引动肝风之候。辨证依据两点,一是肝经热盛,见身灼热,舌干绛,脉弦数;二是实风内动,见四肢抽搐,牙关紧闭,甚至颈项强直,角弓反张,此风动是因热邪深入厥阴,耗伤阴血,阴不柔筋,热邪扰动,筋脉拘急抽动所致。

肝风内动是一种病理现象,温病中除多见于营分外,气分和血分也可见到,辨证时应注意伴随脉证,气分证动风必轻微,且伴高热汗出,舌红苔黄,血分风证必伴出血见证。

【治法】清热凉肝息风

【方药】羚角钩藤汤(《通俗伤寒论》)

羚角片一钱五分(先煎)　霜桑叶二钱　川贝四钱(去心)　鲜生地五钱
双钩藤三钱(后入)　滁菊花三钱　茯神木三钱　生白芍三钱　生甘草八分
鲜竹茹五钱(与羚角片先煎代水)

【方解】

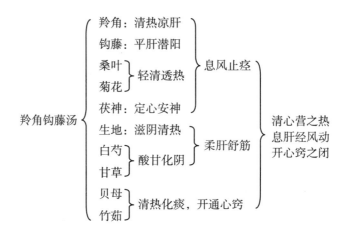

风动之证称作"痉",往往与神昏之"厥"相伴出现,病因为热炽阴伤夹痰,故治疗以清热凉肝,滋阴柔筋为主,佐以豁痰开窍。本方清透邪热,滋阴柔筋,又清化热痰,恰中病机,故为实风内动之专剂。若身热壮盛,烦渴欲饮,可加石膏、知母清泄里热;如兼大便秘结,可加大黄、芒硝攻下泄热;如神昏不醒可加紫雪丹开窍醒神;如兼喉中痰鸣,可加鲜竹沥、菖蒲、胆南星清热涤痰。

【验案举例】

黄某,男,5岁。1988年6月10日初诊。

高热3天(体温39.6℃),无汗,咳嗽,手足抽搐,曾用西药氨苄青霉素、链霉素、乙酰螺旋霉素及中药等,均不见退热。饮食不进,大便稀,每日2~3次,舌红,脉象数急。投以羚角钩藤汤加减。处方:羚羊角片3g(先煎),川贝母6g,生地5g,钩藤5g,淡竹茹5g,柴胡3g,荆芥3g,黄芩5g,桔梗2g,生甘草3g。

1剂,水煎服。

复诊:患儿服药后约2小时汗出,同时呕吐出痰涎较多。次日早晨腋下体温为37.8℃,咳嗽等症状明显减轻。继以上方再服2剂,病告痊愈。(《古方今用》)

四、血 分 证 治

血分证是热邪深入,引起耗血动血之变而产生的证候类型,多由营分证发展而来,也有气分证热盛动血而形成。此类证候的特点是出血和瘀血,特别是出血病变,病情急迫,预后不良,应及时治疗。

(一) 气血两燔

【临床表现】壮热,口渴,头痛,烦躁不安,肌肤红斑或丹痧密布,甚或吐血,衄血,舌干绛,苔黄燥,脉数。

【辨证要点】本证实为气分证与营血分证合并证候。辨证应具备两证的特点,气分热盛故有壮热,口渴,头痛,苔黄燥;营血分热毒炽盛,故见烦躁不安,斑疹及出血诸证。应注意与单纯的气分证和营血分证进行鉴别。

【治法】气血两清

【方药】无斑疹出血者用加减玉女煎(《温病条辨》)

生石膏一两 知母四钱 元参四钱 细生地六钱 麦冬六钱

水八杯,煮取三杯,分二次服,渣再煮一钟服。

斑疹显露色深者,宜用化斑汤(《温病条辨》)

生石膏一两(捣细) 知母四钱 生甘草三钱 玄参三钱 犀角二钱 白粳米一合。

水八杯,煮取三杯,日三服。渣再煮一钟,夜一服。

肌肤丹痧密布,咽喉红肿糜烂,声哑气急,杨梅舌者,宜用凉营清气汤(《丁甘仁医案》)

犀角尖五分(磨冲) 鲜石斛八钱 黑山栀二钱 牡丹皮二钱 鲜生地八钱 薄荷叶八分 川雅连五分 京赤芍二钱 京玄参三钱 生石膏八钱 生甘草八分 连翘壳三钱 鲜竹叶三十张 茅芦根各一两(去心、节) 金汁一两(冲服)

证情严重,有出血者,用清瘟败毒饮(《疫疹一得》)

生石膏大剂六至八两 中剂二至四两 小剂八钱至一两二钱 生地黄大剂六钱至一两 中剂三至五钱 小剂二至四钱 犀角大剂六至八钱 中剂三至五钱 小剂二至四钱 真川连大剂四至六钱 中剂二至四钱 小剂一钱至一钱半 栀子 桔梗 黄芩 知母 赤芍 玄参 连翘 甘草 丹皮 鲜竹叶(以上十味原书无用量)

先煮石膏数十沸,后下诸药,犀角磨汁和服。

【方解】加减玉女煎是以《景岳全书》玉女煎去牛膝、熟地,加细生地、玄参而成。方用石膏、知母清气分之热,生地、玄参、麦冬凉营养阴,故属气营两清之方,仅适用于气营两燔之轻证。

化斑汤即白虎汤加犀角(已禁用,现以水牛角代)、玄参而成。陆子贤说:

"斑为阳明热毒。"阳明主肌肉，阳明热盛，灼伤血络，故发斑。斑多伴随气分热盛之证，故以白虎汤清阳明气分热邪，以断发斑之源，用犀角、玄参凉血解毒化瘀，是针对斑出色深而设。

凉营清气汤有玉女煎、凉膈散、犀角地黄汤诸方合用之意。取栀子、薄荷、竹叶、连翘、川连、石膏清泄气分热邪，用犀角、丹皮、生地、赤芍、金汁凉血化瘀解毒，以石斛、元参、茅根、芦根养阴清热，生甘草调和诸药。诸药合用，以达气血两清目的。本方主要用于烂喉痧毒燔气血之证。

清瘟败毒饮为余师愚治疗温疫的起手方，由白虎汤、黄连解毒汤、清营汤、犀角地黄汤合用去粳米、黄柏、银花、丹参、麦冬加桔梗而成。集四方辛寒清气、清热解毒、清营养阴、凉血化斑之优势，形成合力，有大清里热、峻解热毒、凉血止血作用，故名清瘟败毒饮。

清瘟败毒饮分大、中、小三种剂量，主要取决于四味主药的用量。具体用法，余师愚注道："六脉沉细而数即用大剂；沉而数者即用中剂，浮大而数者用小剂。"六脉沉细而数，说明热毒深重、营阴大伤，故用大剂。沉而数者，说明热毒深重，但阴伤不甚，故用中剂。浮而数者，说明热毒虽重，但正气充足，用小剂即可。临床应用本方时，应根据病情，掌握剂量。若热毒猖獗，病势沉重者，宜大剂投之，方可求效。但本方寒凉过甚，若病热尚轻者，其量宜轻，不可过重而徒伤正气。若见热极动风者，宜加入羚羊角末1~2分（冲服），钩藤五钱、菊花三钱以凉肝息风。若见腑满便秘者，宜加入大黄三钱（后下）、芒硝一钱（分冲）以攻下热结。若神昏谵狂者，宜同服安宫牛黄丸以清心豁痰开窍。若见疹色青紫，紧束有根，此胃热极盛，血气反郁滞不行，本方加紫草、红花、归尾以活血清热。若斑疹外出不快，而兼腹满胀痛，大便秘结，此为里实而气机壅塞不通，当合以调胃承气汤治之。若血虚宜兼养阴，加石斛、熟地、童便。

【验案举例】

例1 鄂某，女，19岁。

患者7天前曾有畏寒发热，疲乏无力。3天前去游行回来，自觉口干苦，饮冷水后，当晚有寒战高烧，体温39.6℃不降，1976年10月23日以高烧待查收入住院。查体温39.8℃，神清、皮肤及巩膜无黄染，全身皮肤未见皮疹及出血点，颈软，心界不大，心率120次/min，律整，未闻及病理性杂音，两肺呼吸音正常，腹部平软，右上腹有压痛，肝在右肋下可及，神经反射正常，舌苔白厚腻，脉象弦数。化验：血白细胞7.6×10^9/L，中性粒细胞百分比68%，淋巴细胞百分比32%。

住院 1 周内,体温呈弛张型,最高为 39~40.4℃,服退烧药后,体温降至正常,但 2~3 小时后又上升至 39℃以上。查疟原虫(-);肝功能:谷丙转氨酶 165~284U/L;肥达试验入院后第 5 天查 H<1∶80,O<1∶80,甲型副伤寒、乙型副伤寒阴性;再隔 4 天查 H<1∶320、O<1∶80、甲型副伤寒、乙型副伤寒阴性;再隔 4 天又复查,未见继续增高;血嗜酸性粒细胞直接计数 2 次均为 2.2×10^9/L,胸片(-),心电图示窦性心动过速;血培养:有金黄色葡萄球菌。尿及大便培养三次均为(-)。

　　在治疗上,1 周内曾用过青霉素、四环素、链霉素,症状未见减轻,体温仍在 39.5℃,而转我病区,乃停用抗生素,亦未输液,单纯中医中药治疗。

　　中医辨证:初起有寒热,舌苔白腻,脉象弦数,有湿热见证。继则寒战高热汗出,形如疟状。目前但热不寒,口干唇燥,大渴喜凉饮,面赤,口苦黏腻,胸腹扪之灼手,大便日行一次,黏滞不爽,溲黄而热,脉象滑数有力,苔褐,根部黄腻,舌质红绛。证属伏暑,系夏令感暑湿之气,至秋复感凉而发。观其病程变化苔由白腻转为黄褐,为暑湿化燥之象。身热面赤,口干唇燥,渴喜冷饮,乃暑热在气分之证。舌质红绛,则为暑热伏于营分之证,乃是气营两清。方从《温病条辨》玉女煎去熟地、牛膝加细生地、玄参方加味治之,少佐苦寒以燥湿。药用:

　　生石膏二两,知母四钱,玄参四钱,细生地八钱,麦冬六钱,淡竹叶三钱,银花一两,连翘四钱,黄芩四钱,黄连面(冲)一钱。

　　服药 2 剂后,体温退至 38℃,汗出,口苦饮冷等症好转。小溲转清,大便通畅,精神转佳,苔由黄褐转为薄黄,舌质由红绛变为淡红,脉来细数,此属营热转气,病有缓解之势,乃投白虎汤加减,增入解肌之柴、葛及辛凉之品,以图清泄气分之邪热。药用:

　　生石膏二两,知母四钱,葛根四钱,柴胡三钱,薄荷(后下)二钱,淡竹叶四钱,银花一两,连翘一两。

　　上方服 3 剂后,体温降至 37℃,又投 3 剂,体温为 36℃,病向告愈,唯伏暑之邪伤及胃阴,治当益胃养阴,虑及余邪未尽,尚有复发之变,辛凉之品应当酌情增入,药用:

　　银花五钱,连翘五钱,淡竹叶三钱,麦冬三钱,沙参三钱,细生地八钱,苡仁一两,山药五钱,扁豆四钱。

　　服上方 5 剂后,热未再发,纳谷大增,二便通畅,夜寐亦酣,精神舒畅。血培养(-)。住院共 19 天,痊愈出院。门诊复查肝功能正常。(《新医药学杂志》

6:14,1978）

例2 官某,年15岁。

原因:辛酉年八月染疫,前医叠次攻下而无效。

证候:初起恶寒头痛,四肢酸疼,迭经误治,遂致舌胀满口,不能言语,昏不识人,呼之不应,小便自遗,便闭旬余,大小腹胀,按之极硬。

诊断:六脉洪大,齿垢紫如干漆,脉证合参,此极重之温疫昏厥也。医者不明病源,发表数次,大耗血液,温补药多,更助血火,火炽津伤,上蒸心脑,下烁胃肠,病之所以酿成坏象也。

疗法:汤丸并进,重用生石膏直清阳明,使血敷布十二经,退血淫热为君,犀角(已禁用,现用水牛角代)、川黄连、黄芩、连翘泻心肺之火为臣,玄参、生地、知母抑阳扶阴,泻其亢甚之火而救欲绝之水为佐。丹皮、赤芍、栀子泻肝经之火为使。令其先用水送服糖衣丸(自制丸药,成分不清)5粒,接服蓖麻油一两,服后约一时许,大便自下,大小腹自软,速进汤药2剂,头煎调服安宫牛黄丸两颗。

处方:生石膏八两(研面),真犀角四钱(已禁用,现用水牛角代),小川黄连四钱,黄芩四钱,青连翘三钱,玄参一两,鲜生地一两,知母八钱,丹皮三钱,赤芍三钱,焦栀子三钱,生绿豆二钱,鲜竹叶五钱(煎汤代水),安宫牛黄丸两颗。

二诊:六脉和而略大,齿垢净尽,舌尚干,唯昏谵未尽除,是余热未清,原方减其用量,再进两服,间用安宫牛黄丸一颗,药汤调服。

处方:生石膏四两(研面),真犀角二钱(已禁用,现用水牛角代),小川黄连二钱,黄芩二钱,青连翘三钱,玄参六钱,鲜生地八钱,知母六钱,粉丹皮三钱,赤芍二钱,焦山栀三钱,生绿豆一两,鲜竹叶二钱,安宫牛黄丸一颗(研面,药汤调服)。

三诊:六脉和平,舌苔退而微干,时见错语,仿增液汤意,令其连进两剂,间用万氏牛黄丸一颗,药汤调下。

生石膏二两(研面),细生地八钱,知母六钱,连心麦冬四钱,万氏牛黄丸一颗(研面,药汤调下)。

效果:8日即能起坐,旬余胃健而愈。(《重印全国名医验案类编》)

(二)热盛迫血

【临床表现】身体灼热,躁扰不安,甚或昏狂谵妄,斑色紫黑,成片成块,或吐衄便血,舌质深绛,脉数。

【辨证要点】此证是血分证的典型证候,辨证依据即热盛迫血与热瘀交结。热盛迫血则身灼热,神志烦乱,斑疹出血;热炼营血,血稠成瘀,热瘀交结则舌质深绛。临证时只要见到出血伴热象,即可辨为此证。

【治法】凉血散血,清热解毒

【方药】犀角地黄汤(引《温病条辨》)

干地黄一两　生白芍三钱　丹皮三钱　犀角三钱

水五杯,煮取二杯,分二次服,渣再煮一杯服。

【方解】

犀角地黄汤 {
犀角:清热解毒,凉血止血
生地:清热凉血,滋阴养液
芍药:和营敛阴,凉血泄热
丹皮:清热凉血,活血化瘀
} 活血助止血 凉血不留瘀

犀角地黄汤是治疗血分证的代表方剂,既有凉血止血之长,又有活血化瘀之功。方中犀角现已禁用,多以水牛角刨丝代替,用量以原方犀角用量十倍为宜,药力才能匹敌,方中芍药以赤芍为宜,因赤芍清热凉血活血祛瘀,治疗血分证比白芍效优。还可加入紫草、丹参、玄参、大青叶等增强凉血解毒化瘀之效。神识不清者可加安宫牛黄丸一粒化开冲服。出血显著者,加入鲜生地、鲜小蓟、鲜白茅根汁服用。

若出现气随血脱之证,须急投独参汤、参附汤益气固脱。

【验案举例】

文某,女,17岁。

初诊日期:1934年7月下旬。

酷暑天时,姻侄病重,邀余一诊。据其父母代诉:因其在湘潭女子中学肄业时,住该校宿舍楼,每日恒用冷水洒湿地板,而后着席而卧。暑假归家,突作高热,神志昏迷,言语错乱,气急唇绀,呕吐不止,张口欲饮,大便溏黑,小便短黄。前医曾给服桂枝、葛根等药,其症更甚。余近席细察,诊得脉弦而长,舌质绛,析前医之训,参其脉症,可辨为:热伤营血,内陷心包之重证。法当凉血解毒,和营透气。取犀角地黄汤加味。

犀角3g(已禁用,现用水牛角代),生地黄20g,杭白芍12g,牡丹皮10g,生扁豆12g,鲜荷叶20g。

二诊:2日内进上方3剂,高热渐减,已省人事,呕吐、气急、口渴皆平,唇转红润,小便色黄,脉舌同前。余思其仍有余热在里,嘱服原方3剂,另取荷露适量,白糖调服作茶饮。

三诊:药后诸症尽平,举家大喜,再拟清心、养阴、健脾、益气之品,以固后效。

按:暑温之疾,夏令独见,多因疫毒火热之气而成。古人有"暑多夹湿""热重于湿者为暑温"的论述。该案于酷暑之季,久卧湿地,暑湿浸淫,耗伤营血,内陷心包,故有神昏谵语,口渴便黑,溲黄等见症。治宜凉血解毒、和营透气之剂。前医未明此理,欲其热从汗解,取辛温达表之味,似如"釜底加薪",此乃治"暑温"之忌,不可不究也。(《言庚孚医疗经验集》)

(三)热与血结

【临床表现】少腹坚满,按之疼痛,小便自利,大便色黑,神志如狂,或清或乱,口干而漱水不欲咽,舌紫绛色黯或有瘀斑,脉沉实或涩。

【辨证要点】本证乃热毒内陷血分,与瘀血结于下焦之候,原因有两种,一是热入血分,炼血损络成瘀,热瘀相结;二是患者下焦素有瘀血,复患热病,热瘀相结。辨证首先确定病位在下焦,少腹坚满、按之疼痛是主证,其次确定病因是热瘀相结,表现为身热,舌紫绛色黯或有瘀斑,脉沉涩。

小便自利,大便色黑是与蓄水证小便不利相鉴别,口干而漱水不欲咽是热邪燥津,气机不通,水难以下行之故。

【治法】攻下泄热,活血逐瘀

【方药】桃仁承气汤(引《温病条辨》)

大黄五钱,芒硝二钱,桃仁三钱,芍药三钱,丹皮三钱,当归三钱。

水八杯,煮取三杯,先服一杯。得下,止后服。不知,再服。

【方解】此方出自《温疫论》,即《伤寒论》桃核承气汤去桂枝、甘草之温热,加丹皮、赤芍、当归而成。方用大黄,芒硝泄热逐瘀破结,桃仁、丹皮、当归、赤芍清热凉血,活血化瘀,欲使热瘀随大便外泄。

【验案举例】

李某,女,21岁。1980年4月10日初诊。一年来每次月经来潮时腹痛,痛引腰痛,经量少,色黑夹少量瘀块,经期3~5天,周期28~30天。由于感冒高烧后,行经时腹痛加剧,不能坚持工作。就诊时,正值行经一天,量少色黑,瘀块较多,少腹胀痛,口渴心烦,大便干结,小便黄赤,舌红,尖边有瘀点,脉沉弦而数。根据脉证,为气滞血瘀夹热之蓄血证,治以理气活血,佐以泄热通下法,方用桃仁承气汤加味。

处方:桃仁10g,大黄10g,元明粉10g(单包冲服),赤芍10g,当归10g,香附 10g,2 剂,每日 1 剂,水煎服。

4 月 13 日再诊:腹痛大减,经量增多,无烦渴,大便通利,脉弦缓,舌苔转白,尖边仍有瘀点,原方 3 剂。并嘱每次月经前服药 3 剂,连服 2 月后,至今半年月事正常。

五、阴虚邪恋证治

阴虚邪恋证是指温病后期,虽经多方治疗,但阴液亏损,余邪未尽而表现的不同证候类型。温病最易伤阴,到了后期,大邪已退,阴伤的特点就突显出来,所以,后期的辨证要抓住阴虚的特点,治疗应以育阴清热为主。

（一）余邪未净,肺胃阴伤

【临床表现】身热不甚或不发热,干咳不已或痰少而黏,口舌干燥而渴,舌红少苔,脉细。

【辨证要点】本证多见于以肺为病变中心的温病后期,如风温。余邪未净,故低热干咳。肺胃阴伤故口舌干燥而渴,舌红少苔,脉细。此证应无颧红、骨蒸潮热、手足心热甚于手足背等肝肾阴虚之象。

【治法】甘寒生津,滋养肺胃

【方药】沙参麦冬汤(《温病条辨》)

沙参三钱 玉竹二钱 生甘草一钱 冬桑叶一钱五分 麦冬三钱 生扁豆一钱五分 花粉一钱五分

水五杯,煮取二杯,日再服。

【方解】沙参麦冬汤是甘寒滋养肺胃津液的代表方剂。以沙参、麦冬、天花粉、玉竹甘寒之品,生津养液,滋补肺胃;扁豆、甘草和中益胃;桑叶轻透余邪。全方清凉甘润而不滋腻,生津养阴偏补肺胃。若无干咳是偏胃阴虚,还可应用《温病条辨》益胃汤:沙参三钱,麦冬五钱,冰糖一钱,细生地五钱,玉竹一钱五分。

【验案举例】

何某,女,6 岁。1998 年 9 月 12 日初诊。其母代诉:发热持续 8 天,体温 38.5~40℃,在某医院检查:白细胞 14.7 × 10⁹/L,中性粒细胞百分比 67%,淋巴细胞百分比 33%)。胸透:心肺正常。证见形羸体弱,唇赤,舌红,苔黄干,脉数,肌肤燥热,纳少寐烦,口渴引饮,咳嗽少痰,大便秘,小溲赤。此乃秋令燥热,耗伤肺胃津液。以清润燥热、滋养肺胃为治。方用沙参麦冬汤加味:沙参

12g,麦冬、桑叶、玉竹、地骨皮、知母各 9g,扁豆 15g,花粉 10g,鲜芦根 24g,大黄 5g,甘草 3g,服 2 剂。

9 月 14 日复诊,热减(体温 37.5℃),口渴已瘥,知饥求食,但量不多,咳嗽反增,大便一次量多,小便黄,汗微出,舌边尖红,苔薄黄,脉数,药达病所,方略调整,芦根减为 18g,大黄改为 3g,去麦冬加煮半夏 5g,百合 10g,再投 2 剂。

9 月 16 日,三诊热邪撤清,咳嗽见瘥,食量增加,大便日行 2 次,小便淡黄,舌边尖淡红,苔薄黄,脉数。拟前方减大黄、芦根、地骨皮加茯苓 9g,荷叶 9g,再进 2 剂,巩固疗效。

（二）余热未尽,气津两伤

【临床表现】身热多汗,心胸烦闷,气逆欲呕,口干喜饮,或虚烦不寐,舌红苔少,脉虚数。

【辨证要点】此证是温病后期,余邪留恋,里热未清,而气津两伤,胃气不和所致。辨证依据有三点,一是余热症状,如身热烦闷;二是气津两伤症状,如多汗口干喜饮;三是胃气不和症状,如恶心、纳呆。此与肺胃阴虚证相比,热势较高,且有气虚、胃失和降之象。

【治法】清热生津,益气和胃

【方药】竹叶石膏汤(《伤寒论》)

竹叶二把　石膏一斤　半夏半升(洗)　麦门冬一升(去心)　人参二两
甘草二两(炙)　粳米半斤

上七味,以水一斗,煮取六升,去滓,内粳米,煮米熟,汤成去米,温服一升,日三服。

【方解】

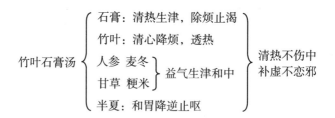

本方是由白虎汤加减而成,热势不盛故去苦寒之知母,易为竹叶,气津两伤故加人参、麦冬,胃失和降故加半夏。半夏虽辛温,但溶入多数寒凉药中,不会助热,且使虚弱之中气不被寒药所伤。诸药合用,清补两顾,和中降逆,能胜任温病后期调理重任。

【验案举例】

例1　白某,女,69岁,2022年5月31日初诊。

主症:头面部及耳朵烧、脑鸣、汗多10余年,头烧严重时要用冰块冷敷才能缓解,汗多湿透衣衫。前几年曾有医生用泻火药后,头身发冷,过一段时间又烧。已经找过很多医生,用中药和西药治疗没有明显疗效,已经失去治疗信心。最近头烧耳烧复发,由于其丈夫患"特发性血小板减少性紫癜"经我治疗效果显著,故重拾信心,随夫前来就诊。现除头烧、耳烧、脑鸣外,身热,汗大出,口大渴,自觉舌头和腿脚有针刺样感觉,耳痒,眼干难睁,晨起胃疼,呃逆,失眠,纳可,大便溏泄,舌红苔白少津,脉浮洪,右大于左。

诊断:发热。

辨证:太阳阳明同病。方选桂枝汤合竹叶石膏汤化裁。

处方:桂枝10g　白芍10g　生石膏30g　淡竹叶6g　法半夏6g　麦冬15g　党参10g　甘草6g　麻黄根10g　浮小麦10g　煅牡蛎15g　黄芪15g　白术10g　防风10g,生姜10g,大枣3枚。7剂水煎服。

2022年6月7日复诊:服上药头烧汗多明显减缓,胃疼呃逆诸症基本消失。继用上方7剂。

6月14日复诊:已没有头烧耳烧感觉,出汗基本正常,仍有脑鸣,眼干,便溏,舌淡红苔白,脉缓弱。上方减少寒凉药,加益气养阴药。

处方:桂枝15g　白芍15g　生石膏20g　淡竹叶6g　法半夏10g　麦冬30g　党参20g　甘草6g　麻黄根10g　浮小麦10g　煅牡蛎15g　黄芪20g　白术10g　防风10g　枸杞子10g　菊花10g。14剂,水煎服。

6月29日陪丈夫复诊告知,上方14剂没喝完就全身舒坦,服完药再无症状,原来双手指经常拘紧现在也好了。

按语:患者可能因感受风寒,未能及时彻底治疗,遗留头烧、身热汗出诸症,后来虽经多方医治,终因治不得法没有好转,且越来越重,变症迭发。现虽头面耳朵烧灼异常,大汗大渴,但体温正常,没有发热。详细问诊,热汗主要在人体上部,尤其是头面,下肢仍然怕冷。现在有自觉身大热,大汗,口大渴,饮不解渴,脉象洪大。由此推断病在太阳阳明之间,阳气阴液大伤。故用《伤寒论》桂枝汤和竹叶石膏汤合方,调和营卫、益气养阴、清泄里热,汗为心之液,大汗为气阴大伤的主要原因,故在方中又配合玉屏风散和牡蛎散以益气固表、收敛止汗。患者服用后里热大减,肌表营卫经脉通调,气阴逐渐恢复,故诸症缓解,就连胃痛、呃逆诸症也随之消失。

例 2　患者麻某,男性,18 岁,工人。

初诊:突然寒战高烧,头痛,全身痛,小腿痛,微汗,口干,渴不欲饮,大便秘,小便短赤,苔薄白,舌质红,脉象浮滑而数,体温 39.7℃,面潮红,眼结膜充血,腓肠肌压痛。血清暗视野显微镜检查,查到钩端螺旋体 11 条/滴,血培养钩端螺旋体阳性。

治则:辛凉解表兼清气热,服银翘散加生石膏八钱,知母四钱,鲜白茅根二两,一剂。

二诊:服药后热退,头及身痛大见减轻,但在十余小时后体温又上升至38.9℃,尿短赤,大便 1 次,便干,脉滑数,苔薄白,宜清热解毒、增液通下,服银翘增液汤一剂。

三诊:热退身凉,口仍干渴,大便未解,脉细数,舌尖红,继服银翘增液汤加生大黄三钱,芒硝四钱,一剂。

四诊:服上方解稀便 2 次,口干渴消失,仅腿困乏力,服竹叶石膏汤善后调理,经观察 3 天后,痊愈出院。第 3 周来复查,患者无任何不适。(《温病汇讲》)

(三) 阴虚火炽

【临床表现】身热,心烦不得卧,消渴不已,舌红苔黄或薄黑而干,脉细数等。

【辨证要点】本证的辨证要点是既有身热心烦不卧的心火亢盛之症,又有消渴不已,苔干脉细数的肾阴虚表现。是温病后期热伤肾阴,水火不济,而引起心火亢盛。

【治法】育阴清热

【方药】黄连阿胶汤(引《温病条辨》)

黄连四钱　黄芩一钱　阿胶三钱　白芍一钱　鸡子黄二枚

水八杯,先煮三物,取三杯,去渣,内胶烊尽,再内鸡子黄搅令相得,日三服。

【方解】本方出自《伤寒论》。用黄芩、黄连苦寒清热以泻心火,用阿胶、白芍滋阴和营以补肝肾,配鸡子黄养心安神并补肾。吴鞠通解释曰:"以黄芩从黄连,外泻壮火而内坚真阴;以芍药从阿胶,内护真阴而外捍亢阳。名黄连阿胶汤者,取一刚以御外侮,一柔以护内主之义也。"本方是刚柔相济,抑火而补阴之方。

若暑温后期而见此证,还可使用《温病条辨》连梅汤(黄连二钱,乌梅三钱,麦冬三钱,生地三钱,阿胶二钱)。此方黄连与乌梅酸苦相配,清心并泄热,阿胶与麦冬、生地相伍,主养肾阴,与上方主治、功用相似,但清热之力不及上方,滋阴作用优于上方。

【验案举例】

例1　刘某,男,26岁。1978年2月20日初诊。

去冬新婚,今病发2天,壮热(体温39.5℃),汗出不解,烦躁不安,口渴,唇裂,面赤,鼻干,此合叶氏所谓:"风挟温热而燥生,清窍必干。"即从新感温病着眼。拟辛凉解表,方用银翘散加减,服一剂,体温(40℃)反增,且烦躁不寐益甚,又认为系太阴邪热乘虚入于胸中,改用栀豉汤加竹叶、连翘、芦根。药后,不仅壮热持续,且现舌绛神糊,脉细数,传变之势方兴未艾。重新细诊,忆及《温病条辨》"少阴温病,真阴欲竭,壮火复炽,心中烦不得卧者,黄连阿胶汤主之"的明训,乃确诊系伏气温病,病在少阴。改用育阴清热之黄连阿胶汤,当天早晚各服一剂,少量频进。翌日热减、神安、舌绛转润,为津液来复,化险为夷的良好转归。原方去黄芩,减黄连以防苦寒化燥伤阴,益以生地、麦冬以增养阴生津之能。以本方入20余剂,逐渐恢复健康。(《浙江中医杂志》12(19):19,1984)

例2　王某,女,23岁。1971年7月8日初诊。

患流行性乙型脑炎高热7天,现已热退神清,可是自觉心烦、口渴欲饮,喜冷饮,夜里不能入睡,辗转不安,四肢麻木,舌红苔黄燥,脉弦细而数。

辨证为暑热之邪耗伤气阴,余热扰心,致使心肾不交之阴虚阳亢证。

处方:黄连10g,乌梅15g,生地15g,麦冬15g,阿胶15g(另炖冲服),女贞子10g,石斛15g,栀子10g。3剂,水煎服。

复诊:服后心烦、口渴、肢麻明显减轻,夜里能够入睡,但睡不实,多梦,舌红苔薄脉弦细,上方加柏子仁10g,牡蛎15g,2剂。(《临证治验》)

(四)肾阴耗损

【临床表现】身热不甚,久留不退,手足心热甚于手足背,咽干齿黑,舌质干绛,甚则紫晦,或神倦,耳聋,脉虚软或结代。

【辨证要点】本证为重证温病后期的表现,多见于春温等易耗肝肾之阴的病变后期,临床表现虽然复杂,但辨证要点是阴虚阳亢的表现,如咽干齿黑,舌干绛枯萎,低热不退,脉细软无力。若高热则非此证,若耳聋伴胸胁苦满、口苦、咽干、目眩、脉弦,非本证而属少阳病。

【治法】滋阴养液

【方药】加减复脉汤（《温病条辨》）

炙甘草六钱　干地黄六钱　生白芍六钱　麦冬五钱（不去心）　阿胶三钱　麻仁三钱

水八杯,煮取八分三杯,分三次服。剧者加甘草至一两,地黄、白芍各八钱,麦冬七钱,日三,夜一服。

【方解】本方由《伤寒论》炙甘草汤去人参、桂枝、生姜、大枣加白芍而成,为温病后期肝肾阴虚的治疗主方。方中炙甘草补脾胃中气以化生气血,补"后天"以充"先天"。生地、阿胶、麦冬、白芍、麻仁五味养阴生津润燥,直补肝肾。全方滋阴潜阳,补肾可退虚热。

【验案举例】

例1　陈某,男性,年不足20岁。

患湿温炽热身体困重,自汗不解,舌苔腻而灰黯,脉数而有涩象,当根据治湿热交盛时期一般疗法,用苍术、白术、黄芩、滑石等药,可是药入虽多未见效用,而病情反复,却无法制止,最后竟愈转愈重,愈变愈恶,一转而为温热耗阴之候。舌干缩,苔光剥,神昏嗜睡,气息低微,耳聋,目昧,两颊飞红,不时呢喃呓语,六脉如游丝不应。环顾病情,已是危机四起,不得已乃出"背城一战"之计,投以加减复脉汤加味,用龟板、鳖甲、牡蛎各一两,干生地五钱,炙甘草二钱,生白芍四钱,火麻仁三钱,麦冬三钱,驴皮胶三钱,另用安宫牛黄丸一颗送服。俟药入约24小时以后,余续往诊视,患者神识已较爽慧,面目红晕不退,耳聋微闻,脉象由根俱起,自言唯觉口咽部疼痛异常,细视看则见舌上满布粉白色厚苔,扪之觉润泽,当认为津液已经来复,病情化险为夷,乃续投清理余邪之剂。(《北京中医学院学报》1:54,1960)

例2　谭某,男,9岁。

患儿于1岁9个月时,突然发热,浮肿,当时诊为急性肾小球肾炎,以后曾在多院住院,诊为慢性肾小球肾炎。曾用中西药物治疗,疗效不显,近3年来家长失去信心,未予治疗。1976年12月底,患儿发热、咳嗽,以后出现嗜睡、鼻衄、恶心、呕吐、尿少,于1977年1月4日急诊入院,入院时体检:明显消瘦,皮肤干燥,鼻翼煽动,呼吸困难,心律不齐。实验室检查:CO_2结合力15.0mmol/L,尿素氮27.5mmol/L,血红蛋白58g/L。诊断慢性肾小球肾炎,尿毒症,酸中毒,继发性贫血。入院后立即采取紧急措施,输液、纠正酸中毒及脱水,予抗生素,同时予中药真武汤、生脉散加味方(附片二钱,炒白芍四钱,炒白术三钱,茯苓三钱,干姜二钱,党参四钱,甘草二钱)处理后症状稍有稳定,CO_2

结合力上升,但全身症状无大改善,仍处于嗜睡衰竭状态,同时有鼻衄、呕吐咖啡样物。

1月6日血红蛋白下降至45g/L,当时曾予输血。1月7日患儿情况转重,不能饮食,恶心呕吐频频发作,服药亦十分困难,大便1日数次,呈柏油样便,且有呕血,呼吸慢而不整,14~18次/min,心率减慢至60~80次/min,当予尼可刹米、洛贝林、生脉散注射液等交替注射,并向家属交代病情,危在旦夕。1月8日患儿情况:继续呈现嗜睡衰竭状态,面色晦暗,呼吸减慢,心率减慢至60次/min。大便仍为柏油便,急请会诊。会诊时患儿呈嗜睡蒙眬状态,时有恶心呕吐,呼吸深长而慢,脉沉细微弱无力而迟,舌嫩润齿痕,尖微赤,苔薄白干中心微黄,同意儿科诊断,中医辨证方面当时按辨证论治五步分析,患儿症状主要是恶心呕吐,进食困难,嗜睡半蒙眬状态,呕血便血,按照中医理论这些症状应属于脾胃败绝之象,因此,第一步定位在脾胃,患儿呈嗜睡状,脉沉细无力而迟,舌嫩齿痕尖微赤中心稍黄,按照中医理论这些表现属于气阴两虚,结合患儿全身情况看,应属气阴两竭,因此第二步定性为气阴两竭,定位与定性合参,即可定为脾胃气阴两竭,但分析患儿发病全过程,患儿肾病日久,一直未愈,当前主要症状,系继发于原有肾病基础之上,原发病应在肾,因此第三步应定为病在肾,波及脾,兼及心肺,证属气阴两竭,第四步在治疗上补肾、补脾、补心、补肺均应考虑,但由于其原发病在肾,根据治病求本原则,因此第四步则应重点在补肾,在配伍上补肾应同时治其所胜及所不胜,第五步则应在补肾的同时兼治心脾。基于上述分析,因此以参芪地黄汤加竹茹为治,处方:人参二钱另煎兑入,党参五钱,黄芪五钱,细生地八钱,苍白术各二钱,五味子二钱,丹皮二钱,茯苓五钱,泽泻二钱,淡竹茹三钱,服上方1剂,患儿症状即有好转,心率转为84次/min。以后继续服上方3剂,患儿恶心呕吐基本控制,已有食欲,能进少量饮食。1月12日患儿出现发热,大便溏泄,且有完谷不化现象,又请会诊,考虑此属饮食不节所致,前方加葛根三钱,川黄连五分,干姜五片,病房同时给黄连素、青霉素、氯霉素,1月17日会诊时情况稳定,食纳增加,但大便仍为每日3~4次,体温仍在38.0℃。由于患儿情况逐日好转,病房改病危为病重。

1月24日请会诊,考虑患儿气虚现象已经基本控制,当前以补肾阴为主,因此改用麦味地黄汤合竹叶石膏汤同进,并建议病房停用所有抗生素,服药5剂后,体温逐渐下降至37.2℃。

2月3日再请会诊,为了加强补肾养肝作用,除仍用麦味地黄汤合竹叶石膏汤外,再加用三甲复脉汤,服药后 2 天,体温即完全下降至正常范围。

2 月 9 日再请会诊,由于体温已经正常,患儿这几天饮食稍差,因去三甲复脉汤,改用麦味地黄汤合竹叶石膏汤、加味枳术丸,以后继续服本方多剂,患儿情况良好,精神饮食、睡眠、大小便基本正常,无明显自觉症状,玩乐如常。病房用中药治疗过程中除因患儿 CO_2 结合力总在低界,常用碳酸氢钠以纠正其酸中毒以外,未作其他特殊处理,由于患儿自觉症状已经消失,因此于 3 月 16 日要求出院,出院时实验室检查未恢复正常,CO_2 结合力 16.8~18.2mmol/L,尿素氮 20.2mmol/L,尿蛋白 +++,血红蛋白 58g/L,出院后 3 月 31 日来我处门诊,仍用参芪麦味地黄汤加竹茹、益母草、白茅根,嘱每日 1 剂,不用任何其他中西药物,4 月 21 日门诊复诊,血红蛋白上升至 95g/L,CO_2 结合力 19.1mmol/L,尿素氮 13.6mmol/L,仍予前方不变,6 月 22 日再来门诊复查,尿素氮下降为 10.1mmol/L,CO_2 结合力上升至 21.1mmol/L,血红蛋白上升为 100g/L,尿蛋白为 ++,由于患儿无任何症状,玩乐如常,因此以上方改制为蜜丸常服,1978 年 4 月 4 日再来门诊复查,血红蛋白 103g/L,尿素氮 8.2mmol/L,9 月患儿母亲来告,患儿最近又复查 1 次,一切完全正常,已经入小学上学,尿蛋白亦转阴性,基本治愈。

此病例从温病角度来看,其病程中出现发热一段,基本上属于素体肝肾虚损不足,复又新感外邪,属于正虚邪实,邪少虚多之候。我们在临床处理上,毅然全部撤去抗生素,速与三甲复脉汤,果然一药热退,正气渐复,并达到了完全治愈的疗效。这是我们遵循上述治疗原则的效果,于此也说明了上述治疗原则在临床中的指导意义。(《温病条辨讲解》)

(五)虚风内动

【临床表现】手足蠕动或瘈疭,心中憺憺大动,甚则时时欲脱,形消神倦,齿黑唇裂,舌干绛或光绛无苔,脉虚。

【辨证要点】本证是因肾阴亏损,水不涵木,筋脉失养而拘急风动,也可由实风内动未能扭转,长久演变而来。辨证要点有二,一是有明显的肾阴耗损表现,如形瘦神倦,齿黑唇裂,舌干绛无苔等;二是有风动之象,如手足蠕动或瘈疭,关节拘挛,目瞪口呆等,本证与热盛动风的鉴别主要看伴随症状。热盛动风是由热盛引起,故伴高热等一派亢奋之象,此证动风是由阴虚所致,故伴阴衰等虚弱之象。热盛动风发生在疾病的极期,此证则发生在温病的末期。

【治法】滋阴息风

【方药】三甲复脉汤(《温病条辨》)

炙甘草六钱　干地黄六钱　生白芍六钱　麦冬五钱(不去心)　阿胶三钱　麻仁三钱　生牡蛎五钱　生鳖甲八钱　生龟板一两

水八杯,煮取八分三杯,分三次服。

如因误治阴衰严重而时时欲脱、纯虚无邪者,宜用大定风珠,以留阴敛阳,防止虚脱。

大定风珠(《温病条辨》)

生白芍六钱　阿胶三钱　生龟板四钱　干地黄六钱　麻仁二钱　五味子二钱　生牡蛎四钱　麦冬(连心)六钱　炙甘草四钱　鸡子黄(生)二枚　生鳖甲四钱

水八杯,煮取三杯,去滓,再入鸡子黄,搅令相得,分三次服。喘加人参;自汗者,加龙骨、人参、小麦;悸者,加茯神、人参、小麦。

【方解】三甲复脉汤即加减复脉汤加牡蛎、鳖甲、龟板三味而成,方以加减复脉滋养肝肾,柔润舒缓筋脉,加三甲(牡蛎形似鳖甲,均称三甲)重镇潜阳,滋阴息风。

若风动伴汗出不止,手足厥冷,抽搐不已,是正气欲脱之象,宜改用大定风珠加人参。大定风珠是三甲复脉汤再加五味子、鸡子黄,在滋阴潜阳息风的基础上,又增收敛功效,加入人参,方内就含有生脉散三味药物,因此,可用于正气欲脱之证。

【验案举例】

例1　张某,女,1岁,因发热咳嗽已5日,于1959年1月24日住某医院。

住院检查摘要:体温38℃,皮肤枯燥,消瘦,色素沉着,夹有紫斑,口四周青紫,肺叩诊浊音,水泡音密集,心音弱,肝大3cm。血化验:血细胞总数4.2×10^9/L,中性粒细胞百分比61%,淋巴细胞百分比39%,体重4.16kg。诊断:①重症迁延性肺炎;②三度营养不良;③贫血。

病程与治疗:入院表现精神萎靡,有时烦躁,咳嗽微喘,发热,四肢清凉,并见拘紧现象,病势危重,治疗一个半月,虽保全了性命,但压疮形成,肺大片实化不消失,体重日减,使用各种抗生素已1月之久,并多次输血,而病儿日渐沉困,白细胞总数高达38.4×10^9/L,转为迁延性肺炎,当时在治疗上非常困难。于3月11日请蒲老会诊,证见肌肉消瘦,形槁神呆,咽间有痰,久热不退,脉短涩,舌无苔,属气液枯竭,不能荣五脏,濡筋骨,利关节,温肌肤,以致元气虚怯,营血消烁,宜甘温咸润生津,益气增液。处方:

干生地四钱　清阿胶三钱(另烊)　麦门冬二钱　炙甘草三钱　白芍药三

钱　生龙骨三钱　生牡蛎四钱　制龟板八钱　炙鳖甲四钱　台党参三钱　远志肉一钱五分

浓煎 300ml,鸡子黄(一枚,另化服),童便一杯,先服,分 2 日服。

连服 3 周后,大便次数较多,去干生地、童便,加大枣 3 枚(劈),浮小麦三钱,再服 2 周,痰尚多,再加胆星一钱,天竺黄二钱。

自服中药后,病情逐渐好转和恢复:①不规则发热于 2 周后体温逐渐恢复正常;②肺大片实化逐渐消失;③用药 1 周后,压疮消失,皮肤滋润,色素沉着渐退,一个半月后,皮下脂肪渐丰满;④体重显著增加;⑤咳嗽痰壅消失;⑥食欲由减退到很好;⑦由精神萎靡,转为能笑、能坐、能玩。于同年 5 月 8 日痊愈出院。(《蒲辅周医案》)

例 2　郭某某,男,52 岁,教员。现病史:症见头痛如掣,眩晕如坐车船,旋转不定,视物模糊,周身乏力,双手不由自主颤抖,难以抑制,写字吃饭均不方便,同时伴有少寐多梦,急躁善怒,耳鸣,口苦咽干,肢体麻木,下肢时有拘急,肌肉颤动,便干溲赤,舌红苔少,脉弦数,左尺脉见细弱。证属肝肾亏乏,阴虚阳亢,引起肝风。治宜滋阴潜阳,平肝息风。方用大定风珠加减:阿胶 10g(烊化),生龟板 15g,生地黄 18g,鳖甲 15g,石决明(先煎)30g,钩藤(后下)24g,天麻 10g,怀牛膝 10g,菊花 10g,全蝎 10g,僵蚕 10g,白芍 24g,鸡子黄 2 枚,水煎服。……服上方 4 剂,双手颤抖及头痛头晕稍减轻,仍觉烦躁不安,少寐多梦,肌肉颤动,麻木,守前方加炒枣仁 20g,山茱萸 15g,黄芪 24g,当归 12g。继服 7 剂后,手颤大有好转,其右手能勉强写字,但字体歪斜,耳鸣仍存在,故原方加石菖蒲 15g。服用上方共 27 剂,以获痊愈,手无颤抖,身体趋于康复。再拟上方 4 剂,以巩固之。同年 7 月 15 日随访,手颤未曾复发,身体健康。(《河北中医》6:25,1985)

(六) 邪留阴分

【临床表现】夜热早凉,热退无汗,能食形瘦,舌红苔少,脉沉细略数。

【辨证要点】本证的特点是夜热早凉,热退无汗,伴有肝肾阴虚之象,这也是辨证的要点。本证是因肾阴耗损,无力祛邪,余邪留伏阴分所致。人体卫阳日行于阳,夜入于阴,余邪留伏阴分,入夜卫阳入阴与邪抗争则发热,晨起卫阳出阴则热退,阴液不足,无从作汗,故热退不伴出汗。

【治法】滋阴透热

【方药】青蒿鳖甲汤(《温病条辨》)

青蒿二钱　鳖甲五钱　细生地四钱　知母二钱　丹皮三钱

水五杯,煮取二杯,日再服。

【方解】此方专为阴虚邪留阴分而设。取鳖甲滋阴,并领诸药深入阴分,青蒿芳香,能透阴分之热外出。丹皮泻伏火,知母除烦热,生地补肾水,合为养阴透热之方。吴鞠通称此方"有先入后出之妙,青蒿不能直入阴分,有鳖甲领之入也,鳖甲不能独出阳分,有青蒿领之出也"。

【验案举例】

张某,男,40 岁。

自述盗汗 2 年,近 10 个月来逐渐加重,入夜身热,寐则汗出湿衣,浸及被褥,晨起热退身凉,汗出自止,曾服六味地黄、知柏地黄、当归六黄汤、牡蛎散及小柴胡汤等滋阴益气敛汗固表和解之药,汗虽有减,但却见心中烦热难受。今见患者形体消瘦,目光炯炯,语声清高,舌体微胖,苔薄白润,脉弦细。本病属阴虚而热伏于内。

处方用青蒿鳖甲汤治疗。鳖甲 15g,青蒿、生地各 12g,知母 9g,丹皮 6g,服 3 剂汗减,6 剂痊愈。(《浙江中医杂志》5∶21,1979)

第九章

湿热类温病辨证论治

湿热类温病包括湿温、伏暑、暑温夹湿等,是湿热合邪所致的一类温病,其临床表现既有湿阻气机,困遏清阳的症状,又有热耗津液,损伤脏腑的症状,辨证较难,治疗掣肘。从湿热类温病的发展规律来看,一般是由上焦至中焦下焦,初起阻于卫气,进而留恋气分,逐步化燥而深入营血。因此辨证应以三焦辨证结合卫气营血辨证,分清湿与热孰轻孰重,以便选方治疗。

一、卫气同病证治

湿热类温病初起一般湿邪重而热邪不显,表现为湿重于热。湿热病邪从口鼻而入,直驱中焦,影响脾胃,困遏卫阳,所以初起多表现为卫气同病。

（一）湿热阻遏卫气

【临床表现】恶寒少汗,身热不扬,午后热象较显,头重如裹,身重肢倦,胸闷脘痞,苔白腻,脉濡缓。

【辨证要点】既有湿郁卫阳的表证,又有湿阻气分之里证。湿郁卫阳,腠理开合失常,清阳不布则恶寒少汗,头重如裹,身重肢倦。湿重于热,热难散发,故身热不扬,午后得自然界阳气相助,热象才得显露。湿困中焦,气机不畅则胸闷脘痞,舌苔白腻。

【治法】芳香宣透,燥湿利湿

【方药】藿朴夏苓汤或三仁汤

藿朴夏苓汤（《医原》）

藿香二钱　半夏一钱半　赤苓三钱　杏仁三钱　生薏仁四钱　蔻仁六分　猪苓一钱半　泽泻钱半　淡豆豉三钱　厚朴一钱

三仁汤(《温病条辨》)

杏仁五钱　飞滑石六钱　白通草二钱　白蔻仁二钱　竹叶二钱　厚朴二钱　生薏仁六钱　半夏五钱

甘澜水八碗,煮取三碗,每服一碗,日三服。

【方解】

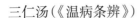

藿朴夏苓汤 { 藿香、豆豉、杏仁——芳香化浊,宣郁透表——杏仁、竹叶
蔻仁、厚朴、半夏——苦温燥湿,理气醒脾——蔻仁、半夏、厚朴
猪苓、赤茯苓——淡渗利湿,祛邪下泄——薏苡仁、滑石、通草
泽泻、薏苡仁 } 三仁汤

以上两方主治略同,用药稍异,均具有宣上运中渗下作用,能祛除湿邪,透热外泄,为治疗湿温初起,湿重于热的代表方剂。不同的是:藿朴夏苓汤有藿香、豆豉、二苓、泽泻,芳香渗利湿邪之力较强,适用于邪偏于表,卫阳被郁较甚者;三仁汤有竹叶、滑石、通草,祛湿之中兼有清热作用,适用于邪偏气分,湿中蕴热之证。

【加减化裁】若表邪抑郁较甚,证见恶寒而无汗,可酌加苏梗、桔梗、葱白、生姜之类宣肺透表;兼湿滞经络,身体酸楚作痛,酌加炒防己、秦艽等以通经络之湿滞;湿邪化热,神烦口渴,小便短少热痛,加连翘、山栀、芦根、薏仁、瞿麦等轻清宣泄郁热,淡渗利湿,导热下行;湿热郁蒸发黄,酌加茵陈、栀子等清热渗湿,利尿退黄。

【验案举例】

例1　李某,男,22岁。

起病迄今已10天,始觉怕冷,继则发热,体温40℃左右,用抗疟药无效,某医院诊断为副伤寒,予以合霉素、链霉素,体温未退,来诊入院。

当时症状:身热不扬,体温38℃,汗出不多,周身酸楚,头昏面黄,胸闷不饥,小便黄,大便干,日行1次。舌苔白而微腻,脉濡。检查:白细胞4.6×10⁹/L,淋巴细胞百分比30%,肥达反应"H"1:16,"O"1:160。证属湿热郁遏气分,阻滞中焦,湿盛于热之候。治拟芳化宣中,淡渗利湿法,仿藿朴夏苓汤、三仁汤意处方:藿香、佩兰、青蒿、杏仁、苡仁各三钱,川朴、通草各一钱,蔻仁三钱(后下),法半夏二钱,陈皮、炒枳壳各一钱五分,茯苓、大豆卷、滑石各四钱。药后,翌晨热平,午后回升至39.5℃,继进1帖,热降不复再生,唯头昏身倦,纳少,舌苔薄,脉细。原方再投1日,诸证均瘥。转以芳化和中、运脾醒胃。

调治数日,痊愈出院。(《中医内科学》)

例2　龙某,男,6岁。1961年10月28日入院。

患者于5天前开始有轻度发热,腹痛,恶心。入院后用青霉素等治疗无效,经血培养肥达反应阳性,确诊为伤寒而用合霉素治疗。又经4~5天,热仍不退。11月9日中医会诊,当时面色灰黄,胸膈痞闷,纳呆,口干不欲饮,大便溏,脉濡数,舌苔白滑而腻。诊断为湿热夹滞,乃湿重于热,上中二焦气机不畅之候。治宜清热化湿,佐以消滞,用三仁汤去滑石、通草、竹叶加藿香、佩兰、苍术、山楂、神曲、六一散。2剂后体温下降,症状减轻,再进4剂,热尽退,食欲、精神均恢复正常,于11月19日出院。(《浙江中医杂志》9:36,1965)

例3　李某,女,3岁。因发热4天,嗜睡2天,于1964年8月26日住院。

住院检查摘要:神志尚清,微烦,转侧不安似有头痛。体温38.7℃,呼吸26次/min,脉搏126次/min,发育营养中等,心肺(-),腹软无压痛。神经系统检查,瞳孔对光反射存在,腹壁反射可引出,颈部微有抵抗,巴宾斯基征(+),克尼格征(-)。脑脊液检查:潘迪试验(+),糖1~5管(+),细胞总数$1.038×10^9$/L,白细胞$114×10^6$/L,氯化物145.76mmol/L,糖3.4mmol/L,蛋白1.1g/L,血化验:白细胞$18.6×10^9$/L,中性粒细胞百分比87%,淋巴细胞百分比12%。临床诊断:流行性乙型脑炎(极重型)。

病程与治疗:患者于8月23日开始精神不振,呕吐,身热,第2日下午体温达39℃,呕吐五六次,予退热剂,体温不减。第3日即见嗜睡,第4日入院。入院后,先予黄连、香薷冲服紫雪散。第2日体温升高至40℃,加服牛黄抱龙丸,注射安乃近,第3日体温仍持续在40℃左右,但汗出较多,呼吸发憋,频率5次/min,脉搏130次/min,呈现半昏迷状态,瞳孔对光反应迟钝。腹壁、腱反射消失,前方加至宝丹2分,分2次冲服,病情继续恶化。

8月28日请蒲老会诊:神志出现昏迷,不能吞咽,汗出不彻,两目上吊,双臂抖动,腹微满,大便日2次,足微凉,脉右浮数,左弦数,舌质淡红,苔白腻微黄,属暑湿内闭,营卫失和,清窍蒙蔽,治宜通阳开闭。处方:

薏苡仁12g　杏仁6g　白蔻仁3g　法半夏6g　厚朴7.5g　滑石12(布包煎)　白通草4.5g　淡竹叶4.5g　鲜藿香3g　香木瓜3g　局方至宝丹半丸(分冲)

水煎服250ml,每服50ml,3小时服1次。

8月29日复诊:药后汗出较彻,次日体温下降至37.6℃,目光转动灵活,上吊消失,吞咽动作恢复,神志渐清,可自呼小便等,原方去藿香、竹叶,加酒芩

2.4g,茵陈 9g,陈皮 4.5g,生谷芽 12g。药后 3 天,全身潮汗未断,头身布满痱疹,双睑微肿,神志完全清醒,但仍嗜睡,舌苔渐化,二便正常,体温正常,神经反射亦正常,继以清热和胃,调理善后,痊愈出院。(《蒲辅周医案》)

(二)寒邪郁表,湿热困里

【临床表现】头痛,周身酸痛,恶寒发热,无汗,心烦口渴,小便短赤,脘痞苔腻,脉濡数。

【辨证要点】本证因湿热困阻于里,复感寒邪所致,多见于伏暑。辨证属卫气同病,既有寒邪郁表的恶寒、发热、无汗、头痛,又有湿热或暑湿阻里的心烦口渴、小便短赤、脘痞苔腻。本证应与风寒表证相鉴别,风寒表证无里湿里热证,舌苔多为薄白;本证既有表证,又有里证,这是两者的主要区别。

【治法】解表散寒,清热化湿

【方药】黄连香薷饮(《类证活人书》)

香薷穗一两半　厚朴二两　黄连二两(一方有白扁豆尤良)

【方解】黄连香薷饮即香薷饮加黄连而成。方用香薷辛温散寒,芳香化湿;厚朴苦温燥湿,理气消痞;扁豆甘淡,健脾和中,祛暑化湿;黄连苦寒清热涤暑燥湿,合之既解表寒,又治湿热,表里同治,相互促进。

此证也可用银翘散加杏仁、滑石、苡仁、通草等。银翘散中配有辛温宣散之品,可解表寒,辛凉解毒之品可清暑热,加杏仁开肺宣畅气机,使水津布散以化湿邪,加滑石、苡仁、通草清热利湿,也不失为一首表里同治、散寒清热化湿之良方。

【验案举例】

汤某,女,29 岁。

一诊:1968 年 7 月 19 日,体温 40.9℃,壮热无汗 2 天,微恶寒,头痛,口干,胸闷,脉浮数,苔薄白而干。寒暑湿错杂之邪,蕴蒸气分,拟黄连香薷饮加味,解表清暑。炒川连 2.4g,香薷 6g,扁豆花 9g,川朴花 4.5g,淡豆豉 12g,黑山栀 9g,广郁金 9g,鲜芦根 1 支,防风 9g,鸡苏散 18g(包煎),1 剂。

二诊:1968 年 7 月 20 日,体温:38.5℃,药后微汗,身热稍减,头痛倦怠,半夜略咳,口干,大便未解,脉仍浮数,苔薄。暑温表证减,腑气未通,仍守前法出入。前方去川朴花加枳壳 9g,杏仁 9g,1 剂。

三诊:1968 年 7 月 21 日,体温:36.7℃,得汗不多,但寒热已退,大便亦解,头痛未止,头汗齐颈而还,脉浮小滑,苔薄腻。暑温虽化未清,再拟芳香宣化。鲜藿香、佩兰各 9g,冬桑叶 9g,菊花 6g,薄荷 3g(后入),鲜芦根 1 支,茯苓 12g,

炒枳壳 9g,桔梗 4.5g,青蒿 9g,白薇 9g,3 剂。

按:本例用黄连香薷饮加减治疗。香薷饮适用于暑天感受风寒之邪,证见壮热恶寒,无汗苔白,用香薷发汗退热,即《内经》所谓"体若燔炭,汗出而散"。然因暑天,故每多夹湿,本例即属此类。故又有黄连香薷饮方,其所以用黄连者,暑邪入心故也。关于香薷,古代有冬季麻黄、夏季香薷之说,是指其发汗力犹如麻黄。然而单味麻黄并不发汗,仅为开肺平喘,需与桂枝相配合始能得汗。而香薷单味即可发汗,且其味辛温,故暑天感冒发热而有汗者用香薷须慎重审之。若感受暑热之邪,香薷需斟酌而用。(《张伯臾医案》)

二、湿热困阻气分证治

湿热困阻气分是湿热类温病的主要病理阶段,一般持续时间较长,变化较多。这是由于湿邪黏腻淹滞,容易困遏气机,郁碍热邪的蒸发,热难透散,湿热交蒸,留恋气分不解。湿热阻于气分,以脾胃为病变中心,但湿邪具有蒙上流下的特性,在热邪的蒸腾下,可以弥漫三焦。气分证往往随人体中阳盛衰表现不同类型,中阳盛多为热重于湿,中阳不足多为湿重于热。

(一)湿重于热

1. 邪阻膜原

【临床表现】寒热往来,寒甚热微,身痛有汗,手足沉重,呕逆胀满,舌苔白厚腻浊,脉缓。

【辨证要点】膜原是处于表里之间的脏腑部位,内近胃腑,外连肌表,故属半表半里。湿热邪阻膜原,气机不畅,阳气被遏,辨证依据主要有三条,一是湿困肌肉经络的症状,如身体疼痛;二是半表半里症状,如寒热往来;三是湿困胃腑的症状,如呕逆胀满,苔白腻浊。

此证与伤寒少阳证非常相似,但本证病因是湿热,舌苔白厚腻浊,脉缓;少阳证病因系寒邪,舌苔薄白,脉弦细,这是鉴别的要点。

【治法】疏利透达,祛湿化浊

【方药】雷氏宣透膜原法(《时病论》)

厚朴一钱(姜制)　槟榔一钱五分　草果仁八分(煨)　黄芩一钱(酒炒)粉甘草五分　藿香叶一钱　半夏一钱五分(姜制)

加生姜三片为引。

【方解】

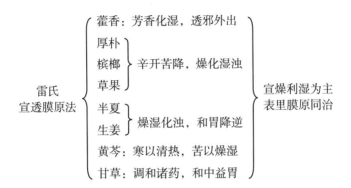

本证病位在半表半里,病因以湿为主,湿裹热邪,热难外透。所以关键在于化湿,湿浊一化,则热自然外透。化湿又要根据半表半里的病位同药,以宣透之药使邪自表化解,用疏利之药使湿从大小便排泄,以苦温之品直接燥化湿邪,所组方剂可开达透关,直驱膜原,分化瓦解,解除湿困,往往热邪得以舒展,热象反而明显,此时再以清热之品不难治疗。

【验案举例】

某女,27岁,农民,1986年7月10日就诊。发热怕冷,头痛恶心数日,某中医诊为风寒表证,用荆防败毒散3剂,其病不解。患者痛苦异常,时发热,时怕冷,恶心呕吐,头晕目眩,腰膝困痛,难以站立。至余诊视时,头重而胀痛,用头巾包裹,时值7月盛夏,却穿毛衣毛裤,脉缓,舌苔厚腻白如积粉,证系湿阻膜原,用雷氏宣透膜原法:半夏、厚朴、槟榔、草果各10g,黄芩、藿香、豆豉、大腹皮、薄荷各6g,生姜3片,水煎服。服2剂后怕冷消失,体温上升,呕痛均轻,舌苔稍退,改服甘露消毒丹数剂而痊愈。

2. 湿困中焦

【临床表现】身热不畅,脘痞腹胀,恶心欲吐,口不渴或渴而不欲饮,或渴喜热饮,大便溏泄,小便混浊,苔白腻,脉濡缓。

【辨证要点】此证病位在中焦,属湿重于热,故辨证依据有二,一是湿困中焦之候,如脘痞腹胀,呕恶便溏;二是湿重于热之候,如身热不扬,口不渴,或渴喜热饮,苔白腻,脉濡缓。此证多由湿热直犯中焦所致,膜原湿浊亦可转归脾胃形成本证。

【治法】燥湿化浊

【方药】雷氏芳香化浊法(《时病论》)

藿香叶一钱　佩兰叶一钱　陈广皮一钱五分　制半夏一钱五分　大腹皮
一钱(酒洗)　厚朴八分(姜汁炒)

加鲜荷叶三钱为引。

【方解】

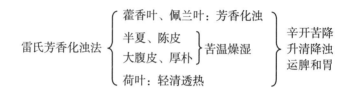

湿阻中焦,治法宜化湿运脾和胃,湿热合邪,湿重热轻,湿裹热邪,清热之
品易闭湿浊,故治疗应以化湿为主,湿祛则热孤,湿开则热透。正如章虚谷所
说:"湿盛而脾不健运,浊壅不行,自觉闷极,虽有热邪,其内湿盛,而舌苔不燥。
当先开泄其湿,而后清热,不可投寒凉,以闭其湿也。"

【验案举例】

例1　东乡刘某,来舍就医,面目浮肿,肌肤隐黄,胸痞脘闷,时欲寒热,舌
苔黄腻,脉来濡缓而滞,丰曰:此感时令之湿热也,必因连日务农,值此入霉之
候,乍雨乍晴之天,湿热之邪,固所不免。病者曰然,丰用芳香化浊法,加白芷、
茵陈、黄芩、神曲治之,服五帖,遂向愈矣。(《时病论》)

例2　刘某,男,54岁,干部。1976年6月30日初诊。

素体肥胖,有高血压病史,反复头痛,近日来头痛且胀,逐渐加剧,呻吟不
已,伴微恶寒发热,口不作渴,脘闷腹胀,食欲不振,尿清便溏等。始投川芎茶
调散,继以建瓴汤皆罔效。后细察,面色淡黄而垢,神倦嗜睡,苔白腻,脉弦数。
证属湿浊头痛,予芳香化浊法治之。

处方:藿香、佩兰、大腹皮、羌活、川芎、厚朴各6g。陈皮、半夏、茯苓、白
芷、蔓荆子各10g。3剂后,头痛大减,连服5剂,头痛若失,半年随访未复发。
(《中医杂志》7:53,1982)

3. 湿浊蒙上、泌别失职

【临床表现】热蒸头胀,呕逆神迷,小便不通,渴不多饮,舌苔白腻。

【辨证要点】此证为中焦湿热蒙上流下而产生的证候。辨证依据三点。
湿热中阻症状:呕逆渴不多饮,舌苔白腻;湿热蒙上症状:热蒸头胀,神识不清;
湿浊注下症状:小便不通。湿性重浊,易于下注,热蒸湿浊,易于上蒙,故而产
生此证。

【**治法**】先予芳香开窍,继而分利湿浊。

【**方药**】先与苏合香丸芳香醒神,再进茯苓皮汤渗利湿浊。

苏合香丸(《太平惠民和剂局方》)

白术　青木香　乌犀屑　香附子(炒去毛)　朱砂(研,水飞)　诃黎勒(煨,去皮)　白檀香　安息香(别为末,用无灰酒一升熬膏)　沉香　麝香(研)　丁香　荜茇各二两　龙脑(研)　苏合香油(入安息香膏内)各一两　熏陆香(别研)一两。

上药除苏合香油外,均研成极细粉末和匀,然后将苏合香油用白蜜适量(微温)调匀拌入药粉内,加炼蜜制成药丸。

茯苓皮汤(《温病条辨》)

茯苓皮五钱　生薏仁五钱　猪苓三钱　大腹皮三钱　白通草三钱　淡竹叶二钱

水八杯,煮取三杯,分三次服。

【**方解**】湿热蒸腾,上蒙清窍,神识不清,故先应急以苏合香丸芳香醒神开窍。该方集大量芳香开窍药,辟秽化浊、祛湿解郁,标本兼治,醒神之力较强。

当神志清醒后,即用茯苓皮汤祛湿利浊。该方用茯苓皮、猪苓、生薏苡仁、大腹皮、通草、竹叶皆能渗利水湿,通行小便,大腹皮还能理气消胀,竹叶兼能清热,合之使湿热之邪从小便排泄。

【**验案举例**】

吴某,女,32 岁。1971 年 8 月 5 日来诊。

自述纳差、脘痞、肢肿 1 年有余。今日晨起觉头热头胀、迷糊、恶心、口渴不欲饮,小便不通、小腹胀痛,苔白腻,脉沉缓。

本证系中焦湿浊久困,脾胃升降失司,湿浊蒙上流下所致。

处方:茯苓皮 20g,生苡仁 20g,大腹皮 15g,通草 15g,竹叶 10g,泽泻 15g。水煎服,送服苏合香丸。

次日来诊,服药后小便得通,腹胀缓解,头热头胀消失,不恶心,其他证同前,拟方如下。

茯苓皮 20g,生苡仁 20g,通草 15g,苍术 15g,半夏 10g,陈皮 10g,大腹皮 10g。

服药后饮食渐增,浮肿渐消,脘痞已明显好转。(《临证治验》)

4. 湿阻肠道、传导失司

【**临床表现**】神识如蒙,少腹硬满,大便不通,舌苔垢腻。

【辨证要点】本证因湿热阻滞肠道,气机不通,传导失常所致,故辨证以少腹硬满,大便不通,舌苔垢腻为要点。大便不通,湿浊不能排泄则上蒙清窍,故神识模糊,此与邪入心包而致神昏谵语不同。本证还应与阳明热结及热瘀相结少腹相鉴别:阳明热结是热与燥屎相结,大便不通必伴舌苔黄燥或焦燥起芒刺;此证湿热阻于肠道,故舌苔垢腻。热瘀相结少腹也有少腹硬满,大便不通,但有热有瘀,局部疼痛,脉、舌都有瘀象。此证无瘀而湿阻之象明显。

【治法】宜通气机,清化湿浊

【方药】宣清导浊汤(《温病条辨》)

猪苓五钱　茯苓五钱　寒水石六钱　晚蚕沙四钱　皂荚子三钱

【方解】

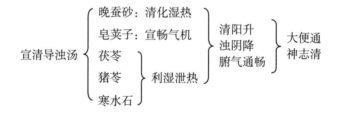

本证湿阻气机是祸根,治疗宜清热化湿利湿,使气机宣畅,大肠传导功能恢复,则大便通畅,湿浊下泄,神不受蒙,则意识自清,无须芳香开窍之品。

【验案举例】

郝某,女,50岁,2020年4月6日初诊。主诉排便困难半年余。2年前行子宫切除手术,术后腹部隐痛不适,大便稀,每天多次,食生冷及受凉后加重,饮食量少,倦怠乏力,反复发作腹痛,后经中药调理大便成形,但其他症状依然存在。半年前逐渐出现大便排出困难,3~5天1次,少腹胀满,腰和膝关节酸痛困重,舌黯淡苔白腻,脉沉濡。

患者术后大便溏泄,是脾胃中气受损,运化失职,湿气居于胃肠。虽经中药调理便次减少,但湿气未化。根据现病史及症状脉舌,辨证为湿邪困阻,传导失司,拟化湿祛浊、通导腑气治法,选宣清导浊汤加味。

处方:茯苓15g,猪苓10g,寒水石15g,晚蚕沙10g,皂荚子10g,泽泻10g,槟榔6g。7剂水煎服。

4月13日二诊:大便2天1行,排便仍不太通畅,腹胀明显缓解,舌淡苔白腻,脉沉。上方继服7剂。

4月20日三诊:精神明显好转,大便通调,腹胀除,饮食增加,腰膝关节酸痛减轻,舌淡红苔薄白,脉沉。给予参苓白术散化裁调理半月余,诸症消失,恢复正常饮食和生活。

(二)湿热并重

1. 湿热蕴毒

【临床表现】发热口渴,胸痞腹胀,肢酸倦怠,咽肿溺赤,或身目发黄,苔黄而腻。

【辨证要点】本证为湿热交蒸,酿成毒邪,充斥气分而成。辨证要点有二:一是湿热之象,如胸痞腹胀,苔黄而腻;二是毒邪致伤症状,如咽痛溺赤,身目发黄。

【治法】解毒化湿

【方药】甘露清毒丹(引《温热经纬》)。

飞滑石十五两 绵茵陈十一两 淡黄芩十两 石菖蒲六两 川贝母 木通各五两 藿香 射干 连翘 薄荷 白豆蔻各四两

各药晒燥,生研细末(见火则药性变热)每服三钱,开水调服,日二次,或以神曲糊丸如弹子大,开水化服亦可。

【方解】

甘露清毒丹
{
藿香、菖蒲、蔻仁——芳香化浊,醒脾祛湿
黄芩、连翘、薄荷——清热解毒,透邪外出
川贝母、射干——化痰散结,解毒利咽
茵陈、滑石、木通——清热渗湿,利胆退黄
}
集芳香苦寒、淡渗于一体
清热解毒
化浊祛湿

本证湿热并重,热势显露,且已酿毒,故在化湿利湿的基础上,予以清热解毒,根据毒邪所伤部位不同,有适当的配伍,川贝、射干针对咽肿而设,茵陈对身目发黄而设,滑石、木通清热利湿,兼治溺赤,配方十分全面,清热与化湿搭配平衡,无相碍弊病,故王孟英说:"此治湿温时疫之主方也。"临证时依据脉证可适当加减,如身目发黄重用茵陈加龙胆草、金钱草;恶心呕吐加竹茹、半夏;身酸痛加防己、苡仁等。

【验案举例】

李某,20岁,1984年4月28日来诊。

患者低热(38℃左右)月余,午后为甚,时汗出,但热不退,伴有头身困重,胸闷,口苦,不思饮食,舌质红,苔黄腻,脉濡数。证属湿热蕴结中焦,治宜清利湿热,芳香化浊。方用甘露消毒饮加减。

处方：黄芩 15g，滑石 12g，茵陈 12g，木通 10g，佩兰 10g，苡仁 10g，苍术 10g，连翘 12g，银花 12g，服 5 剂后，诸症消失而获痊愈。(《四川中医》6：26，1985)

2. 邪在少阳

【临床表现】寒热似疟，口渴心烦，脘痞，身热午后较重，入暮尤剧，天明得汗稍减，但胸腹灼热不除，苔黄白而腻，脉弦数。

【辨证要点】本证多见于伏暑，为暑湿之邪郁于少阳所致。辨证依据两点：一是湿热(暑)郁于气分，故有口渴心烦，脘痞苔黄白而腻；二是邪在少阳半表半里，故寒热似疟，脉弦数。至于身热，午后较重，入暮尤剧，天明得汗稍减，但胸腹灼热不除的原因，是热被湿困，午后热邪得自然界阳热相助，向外透发，入暮少阳经气旺盛鼓邪外出，热势更盛。暑热迫津作汗，则体温下降，但湿邪困阻，热难完全外透，故胸腹灼热不除。

本证应与伤寒少阳证、温病邪郁膜原证相鉴别，三者都有往来寒热，均属半表半里证。伤寒少阳证胆热不夹痰湿，舌象有显著区别。膜原证与本证都有湿热，但前者湿重，寒甚热微，舌苔白厚腻浊，脉缓。此证湿热并重，身热午后及入暮明显，苔黄白而腻，脉弦数。

【治法】清泄少阳，兼以化湿

【方药】蒿芩清胆汤(《通俗伤寒论》)

青蒿钱半至二钱　黄芩钱半至三钱　淡竹茹三钱　仙半夏钱半　枳壳钱半　陈皮钱半　赤苓三钱　碧玉散三钱(包)

【方解】

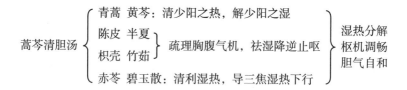

本证为湿热困阻少阳，治疗重在清热利湿，兼以理气，疏畅少阳枢机。如湿邪较重，还可加入豆蔻、通草等，如热重者，可再加柴胡、龙胆草、茵陈。

【验案举例】

患者，男，1 周岁半。1982 年 7 月 20 日初诊，发热已月余，时达 40℃，无汗，但服药后时有汗出，口渴而多饮，腹稍胀，时有呃逆，伴有厌食感，虚烦不安，夜睡不宁，手足欠温而头面胸腹灼热，大便时溏时干，小便腥臭，望其面色萎黄,精神倦怠懒动,肌肉瘦削,舌淡红苔薄稍滑,指纹淡红隐隐,脉虚滑。证属暑湿缠绵,暑伏少阳,湿阻太阴。治以清胆泄热,健脾燥湿。方用蒿芩清胆汤加减。

青蒿、半夏各 3g,淡黄芩、麦冬各 4.5g,新竹茹、云苓各 7g,炒枳壳 2.5g,陈皮 15g,白术 4g,太子参 6g,2 剂,日服 1 剂。

22 日复诊:热退神清,腹胀已减,知饥欲食,睡眠安静,仍以上方 2 剂。其后再用参苓白术汤加减调理。(《福建中医药》3:19,1983)

3. 湿热中阻

【临床表现】发热汗出不解,口渴不欲多饮,脘痞呕恶,心中烦闷,便溏色黄,小溲短赤,苔黄滑腻,脉象濡数。

【辨证要点】本证辨证从病因上看属湿热并重,发热汗出不解,口渴不欲多饮,苔黄滑腻,脉濡而数,每一个表现都体现湿热病因;从病位上看,是在中焦,如脘痞呕吐,便溏色黄。与前面湿困中焦在病位上相同,但热势程度不同。湿困中焦湿重于热,故身热不扬,口不渴或渴喜热饮,苔白腻,脉濡缓。此证湿热俱盛,故发热口渴,苔、脉都有明显热象。

【治法】辛开苦降,清热化湿

【方药】王氏连朴饮(《霍乱论》)

川连一钱　厚朴二钱　石菖蒲一钱　制半夏一钱(醋炒)　淡豆豉三钱炒山栀三钱　芦根二两

【方解】

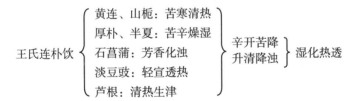

湿热困于中焦,升降失司,故以苦寒之品清热降浊,辛苦温的药物燥湿升清,并配以芳香宣透之品化湿泄热,使脾胃恢复升清降浊功能,便溏呕恶自然停止。

【验案举例】

王某,女,25 岁,1982 年 7 月 15 日来诊。

初诊发热,呕吐腹泻 1 周余,经当地卫生院诊为急性肠炎,用庆大霉素及补液 1 周,病势未见好转,就诊时体温 39.6℃,呕吐频作,腹泻,每日 3~4 次,纳呆,腹胀,面色萎黄,神呆少言,舌苔黄腻、脉滑,体检心率 82 次 /min,律齐无杂音,肺部听诊正常,肝肋下 2cm,剑突下 3cm,质软,脾大 2.5cm,腹软,有压痛。实验室检查:胸透及心电图正常,血检查白细胞 4.5×10^9/L,中性粒细胞百分比 72%,尿检:蛋白 ++,白细胞 3~6 个 /HP,颗粒管型 0~2 个 /HP,便隐血阴性,伤寒血清凝集反应 O 抗体 >1∶320,H 抗体 <1∶80,甲型副伤寒抗体 >1∶160,乙型副伤寒抗体 >1∶320,肝功正常,谷丙转氨酶 160U/L。诊断为副伤寒。辨证属湿温病之湿热并重型,治拟清热利湿,佐以芳化,王氏连朴饮方加藿香、扁豆花、滑石、甘草,一日 4 次,4 剂 2 日服完。7 月 17 日复诊,神清热退、呕吐减轻,大便每日 2 次,能进饮食,前方去栀子、豆豉加白蔻仁,一日 3 服,3 剂 2 日服完。7 月 19 日三诊,热退身凉,体温 37℃,饮食有增,呕吐腹泻均止,困乏无力,苔微腻,脉濡滑,前方去菖蒲、芦根、滑石、甘草,一日 2 服,3 剂 3 日服完。7 月 22 日四诊,诸证悉减,实验室检查全部正常,连服香连丸 2 周,以资巩固,半年后随访,未见复发。(《浙江中医杂志》6∶18,1985)

4. 邪结肠腑

【临床表现】胸腹灼热,呕恶,便溏不爽,色黄赤如酱,苔黄垢腻,脉濡数。

【辨证要点】本证是因湿热与肠道积滞胶结,阻于胃肠所致,以大便形状和舌象作为辨证要点。湿热与积滞相结,腑气不畅,故大便不爽,色黄赤如酱。苔黄垢腻,是热蒸湿浊积滞上泛所致。本证应与阳明腑实证相鉴别。阳明腑实是热与糟粕相结,临床表现一派燥热之象如日晡潮热,口舌干燥,舌苔焦燥无津。此证湿热与积滞相结,故有明显的湿浊特征,如便黄赤如酱,舌苔黄厚腻。

【治法】清热化湿,导滞通下

【方药】枳实导滞汤(《通俗伤寒论》)

枳实二钱　生大黄钱半(酒洗)　山楂三钱　槟榔钱半　川朴钱半　川连六分　神曲三钱　连翘钱半　紫草三钱　木通八分　甘草五分

【方解】

```
                ┌ 黄连、紫草、连翘：清热解毒
                │ 山楂、槟榔、神曲：消导化滞  ┐ 清下消利四法并用
枳实导滞汤 ┤ 大黄、枳实、厚朴：泻热通便  ├ 湿热积滞一齐下泄
                │ 木通————清热利湿        ┘
                └ 甘草————调和诸药
```

本方系保和丸与小承气汤加减化裁而来,通过苦寒之品清热燥湿,消导之品消食化滞,再用小承气汤理气消痞,通导湿热,是一首简便快捷的治疗方剂,但是湿热与积滞相合,胶着黏腻,很难短时排尽,往往需连续多次治疗,故用药宜轻,因势利导,不宜重剂猛攻,此即叶氏提倡的"轻法频下",与阳明腑实所用攻法不同。正如叶天士所说:"伤寒邪热在里,劫烁津液,下之宜猛;此多湿邪内搏,下之宜轻。伤寒大便溏为邪已尽,不可再下;湿温病大便溏为邪未尽,必大便硬,慎不可再攻也,以粪燥为无湿矣。"

【验案举例】

高某,男,时年 43 岁,2021 年 6 月 8 日初诊。

主诉:间断性胃脘灼热胀满、大便黏滞不爽 1 年余,加重 2 个月。

现病史:患者 1 年前因饮食生冷后出现胃脘胀满,在当地医疗站诊治,经常服用奥美拉唑肠溶胶囊、胶体果胶铋和多潘立酮片等药物治疗,症状时轻时重。最近因参加婚礼饮酒过多导致胃脘胀满灼热疼痛,到当地县医院诊治,做胃镜检查提示慢性萎缩性胃炎伴糜烂。又服西药症状不能缓解,特来求中医药诊治。当前主要脉症:胃脘灼热胀满,进食后加重,反酸烧心,晨起口干,纳可,寐差,大便每日 2~3 次,不成形,质黏排便不利,舌红苔黄厚腻,脉滑。

诊断:胃脘痛(慢性萎缩性胃炎伴肠上皮化生)

辨证:湿热中阻。

治则:清热祛湿,和胃降逆。

处方:枳实 15g,黄连 10g,连翘 15g,紫草 10g,酒大黄 10g,槟榔 10g,厚朴 10g,川木通 10g,焦山楂 15g,炒麦芽 15g,炒神曲 15g,海螵蛸 15g,浙贝母 15g,甘草 6g。14 剂水煎服。

7 月 2 日二诊:患者诉胃脘胀满疼痛及烧心反酸均减轻,大便每日 2 次,较前通畅,晨起仍口干口苦,纳可,寐可,舌红苔黄腻,脉滑。继用上方 14 剂。

7 月 26 日三诊:患者服药后胃脘胀满不明显,纳可,睡眠好,大便每日 1~2 次,成形。但近两天饮食油腻喝酒后有所反复,胃胀隐痛,轻微反酸。舌红苔黄腻,脉右滑左弦。

处方:枳实 10g,黄连 6g,连翘 15g,槟榔 10g,厚朴 10g,藿香 10g,佩兰 10g,焦山楂 15g,炒麦芽 15g,炒神曲 15g,甘草 6g。14 剂水煎服。该患者后来症状基本消失,嘱其自购三九胃泰继续服用一个月,以巩固疗效。

5. 湿热酿痰,蒙蔽心包

【临床表现】身热不退,朝轻暮重,神识昏蒙,似清似昧,时或谵语,舌苔黄腻,脉濡滑而数。

【辨证要点】本证为气分湿热郁蒸,酿生痰浊,蒙蔽心包所致。辨证主要依据有两条,一是气分湿热俱盛之候,如身热不退,舌苔黄腻,脉濡滑数;二是痰浊蒙蔽心包之症,如神识昏蒙,时清时昧,似醒似昧,时有谵语,此证与热陷心包证病位都在心包,都有神志异常表现。但热陷心包病在营分,热邪炽盛,神志不清的程度较重,如神昏谵语甚至昏愦不语,此证病在气分,湿热俱盛,神志不清的程度较轻,如神识昏蒙,时醒时昧,时有谵语,再从伴随的症状上不难区别。

【治法】清化湿热,豁痰开窍

【方药】菖蒲郁金汤。热偏重送服苏合香丸;湿偏重送服至宝丹。

菖蒲郁金汤(《温病全书》)

石菖蒲三钱　广郁金二钱　炒山栀三钱　青连翘二钱　细木通一钱半鲜竹叶三钱　粉丹皮三钱　淡竹沥五钱　灯心二钱　紫金片(即玉枢丹)五分

【方解】

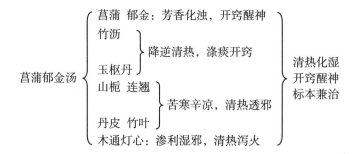

该方清热利湿,豁痰开窍,专为痰浊蒙蔽心包而设,临证时应根据湿热的偏重,而分别送服苏合香丸或至宝丹,以增豁痰开窍或清心开窍之力。

【验案举例】

甘某,男,25岁,1979年12月15日会诊。

患者于一个月前发热,鼻塞,流涕,咽干,自服羚翘解毒丸等中药,3天后症状加剧,症见发热,神谵昏蒙,颈部略有抵抗感,巴宾斯基征阳性,脑脊髓液检查正常。

经某医院神经科会诊和脑电图检查,诊断为"病毒性脑炎"。经清瘟败毒饮、安宫牛黄丸及西药甘露醇、青霉素等治疗后,仍有不规则低热,神志时清时昧,步履失常,行走时如醉状,尿黄臭,舌质红,苔厚腻而浊,脉弦滑数。

证属:湿热酿痰,阻塞机窍。

治拟:清热利湿,豁痰开窍。

处方:石菖蒲、竹叶、牛蒡子各 9g,郁金 9g,菊花 9g,板蓝根 18g,银花 15g,连翘 12g,滑石 24g,丹皮 6g,竹沥汁 1 支(分冲),至宝丹 1 粒(分冲)。

上药服 3 剂后热退,神识偶有昧时,对答多数切题,余同前。照上方去至宝丹加玉枢丹并随证加减,连服 1 个月痊愈。3 个月后随访已正常上班。(《福建中医药》5:17,1983)

(三) 热重于湿

1. 湿热困阻中焦

【临床表现】壮热面赤,烦渴欲饮,汗多溺短,脘痞身重,苔黄微腻,脉洪大或滑数。

【辨证要点】本证是湿热困阻中焦,但以阳明热盛为主,太阴湿困为次,热重于湿。辨证要点有二,一是阳明热盛之候,如壮热烦渴,汗多脉大;二是湿困太阴症状,如脘痞身重,苔腻。此与单纯阳明热盛证的区别是本证有湿阻之象,与前述湿热中阻证的区别是,本证热势壮盛而湿阻已轻,从热象、渴饮、脉舌上不难鉴别。

【治法】清泄阳明为主,兼以化湿

【方药】白虎加苍术汤(《类证活人书》)

石膏一斤　知母六两　甘草(炙)二两　粳米三两　苍术三两

上锉如麻豆大,每服五钱,水一盏半,煎至八九分,去滓,服六分,清汁温服。

【方解】本方即《伤寒论》白虎汤加入苍术而成。以白虎汤大清阳明气分之热,加苍术苦燥之品,以化太阴脾湿。对此热重湿轻之证,分量和比例非常恰当,湿热分消,互不影响。

【验案举例】

裘左,湿温八天,壮热有汗不解,口干欲饮,烦躁不寐,热盛之时谵语妄言,胸痞泛恶,不能纳谷,小溲浑赤,舌苔黄多白少,脉象弦滑而数。阳明之温甚炽、太阴之湿不化,蕴蒸气分,漫布三焦,有"温化热,湿化燥"之势,症非轻浅,姑拟苍术白虎汤加减,以观动静。

生石膏三钱,肥知母一钱五分,枳实炭一钱,通草八分,制苍术八分,茯苓皮三钱,炒竹茹一钱五分,飞滑石三钱,仙半夏一钱五分,活芦根一尺(去节),

荷梗一尺。

二诊:今诊脉洪数较缓,壮热之势大减,稍能安寐,口干欲饮,胸闷泛恶,不能纳谷,舌苔腻黄渐化,伏温渐解而蕴湿犹留中焦也。既见效机,毋庸更张,加入芳香淡渗之品,使湿热有出路也。

熟石膏三钱,仙半夏一钱五分,枳实炭一钱,泽泻一钱,制苍术八分,赤茯苓三钱,炒竹茹一钱五分,通草八分,飞滑石三钱,鲜藿佩各一钱五分,荷梗一尺。

三诊:热退数日,复转寒热似疟之象,胸闷不思纳谷,且有泛恶,小溲短赤,苔黄口苦,脉象左弦数,右濡滑。此伏匿之邪,移于少阳,蕴湿留恋中焦,胃失和降。今宜和解枢机,芳香淡渗,使伏匿之邪,从枢机而解,湿热从小便而出也。

软柴胡八分,仙半夏二钱,酒黄芩一钱,赤苓三钱,枳实一钱,炒竹茹一钱五分,通草八分,鲜藿佩各一钱五分,泽泻一钱五分,荷梗一尺。(《丁甘仁医案》)

2. 湿热弥漫三焦

【临床表现】身热,面赤耳聋,胸闷脘痞,下利稀水,小便短赤,咳痰带血,不甚渴饮,舌红赤,苔黄滑。

【辨证要点】本证为热重湿轻,蒸腾弥漫,三焦均受其害之候。辨证首先应具备气分热盛夹湿症状,如身热,不甚渴饮,舌红赤,苔黄滑;其次应有三焦受害症状,如上焦耳聋,咳痰带血,中焦脘痞下利,下焦小便短赤。此证与前白虎加苍术汤证均有热重湿轻之候,但病位有中焦与三焦之分。

【治法】清热利湿,宣通三焦

【方药】三石汤(《温病条辨》)

飞滑石三钱　生石膏五钱　寒水石三钱　杏仁三钱　竹茹二钱(炒)　银花三钱(花露更妙)　金汁一酒杯(冲)　白通草二钱

水五杯,煮成二杯,分二次温服。

【方解】

$$三石汤\begin{cases}杏仁:肃上焦,利肺气,畅气机,通水道 \\ 石膏、竹茹:清中焦邪热,降逆化痰 \\ 滑石、寒水石、通草:清利下焦湿热 \\ 银花、金汁:清热涤暑解毒\end{cases}\begin{matrix}大清气热\\兼利湿邪\\疏畅气机\\通调三焦\end{matrix}$$

三石汤为清利湿热,宣通三焦之剂。方中杏仁虽无清热祛湿功效,但能肃降肺气,通调水道,使湿热外泄。吴鞠通说:"肺主一身之气,气化则暑湿俱化……再肺经通调水道,下达膀胱,肺痹开则膀胱亦开。"吴氏倡导的"气化则暑湿俱化"对治疗湿热弥漫三焦之证有重要的指导意义,提示治疗此证必须考虑肺的功能,用药使肺能主一身之气,水道通调,三焦通畅,湿热才能化解。

【验案举例】

杨二八暑热必夹湿,吸气而受,先伤于上,故仲景伤寒先分六经。河间温热须究三焦。大凡暑热伤气,湿着阻气。肺主一身周行之气,位高为手太阴经。据述病样,面赤足冷,上脘痞塞,为其上焦受病显著。缘平素善饮,胃中湿热久伏,辛温燥烈,不但肺病不合而胃中湿热得燥热锢闭,下利稀水即协热下利,故黄连苦寒每进必利甚者,苦寒以胜其辛热药味尚留于胃底也。然与初受之肺邪无当,此石膏辛寒,辛先入肺,知母为味清凉,为肺之母气,然不明肺邪,徒曰生津,焉是至理。昔孙真人未诊先问,最不误事,再据主家说及病起两旬,从无汗泄,经云暑当汗出勿止。气分窒塞日久,热侵入血中,咯痰带血,舌红赤,不甚渴饮,上焦不解,蔓延中下,此皆急清三焦,是第一章旨,故热病之瘀热,留络而为遗毒,注肠腑而为洞利,便为束手无策。再论湿乃重浊之邪,热为熏蒸之气,热处湿中,蒸淫之气,上迫清窍,耳为失聪,不与少阳耳聋同例。青蒿减柴胡一等,亦是少阳本药,且大病如大敌,选药若选将,苟非慎重,鲜克有济,议三焦分清治,从河间法。

飞滑石、生石膏、寒水石、大杏仁、炒黄竹茹、川通草、莹白金汁、金银花露。

又暮诊诊脉后,腹胸肌腠发现瘰疹,气分湿热,原有暗泄之机,早间所谈,余邪遗热必兼解毒者为此。下午进药后,诊脉较大于早晨,神识亦如前,但舌赤,中心甚干燥,身体扪之,热甚于早间,此阴分亦被热气蒸伤,瘦人虑其液涸。然痰咯不清,养阴药无往而非腻滞,议得早进清膈一剂,而三焦热秽之蓄,当用紫雪丹二三匙,借其芳香宣窍逐秽,斯锢热可解,浊痰不粘,继此调理之方,清营分,滋胃汁,始可瞻顾,其宿垢欲去,犹在旬日之外,古人谓下不嫌迟,非臆说也。

紫雪丹一钱六分,知母、竹叶心、连翘心、炒川贝、竹沥、犀角(已禁用,现以水牛角代)、玄参、金汁、银花露。

又一剂后用:

竹叶心、知母、绿豆皮、玄参、鲜生地、金银花。

又一剂后去银花、绿豆皮,加人参、麦冬。

又初十申刻诊,经月时邪,脉形小数,小为病退,数为余热,故皮膝麸蜕,气血有流行之义,思食欲餐,胃中有醒豁之机,皆佳兆也。第舌赤而中心黄苔,热蒸既久,胃津阴液俱伤,致咽物咽中若阻,溺溲尿管犹痛,咯痰浓厚,宿垢未下,若急遽攻夺,恐真阴更涸矣,此存阴为主而清腑兼之,故乱进食物,便是助热,惟清淡之味与病不悖,自来热病最怕食复劳复,举世共闻,非臆说也。

细生地、元参心、知母、炒川贝、麦冬、地骨皮、银花露、竹沥。

又脉症如昨,仍议滋清阴分余热,佐清上脘热痰。照昨日方去地骨皮、银花露,加盐水炒橘红。(《临证指南医案》)

三、湿热化燥、深入营血证治

湿热困阻气分不解,热蒸湿动,湿邪可逐步燥化,燥热进一步深入营血,导致营血分证。湿热类温病的营血分证辨证论治与温热类温病大体相同,这里只介绍几种常见证候的证治。

(一) 热在心营,下移小肠

【临床表现】发热日轻夜重,心烦不寐,口干,渴不多饮,小便短赤热痛,舌绛。

【辨证要点】本证是心营热甚,影响小肠所致。辨证依据两点:一是心营热盛之症,如身热夜甚,心烦不寐,舌红绛;二是热灼小肠之候,即小便短赤热痛。此证属于营分证,但比典型的营分证(热灼营阴)多了小肠病变和症状。

【治法】清心凉营,导泄小肠

【方药】导赤清心汤(《通俗伤寒论》)

鲜生地六钱 辰茯神二钱 细木通五分 原麦冬一钱(辰砂染) 粉丹皮二钱 益元散三钱(包煎) 淡竹叶钱半 莲子心三十支(冲) 辰砂染灯心二十支

莹白童便,一杯冲。

【方解】

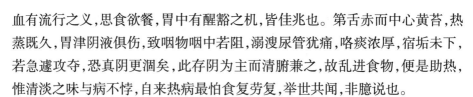

此证与清营汤证相比,心营之热及营阴耗伤的程度都轻,故不用犀角、黄连等峻药,但此证有小肠热盛,故在清心凉营的基础上,加用清热利水之品,既利于小肠热邪排泄,又能导心营之热下泄,故方名导赤清心汤。

【验案举例】

杨某,女性,26岁,1980年5月3日。

初诊:尿频、尿少、尿痛、尿黄、腰痛、心烦不寐已4天,经治未愈。症见面颊潮红,舌质赤,苔薄黄,脉弦且数。尿检:脓球(+++),红细胞(++),蛋白(+)。拟诊为温热内蕴,流注下焦而成淋证。治当清热利湿,通淋为务。拟本方(鲜生地18g,辰茯神6g,细木通1.5g,麦冬3g,粉丹皮6g,淡竹叶4.5g,益元散9g包煎,莲子心30g,灯心20支,洁童便一杯)加生栀子10g,嘱连进3剂。药后症状次第消失,唯腰部尚稍痛,舌质红,苔薄黄,脉弦缓,尿检脓球少许,遂仍处原方,嘱连进3剂以收功。(《上海中医药杂志》3:33,1985)

(二)热闭心包,血络瘀滞

【临床表现】发热夜甚,神昏谵语,漱水不欲咽,舌绛无苔,望之若干,扪之尚润,或紫晦而润。

【辨证要点】本证是热瘀相结,阻闭心包之候。辨证首先明确病因是热瘀,如身热舌绛,漱水不欲咽,舌紫晦而润,皆属热瘀之象;其次辨清病位是在心包营分,如神昏谵语,身热夜甚,舌红绛皆营分证,阻闭心包之象。

【治法】清营化瘀,开窍醒神

【方药】犀地清络饮(《通俗伤寒论》)

犀角汁四匙(冲)　粉丹皮二钱　青连翘钱半(带心)　淡竹沥两瓢(和匀)　鲜生地八钱　生赤芍钱半　原桃仁九粒(去皮)　生姜汁二滴(同冲)

先用鲜茅根一两,灯心五分,煎汤代水,鲜石菖蒲汁两匙冲。

【方解】

犀地清络饮 {
犀角、连翘:清营凉血,透热化瘀
生地、丹皮:滋阴养营,增液化瘀
赤芍、桃仁:清热凉血,活血化瘀
茅根、灯心:生津泻火,导热下行
菖蒲、竹沥、姜汁:芳香涤痰开窍
} 清热化瘀为主 兼以涤痰开窍

本证与热闭心包相比病情较轻,但有更明显的瘀象,故治疗以清热化瘀为主,兼以芳香化浊,涤痰开窍。何秀山说:"热陷包络神昏,非痰迷心窍,即瘀塞心孔,必用轻清灵通之品,始能开窍而透络,故以千金犀角地黄汤凉通络瘀为君,臣以带心翘,透包络以清心,桃仁行心经以活血。但络瘀者必有黏涎,故又佐姜、沥、菖蒲三汁,辛润以涤痰涎。而石菖蒲更有开心孔之功。妙在使茅根交春透发,善能凉血以清热。灯心质轻味淡,更能清心以降火。此为轻清透络,通瘀泄热之良方。如服后二三时许不应,急于次煎中调入牛黄膏,以奏速效。"(《重订通俗伤寒论》)

【验案举例】

稽某,男,8 岁,初诊 2 月 14 日。

温毒窜入督脑,发热 5 日,神识昏糊,烦躁痉厥,手足搐搦,头痛目赤,所谓疫痉者是也。症起之日,呕吐带有血液,至今仍吐血块,口气臭恶,舌苔灰腻垢厚,大便今日 1 次,泻下臭水,粪质不多,胸部红疹隐而不透,两脉弦劲不驯,更非善征。温毒炽盛,肝风鸱张,人小症危,深恐正不胜邪,致有厥闭之危。

鲜生地 30g,鲜石斛 30g,川连 3g,鲜菖蒲 45g,龙胆草 6g,川郁金 6g,金银花 10g,陈金汁 30g(冲),羚羊角 2g,乌犀角 2g(已禁用,现用水牛角代),赤白芍各 10g,小枳实 6g,瓜蒌仁 10g,玳瑁 1g,研末,分 4 次送服。

二诊:15 日,厥阴肝风痉搐之势,幸得平静,良以时行毒疠深窜营络,故受毒深而来势暴,进清瘟透毒之剂,得奏小效。唯是病起之前,阳明胃腑夹有积滞,曾经旁流数次,外来温毒与胃中宿垢,朋比为奸。刻诊两脉弦劲稍驯,舌质红绛,苔转灰垢,口气臭恶,足见胃肠实邪燥结之甚。为今之计,当以通腑存阴为急。若得解有正粪,舌苔化薄,庶可徐入坦途。

鲜石斛 12g,鲜生地 45g,生石膏 30g,生知母 6g,川绵纹 6g,小枳实 10g,玄明粉 10g,川连 10g,金银花 10g,陈金汁 30g(冲)。

三诊:16 日,今日大便 2 次,色黑如酱所以颇多。童体质弱,不能与壮盛者并论,宜缓下而不宜急下。今虽神清知饥,似得佳象,然脉仍弦劲,少有神韵,舌质干绛,苔起灰黑扪之觉有硬壳,唇焦口渴,不独胃液肠脂涸而少阴泉源亦竭。当今之时,邪正互为进退,正是吃紧关头。内动虚风,为意中事。当以清瘟解毒之中,参以存津养阴。

石斛 10g,西洋参 6g,鲜生地 60g,生石膏 30g,知母 6g,连翘 10g,元参 6g,甘中黄 2g,陈年清阿胶 6g(烊化冲)。

四诊:17 日,里热劫阴,阴液告竭,肝木鸱张,内风潜动,搐搦复起,烦躁不寐,鼓颔作痉,痉甚如厥,舌壳脱而光剥有刺,势将起糜,犹幸胸前红疹续布,温毒犹寻出路。急进存阴潜降,以观动静。

鲜石斛 12g,西洋参 6g,鲜生地 30g,京元参 10g,青连翘 10g,麦冬 10g,紫

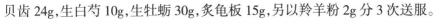

贝齿 24g,生白芍 10g,生牡蛎 30g,炙龟板 15g,另以羚羊粉 2g 分 3 次送服。

后又调服 2 剂,身热已退净,胃气渐醒,大便转黄且干。(《温热病专辑》)

(三)伤络便血

【临床表现】灼热烦躁,便下鲜血,舌质红绛。

【辨证要点】湿热类温病以中焦为病变中心,多侵害中焦脏器,化燥入血后,多见损伤肠络而便血。本证属于血分证,有血分证的基本特征:灼热烦躁,舌绛及便血,以此为辨证要点。

【治法】清热凉血止血

【方药】犀角地黄汤

便血一般出血量大,病势危急,应及时抢救。犀角地黄汤能清热解毒,凉血止血,对此出血量多的急症,应加入紫草、茜草根、地榆炭、侧柏炭、槐花炭等,以增强解毒凉血之功。应注意密切观察病情,做好救脱准备。

【验案举例】

患者,女,29 岁,农民。因持续性发热 13 天,于 1981 年 10 月 29 日入院。查体:体温 38℃,肝剑突下 2.5cm,脾肋下 1cm。白细胞 3.4×10⁹/L。肥达反应 TH、TO 的效价均 >1∶1 280,阳性。入院当天大便鲜血 3 次,共 1 100ml,血压 12/8kPa,脉搏 114 次/min,确诊为伤寒肠出血,合并宫内妊娠 20 周。给抗生素、止血剂及输鲜血 300ml,输液 3 000ml 罔效。10 月 30 日上午 10 点前,又大便鲜血 550ml,再次输血 800ml,输液 2 100ml。请中医科急会诊,见病人高热 39.6℃,面色潮红,口干咽燥,舌绛兼薄黄微腻苔,脉细数。立刻投以加味犀角地黄汤方:犀角粉(冲)1g(已禁用,现用水牛角代),大生地 24g,赤芍 15g,丹皮 10g,白茅根 20g,茜草根 20g,仙鹤草 30g,阿胶 10g 烊化冲,白及粉 3g(冲)频服。

10 月 31 日二诊,病人曾排便 2 次,均为少量褐色陈旧性出血,体温降为 37.7℃,脉搏 90 次/min,血压升为 15/11kPa,白细胞 2.5×10⁹/L,面色苍白,表情淡漠,舌淡苔薄,脉弱无力。继服归脾汤方 9 剂,于 11 月 15 日转入产科病房行人工引产术。12 月 10 日痊愈出院。

按语:本病例一诊时,患者大量便血,是营血分热毒炽盛,热迫血妄行、热伤血络造成的,故以犀角地黄汤加止血药,收到立竿见影的好疗效。二诊时患者便血已止,临床证候、苔、脉均为气血虚损之象,证变方易,故用归脾汤补气血,以治其虚而固其本。(《山西医学院学报》3:373-374,1993)

（四）气随血脱

【临床表现】便血不止,面色苍白,汗出肢冷,舌淡无华,脉象微细。

【辨证要点】本证是由伤络便血不止发展而来。气为血帅,血为气母,大量便血则血脱,血不敛气则气随血脱。故本证的辨证要点是便血不止和气脱之象,如面色苍白,冷汗淋漓,脉微细,四肢厥逆等。

【治法】益气固脱

【方药】独参汤(《十药神书》)

人参二两去芦

每服水二盏,枣五枚煎一盏,细呷之。

【方解】中医认为,有形之血不能速生,无形之气所当急固。气随血脱,应以益气为主,气为血帅,气能摄血,气固则能统血止血,故以独参汤大补元气,固脱摄血,只有留得阳气,方能存得生机,独参汤仅用一味人参,药专力雄。临床应用时可根据病情,用10~15g浓煎顿服。

元气回复,出血基本控制后,大多表现为脾胃虚寒,阴血亏少之象,如面色㿠白,四肢欠温,倦怠乏力,仍有少量出血,舌淡无华,脉缓无力,此时治宜温补脾胃,养血止血,方取黄土汤(灶心黄土、甘草、干地黄、白术、炮附子、阿胶、黄芩)温阳健脾,养血止血。

如果气复脱止后,仍表现为中焦热证,则应以清热凉血为治。

【验案举例】

患者赵某,男,46岁,原有神经性厌食症,因外出疲劳,又饮食不洁,一个月后,感全身困倦,饮食乏味,食后腹胀,尿短赤。肝功能异常。当地医院诊断为病毒性肝炎,住院治疗,但病情日渐严重。转本院时,饮食不进,呕吐频繁,烦躁不安,骨瘦如柴,皮肤巩膜深度黄染。腹水(+),肝上界六肋,肋下1cm,质软,叩痛(+),黄疸指数120μmol/L,谷丙转氨酶97U/L,血浆凝血酶原时间测定24秒。诊为病毒性肝炎(乙型亚急性重型)。予基本支持疗法,适当供应热量及少量血制品,保持水盐平衡。另外考虑到患者全身衰竭,治疗极为困难,同时给予独参汤回阳救逆:人参10g浓煎,分服,每天1剂。1周后病情减轻;半月后黄疸渐退,能少量饮食;两个月后,症状消失,能下床活动,精神良好,面色转佳,体重增加(患病极期为43.5kg,出院为51kg,最高量每日增加230g)。肝功能恢复正常,4个月痊愈出院休养。(《江苏中医杂志》6:9,1986)

四、恢复期证治

（一）余邪未净,脾失健运

【临床表现】身热已退,脘中微闷,知饥不食,舌苔薄腻。

【辨证要点】本证是湿热类温病恢复期常见证候。湿温经过治疗后,大邪已退,病情缓解,但人体脾胃功能未能恢复,湿热余邪未净,故表现为以上诸证。

【治法】轻清芳化,祛除余邪

【方药】薛氏五叶芦根汤(《温热经纬》)

藿香叶　薄荷叶　鲜荷叶　枇杷叶　佩兰叶　芦根　冬瓜仁

【方解】薛生白曰:"此湿热已解,余邪蒙蔽清阳,胃气不舒,宜用极轻清之品以宣上焦阳气,若投味重之剂,是与病情不相涉矣。"所以创五叶芦根汤,取藿香叶、佩兰叶,质轻芳香之品化湿而醒脾,薄荷叶、鲜荷叶轻清透热,枇杷叶理肺气而畅气机,冬瓜仁调肠胃祛余邪,芦根生津而清热。全方质轻味薄,透余邪而醒脾胃,无丝毫损伤正气之弊。

【验案举例】

患者,李某,男,22岁,起病迄今已10天,始觉怕冷,继则发热,体温在40℃左右,用抗疟药无效,某医院诊断为副伤寒,予氯霉素、链霉素,体温未退,来诊入院。

当时症状:身热不扬,体温38℃,汗出不多,周身酸楚,头昏面黄,胸闷不饥,小便黄,大便干,日行1次,舌苔白而微腻,脉濡。检查白细胞4.6×10^9/L,中性粒细胞百分比70%,淋巴细胞百分比30%,肥达反应"H"1:160、"O"1:160。证属湿热郁遏气分,阻滞中焦,湿盛于热之候。治拟芳化宣中、淡渗利湿法,仿藿朴夏苓汤、三仁汤意。处方:藿香、佩兰、青蒿、杏仁、苡仁各三钱,川朴、通草各一钱,蔻仁八分(后下),清半夏二钱,陈皮、炒枳壳各一钱五分,茯苓、大豆卷、滑石各四钱,药后得汗,翌晨热平,午后回升至37.5℃,继进三帖,热降不复再升,唯头昏身倦,纳少,微有脘闷腹胀,舌苔薄腻,此余邪未净,拟薛氏五叶芦根汤2剂,处方:藿香叶、薄荷叶、鲜荷叶、枇杷叶、佩兰叶各6g,芦根10g,冬瓜仁10g,完剂后,诸症均瘥。调治数日,痊愈出院。(《中医内科学》)

（二）湿盛阳微

【临床表现】心悸头晕,形寒肢冷,精神倦怠,下肢浮肿,小便不利,舌淡苔滑,脉沉弱。

【辨证要点】本证属于湿温病之变证。多因人体中阳虚弱,湿热入侵,湿重于热,湿困阳气,从阴化寒,心脾肾三脏阳气受损所致。临床辨证依据两点:一是见于湿温病后期;二是有心、脾、肾阳不足的表现,如心悸头眩,形寒肢冷,下肢浮肿,小便不利等。

【治法】温阳利水

【方药】真武汤(《伤寒论》)

茯苓三两　芍药三两　白术二两　生姜三两　附子炮,去皮,一枚,破八片

上五味,以水八升,煮取三升,去滓,温服七合,日三服。

【方解】真武汤乃温阳利水之名方,方用附子温肾暖脾,茯苓、白术健脾利湿,生姜温阳化气行水,芍药利小便制附子辛燥之性,全方合用,温心肾脾阳,利三焦所停湿邪水饮,故可作为湿盛阳微主治方剂。

【验案举例】

患者,周某,女,52岁。陕西人。患者素有风湿性心脏病近10年,1981年10月病情加重,心慌气短,稍动即气喘难以维系,遂到当地医院住院治疗。虽经医院强心、利尿诸多手段治疗,病情逐日加重,致卧床不起。1981年10月21日刻见:颜面浮肿,面色苍白,口唇青紫,神情呆滞嗜睡,语音低微,气短喘粗,不能平卧,形寒怕冷,四肢浮肿,按之凹陷,不欲饮食,小便不利,舌淡胖嫩苔白滑,脉沉细无力。

此为典型的肾阳虚衰,水气泛滥。开方真武汤:制附片15g,茯苓20g,白芍15g,炒白术15g,生姜10g,益母草30g。先服3剂,水煎少量频服,1日1剂。3天后病情明显减轻,再进3剂。而后家属电话告知:她心慌气短大为改善,知饥索食,浮肿基本消退,面色好转,能起坐活动。在原方中加干姜10g、人参10g、麦冬15g、五味子10g、大腹皮10g、炙甘草10g,5剂。嘱其如果效果好再购5剂服用。后来家属告诉我吃完5剂后就能下床活动,二便自解,出院在家继续服中药10副症状消失,生活自理。

下篇 专题篇

第十章

对温病争议问题的见解

一、正确认识和评价伤寒学说与温病学说

伤寒学说与温病学说是中医学外感病学的两大理论体系,都是古代医家和劳动人民与疾病做斗争的经验积累和理论升华。但是,围绕着对温病学的评价问题,从清代开始,伤寒学派与温病学派展开了激烈的争论,一直持续到现在,难以休止。如何正确认识二者的关系,正确评价它们的地位和作用,是学习温病学必须解决的问题。

(一)伤寒学派与温病学派之争

1. 争论的由来   伤寒学派与温病学派研究的对象都是急性外感热病,在金元时期以前,中医学对急性外感热病的认识都是继承《内经》的理论,辨治基本上都不离伤寒的方法。

对于急性外感热病,《内经》中有许多专篇论述,如《热论》《刺热》《评热病论》《寒热病》《热病》等。虽然《内经》对温病的病名、特性、治则等都有论述,但总体上是以寒统热的,如《素问·热论》中明确提出"人之伤于寒也,则为病热","今夫热病者,皆伤寒之类也"。同时,还提出了热病的六经传变及治疗原则。

东汉张仲景继承《内经》学说,总结前贤理论精华和实践经验,结合自己的临床体会,撰写了中医历史上第一部理法方药一线贯穿的辨证论治专著《伤寒杂病论》,创立了六经辨证的理论体系,使临床诊治外感热病有纲可依,有法可循。从此以后直到明代,绝大多数医家对外感热病的诊治都遵循和沿用《伤寒论》的六经辨证法则,形成了"法不离伤寒,方必遵仲景"的成规。

随着社会的发展和外感热病种类的增加,人们对外感病认识的进一步深

化,一些医家在临床实践中逐步体会到,完全按照《伤寒论》理法方药已不能适应临床治疗的实际需要,因而提出了发展和革新的主张。如宋代的朱肱、郭雍,特别是金元四大家之一的刘河间,更是在热病的治疗方面大胆创新论、立新法、订新方,对促进温病学的发展作出了重大的贡献。他根据实践体会,认为伤寒六经传变皆是热证,六气皆从火化,因而在治疗上主张以寒凉为主,被后世称为"寒凉派"。他的学说为后世创立以寒凉清热为中心的温病治疗学打下了基础,是温病学创立的重要开端。

受河间学说的影响,元代医家王安道在《医经溯洄集》中更进一步从概念、发病机制和治疗原则上把温病与伤寒明确予以区别,强调"温病不得混称伤寒",从此,温病便开始从伤寒体系中分离出来。

明代吴又可著《温疫论》,也强调伤寒与温疫二者有"霄壤之隔",要严格区分。

到了清代,伤寒学说受到了空前的挑战。许多医家在总结、继承前人有关温病理论和经验的基础上,结合各自的实践体会,著书立说,对温病的认识更加深刻,理论日趋完善,治法不断丰富,创造性地总结出了一套比较完整的温病辨证论治体系,从而使温病学彻底脱离了《伤寒论》体系,形成了一门新的独立的学科。

在清代众多的温病学家中,首推被誉为"温热大师"的叶天士为杰出的代表人物。其口授的《温热论》是温病学理论的奠基之作。叶氏系统地阐述了温病的病因、病机、感染途径、侵犯部位、传变规律和治疗大法等,创立了卫气营血辨证施治的理论体系,并发展了温病的诊断方法。其后的吴鞠通,继承叶氏理论并经大量临床实践,编著成《温病条辨》,创立三焦辨证,系统论述四时温病,整理总结出大量温病的治疗大法和方剂,使温病学形成了以卫气营血和三焦辨证为核心的辨证论治体系,成为一门独立的学科。

温病学说形成以后,以其新颖的理论、丰富的经验及确切的疗效,很快风行大江南北。一方面,众多医家吸纳新学,运用温病学理论指导临床、辨治外感热病;另一方面,还有不少有识之士,医学大家发表新作,进一步阐发和充实温病学,如王孟英、杨栗山、戴天章、雷少逸、何廉臣等,从而汇聚了一股新生力量,形成了温病学派。

温病学理论的产生和温病学派的形成,本来是中医学发展史上的一次飞跃,是中医外感热病学划时代的进步,是理论随实践而发展的必然结果,但是一些固守伤寒学说的医家对此无论从感情上还是学术角度都不能接受,对以叶天士、吴鞠通为代表的温病学派大肆攻击，横加指责，说他们是"标新立异"，"数典忘祖"，认为温病学派背叛了《内经》《伤寒论》学说，其创立的以卫气营血及三焦辨证为核心的温病学说为异端邪说，是"多此一举"。温病学派的医家为捍卫这一新兴学科和自己的尊严，也对攻击者进行了"还击"，从而导致了伤寒学派与温病学派之争开始。

2. **争论的焦点**　根据伤寒学说与温病学说的有关论述，伤寒与温病学派争论的焦点主要是两个方面，即伤寒是否包括温病和伤寒论方能不能治疗所有温病。

伤寒学派认为：温病虽然是独立的病种，但伤寒是一切外感热性病的总称，温病自然包括其中，不必自成体系，张仲景所著的《伤寒论》是论述急性外感热病的专著，既适用于伤寒，也适用于温病。《伤寒论》所确立的六经辨证纲领不独为伤寒而设，也是认识温病发生发展变化过程的理论和方法，"废伤寒则六经失传，废六经则百病失传"。在治疗上，《伤寒论》虽未明确地提出温病的治法，但阳明病篇的清、下两法就是为温病而设，论中的白虎汤、承气汤、黄连阿胶汤、竹叶石膏汤、麻杏石甘汤、葛根芩连汤等方剂，都可以治疗温病。

因此，他们对温病学的产生给予了强烈的反对和抨击。在伤寒学派中，对温病学抨击最猛的首推清代陆九芝。他说"凡病之为风为寒为温为热为湿者，古皆谓之伤寒，乃人知风与寒为《伤寒论》中病，而于温与热谓不可用《伤寒论》中方，方既出于《伤寒论》，自是治寒方，必非治温法，岂有治温有用治寒方者，于是一遇温热病，无不力避伤寒方，更无人知温热之病本隶属于《伤寒论》中，而温热之方，并不在《伤寒论》外者"（《世补斋医书》）。风寒温热皆在论中，论中之方可治伤寒，亦治温热。

近代著名医家陆渊雷亦持此论直斥温病学派是非。他说："晋唐以前，凡流行发热之病，皆谓之伤寒，其范围至广，故《内经》言热病皆伤寒之类……《伤寒论》所集，不限于脉紧无汗之麻黄证，论中阳明病即赅括温热，少阳病亦赅括疟疾，他若小青龙证赅括大叶肺炎及其类似之病，理中汤证赅括慢性及结核性肠炎，而急性传染病之前驱亦即伤寒太阳病也。由是言之，凡哆口谈温热，欲与伤寒对峙者，皆谬妄弗可从"（《清代名医医案精华·序》）。

温病学派的认识与伤寒学派完全不同，他们强调温病与伤寒是外感热病的两大类型，病因病机截然不同，概念不可混淆，治疗应严格区别。他们承认伤寒是治疗外感病的专著，并为中医学的发展作出了不朽的贡献。但是，由于历史条件的限制,其内容毕竟是详于寒而略于温。在太阳病篇中尽管有一些关于温病的记载,但不能反映温病发生发展变化的全过程,也没有提出具体的治疗方法与方药,阳明病篇虽有清、下两法,并创制白虎汤、三承气汤等清热泻火通便的方剂,但不能用此治疗所有温病,也不能适用于复杂多变的温病整个过程,所以温病学派主张跳出伤寒的圈子,创立新的理法方药以羽翼伤寒。

在温病学派中,有很多医家直陈以寒统温的弊端,力主寒温应严格区分,如李士材谓"仲景方法为冬月即病之正伤寒设也,后世混将冬月伤寒之方,通治春夏温热之病,遗祸至今,未有能改"(《伤寒括要·伤寒总论》)。喻嘉言也说"仲景书详于治伤寒,略于治温"(《尚论后篇·尚论春三月温症大意》)。还有医家从实践中的惨痛教训直陈以寒治温的祸端,如吴又可说"崇祯辛巳,疫气流行,山东浙省,南北两直,感者尤多,至五六月益甚,或至阖门传染。始发之际,时师误以伤寒法治之,未尝见其不殆也。或病家误听七日当自愈,不尔十四日必瘳,因而失治,有不及期而死者,或有妄用峻剂,攻补失序而死者,或遇医家见解不到,心疑胆怯,以急病用缓药,虽不即受其害,然迁延而致死者,比比皆是"(《温疫论·自叙》)。

可见,温病学派认为伤寒不能概括温病,伤寒之法方不仅不能包治温病,相反,若用之必贻害无穷。

3. 对争论的评价　前文已述,温病学派与伤寒学派争论的焦点是伤寒是否包括温病及《伤寒论》方法能不能治疗温病,所以,我们就从这两方面来分析和评价二者的争论。

伤寒是否包括温病?回答这个问题,首先要弄清伤寒的含义。在中医历代文献中,伤寒的含义并不是单一的,如《素问·热论》中说:"今夫热病者,皆伤寒之类也。"这里是把所有的外感热病都归属于伤寒,温病也不例外。但是《难经·五十八难》又说:"伤寒有五:有中风、有伤寒、有湿温、有热病、有温病。"这里把伤寒又分为五类,五类之中,又有伤寒。为了区分两个伤寒,后世对两个伤寒的含义作了界定,分为广义伤寒和狭义伤寒。广义伤寒即《内经》所称之伤寒,是一切外感热病的总称,狭义伤寒即《难经》五种之一的伤寒,专指感受寒邪,初起以恶风寒、发热、无汗、脉浮紧为特点的一类外感热病。张仲景《伤寒杂病论》就是遵照《难经》的分类,对中风、伤寒作了详细论述,也提到了温病、热病和湿温。

由此可见,广义伤寒包括温病在内,二者是一种隶属关系,而狭义伤寒则不包括温病,二者是一种并列关系。伤寒学派认为温病属于伤寒,不必自成体系,如果从广义伤寒角度来看,这种观点是对的。但是,温病学派认为伤寒不能包括温病,温病应与伤寒羽翼,却是针对中风和狭义伤寒而言,也不为错。发生争论的原因,当属伤寒概念混淆,广义狭义不分所致。

实际上从后世温病学家所言,温病的范围不局限于《难经》五类之一的温病,也包含了湿温热病在内,狭义伤寒也不仅是五类之一的伤寒,还包括中风。按温病学派之分,应是凡感受风寒邪气而病者为伤寒,凡感受温热邪气而病者属温病。温病与伤寒确实是两类不同性质的外感热病,应当区别对待。

至于第二个争论焦点,即伤寒论治法和方剂能不能治疗温病。温病学的发展和形成本身就已经说明了这个问题,即伤寒论的一些治法和方剂可用于某些温病及温病的某个阶段的治疗,但不能包括所有的温病,也不能用于温病的所有过程。

从温病学的发生发展和形成过程可以看出,温病学是以《内经》为理论基础,以《伤寒论》为辨证论治的基础。《伤寒论》的清下、表散、滋阴、育阳诸法是温病治法形成的基础,其白虎、承气、麻杏石甘、黄连阿胶以及四逆诸方也为温病必用之方。所以说,温病学与伤寒论在学术上是一脉相承的、不可分割的,《伤寒论》是温病学形成的重要基础。

但是,《伤寒论》毕竟成书于东汉末年,由于当时的历史条件和对热性病认识的局限,其内容不可能完整和全面。社会在发展,人类在前进,自然也在变更,疾病亦不可能永远维持在东汉时的状态。人们对疾病见得多了,随着教训和经验的不断积累,认识必然会得到提高,必然要在原有的基础上进行发展,以适应疾病的变化和临床的需要。正如刘完素所言"余自制双解、通圣辛凉之剂,不遵仲景法桂枝、麻黄发表之药,非余自炫,理在其中矣,故此一时,彼一时,奈五运六气有所更,世态居民有所变……故经所谓不知年之所加,气之盛衰,虚实之所起,不可以为工矣"(《素问病机气宜保命集·伤寒论第六》)。

《伤寒论》成书以后,在当时还没有与之相媲美的理法方药系统全面的著作,临床医生若能见到此书,即如获至宝,一般都是依其理法方药进行临床的。特别是宋代,由国家校正医书局大量刊印以后,《伤寒论》即风靡九州,医家对外感病的治疗,基本上都是法不离伤寒,方必遵仲景。但是随着临床经验的积累,有许多医家深刻体会到完全遵循《伤寒论》经方已不能适应临床治疗的需要,因而提出了发展和改革的主张。如宋代朱肱提出运用麻黄汤、桂枝汤等辛温发表剂治疗外感病不能一成不变,必须因时、因地、因人而灵活加入寒凉清热药。金元刘河间更是直言治疗热病,麻桂辛温之剂当禁,宜寒凉清热直泻其火。明清医家则另辟蹊径,在《伤寒论》以及前人经验的基础上,形成了温病学理论,系统论述《伤寒论》未能详论的温热类疾病,创立新的辨证方法和大量方剂,治疗《伤寒论》所不能治疗的诸多疾病。由此可知,温病学正是在《伤寒论》法方不能治疗温病的背景下才逐步形成的。若如伤寒学派所说,伤寒论可治疗所有温病,那么,温病学就不可能产生和形成了。实践证明,温病学的产生是中医外感病学进步和发展的必然,它无论在病因病机上还是在具体治法方药上,都较《伤寒论》有了很大的发展,弥补了《伤寒论》的不足,提高了外感热病的治疗效果。所以温病学形成以后,很快得到了绝大多数医家肯定和运用,特别是现代,温病学在治疗急性传染病、急性感染性疾病以及其他内科急症方面发挥着难以替代的作用。

对于温病学派与伤寒学派之争,全国中医院校统编五版教材《温病学》所下的结论是很客观中肯的,即:温病学与《伤寒论》在学术上是一脉相承,不可分割的,《伤寒论》是温病学形成的重要基础,温病学又是《伤寒论》的发展和补充。既不能认为《伤寒论》之外再有温病学是多此一举,也不能把温病学与《伤寒论》截然对立起来。

伤寒、温病之争历时千余年,这场争鸣对完善外感热病学起了重要的推动作用。历史的实践反复证明温病学的产生非常必要。我们认为,只要对中医学的发展有益,对任何新的学术观点和新兴学科都应给予鼓励和支持,对经实践检验是正确的理论和经验,就应该肯定,在科学上绝不能感情用事,不顾事实。如果现在还有人抱着伤寒论的框框对温病学横加指责,进行伤寒、温病学派之争,那实在是没有必要了。

(二)伤寒学说与温病学说的区别与联系

伤寒学说与温病学说是中医外感热病学两大分支,在学术上,都是以《内经》为理论依据的,温病学又是在伤寒论基础上发展起来的。二者既有千差万别,又有千丝万缕的联系。下文通过两种学说的比较,以展示其区别与联系。

1. 病因与发病　伤寒与温病学说都是根据《内经》六淫病因学说来阐释外感热病的病因病机,所不同的是伤寒主要论风寒性质的致病因素。而温病则详论了温热性质的致病病因。另外,温病学说中又增加了"疠气"病因。

伤寒学说认为,寒邪是外感热病的致病主因,大多数热病都是因感受寒邪引起的。如王叔和认为冬时严寒,受之而即病者为伤寒,不即病者,寒毒藏于肌肤,至春发为温病,至夏发为暑病。他是根据《内经》"人之伤于寒也,则为病热"的观点提出这一病因推断的,这里不仅把伤寒病因指为寒邪,而且认为温病(春温)、暑病(暑温)的病因也归结为寒。受此影响,后世伤寒学家提出了伏气学说,即温病、暑病为伏气——即寒邪潜伏所致。有些温病学家也认为温病分新感和伏气两类。

温病学说认为,温病的病因,是六淫之中性质温热的一类病邪即温邪所致。这一观点最早由叶天士提出,他说:"温邪上受,首先犯肺。"近代医家对温邪概念作了进一步的明确,认为它是指六淫中性质温热的一类病邪,分风热病邪、湿热病邪、暑热病邪、燥热病邪等,这是导致不同温病的主要病因。这种病因学说既容易解释温病的病机,又与以寒凉清解为主体的温病治法方药相吻合。

在温病病因说中,还有一种"疠气学说",这是明代温病学家吴又可在《温疫论》中首先提出的,他说:"温疫之为病,非风非寒非暑非湿,乃天地间别有一种异气所感。"他认为疠气种类繁多,毒力不等,致病力强,无问老少,病状相似。每种疠气对脏腑经络都有特异性损害。不难看出,疠气学说已经把外感病综合病因(六淫)提高到致病主因的认识水平上,与西医学对病原微生物的认识非常接近,这是对中医学病因学说的巨大发展。但是,这种病因学说因历史条件限制,还局限于推理阶段,没有形成因证脉治完整的体系,还不能指导临床辨证求因,审因论治,有待于进一步研究整理。

在感邪途径上,伤寒、温病两家均认为邪从肌表和口鼻而入,区别在于伤寒学家认为外邪的侵入途径以肌表为主,从以太阳病为首篇,以发汗解表为初起治法中可知;温病学家认为外邪主要是从口鼻侵入的,如薛生白云"从表伤者十之一二,由口鼻入者十之八九"(《湿热病篇》)。吴鞠通曰"温病由口鼻而入"(《温病条辨》),因而温病学称初起病证为邪在肺卫。

在发病上,伤寒论更重视人体正气的作用,基本上遵循《内经》"正气存内,邪不可干""邪之所凑,其气必虚"的发病学观点。温病学亦重视正气的作用,但更强调邪正力量对比,认为人体正气不足,邪气可以侵入,同时又指出,虽然人体正气不虚但邪气致病力强,超越人体的防御能力,同样可以侵入而发病,这与有些温病常发于青壮年的实际情况亦相符合。

2. 传变规律 伤寒学家认为外邪是循六经传变的,而温病学家则认为外邪是循卫气营血和三焦传变的,二者提法虽然不同,但都遵循由表入里、由浅入深、由阳入阴、自上而下、由实转虚这一基本规律。

伤寒学说认为，外邪袭人，先犯太阳，因太阳主表，为六经之藩篱。温病学说认为，外邪由口鼻而入，先犯肺卫，因卫行于表，内与肺通，主管毛孔汗腺开合和防御外邪。对此，吴鞠通解释道："太阳阳腑也，伤寒阴邪也，阴盛伤人之阳也……太阴阴脏也，温热阳邪也，阳盛伤人之阴也"（《温病条辨·上焦篇》），他认为邪之性质不同，故初起所伤有别。伤寒感受风寒之邪，先伤阳经，足太阳膀胱经为六经之藩篱，故初起先见太阳表证；温病感受温热之邪，先伤阴经，手太阴肺经主表，外合皮毛，上通咽喉，故温病初起先见肺卫表证；湿温感受的是湿热病邪，湿热病邪由口鼻而入，直驱中焦，先犯足太阴脾经，以中焦为病变中心。伤寒、温病虽然感邪不同，但是初起都是在表，都影响人体的卫阳，所不同的是，寒邪凝滞，因遏阻太阳经气，经气不舒，疼痛较著，为表寒证。温邪性热，易伤阴液，初起即有阴液不足的表现，为表热证。

关于传变规律，伤寒学家虽公认六经传变规律，但在传变方式上又众说纷纭，提出了循经传、越经传、直中以及表里传、虚实传、首尾传等等，比较公认的是循经传、越经传和直中。循经传是指太阳→阳明→少阳→太阴→少阴→厥阴，后世亦有医家认为循经次序应是太阳→少阳→阳明→太阴→厥阴→少阴；越经传最常见表里经传变，如太阳→少阴，阳明→太阴，少阳→厥阴；直中，是指外邪不经三阳，直入三阴。除此之外，还有合病以及并病，合病是指两经或三经病证同时出现，并病是指一经证候未罢，又出现另一经证候。

温病学认为，传变规律从横看，是卫→气→营→血，从纵看是上焦→中焦→下焦。这是一般的传变规律，也有特殊传变，如"逆传心包"，即卫不传气而直入营。还有卫气同病、卫营合邪、气血两燔等等，亦有类似伤寒直中而直接表现气营血分病变的。

伤寒、温病对疾病传变规律的论述，是建立在外邪对人体损伤的规律性基础上的，由于外邪的性质有寒热之分，所以形成了六经和卫气营血、三焦的不同认识。二者都源于《内经》，都是符合临床实际的，都能说明各自疾病的发生、发展和演变的规律，对指导临床辨证施治和治未病有重要的指导作用。

3. 临床表现与特征　伤寒、温病都是外感热病，为了便于对比，这里将他们都分为初、中、极、末四期，并列举典型证候（表10-1）。

表 10-1 伤寒、温病临床表现对比表

分期		伤寒		温病
初期	太阳病	恶寒重、发热轻、头痛、身痛 骨节痛、舌淡、脉浮紧或浮缓	卫分证	发热重、恶寒轻、口微渴 咳嗽、舌边尖红、脉浮数
中期	阳明病	经证:大热、大渴、大汗、脉洪大 腑证:日晡潮热、腹满硬痛、大便秘结	气分证	邪热壅肺:身热似喘 阳明热证:似伤寒阳明经证 阳明实证 { 纯实:似伤寒阳明腑证 / 虚实夹杂:阳明腑证伴气虚或阴虚 }
	少阳病	往来寒热、口苦、咽干目眩 胸胁苦满、默默不欲饮食、脉弦细	湿热困阻	上焦:头重如裹,呕恶 中焦:胸闷脘痞腹胀 下焦:小便不利,少腹胀满
极期	太阴病	腹满而吐、食不下 时腹自痛、自利益甚	营分证	身热夜甚,神昏谵语 斑疹隐隐,渴不欲饮 舌红绛,脉细数,热甚风动
	少阴病	但欲寐、脉微细 大汗淋漓面苍白 手足厥逆呕下利	血分证	身热灼手,吐血、衄血、便血 溲血、斑疹密布、昏狂 谵妄、舌质深绛
	厥阴病	厥证(脏厥、蛔厥、寒厥、热厥) 下利(寒利、热利、寒热错杂利) 呕秽(虚寒、实热、肝逆)	内闭外脱	身热骤降、喘喝欲脱 昏愦不语、四肢厥逆 汗出不止、脉散大无根
末期		阳气虚弱:面色㿠白,少气懒言 余热未尽:发热口渴,心烦懊侬或脘腹胀满 气阴两伤:瘦弱、少气、发热口渴 阳虚水泛:面浮肢肿、心悸气短、筋惕肉瞤		肺胃阴虚:干咳不已,口干而渴 肾阴损耗:低热不退,咽干齿黑舌干绛 虚风内动:手足蠕动,形瘦神疲 阴虚火炽:心烦懊侬,口干咽燥,脉细而数

　　通过上表对比可以看出,伤寒、温病在初期都以表证为主,但前者为表寒,后者为表热。

　　中期二者皆表现为热偏盛,只是温病中湿温有所区别。

　　极期伤寒以寒邪伤阳,心、脾、肾阳虚为主,甚则亡阳厥逆,阴虚和寒热错杂之证为次;温病则以热盛灼营、蒙蔽心包、动血动风为主,甚者内闭外脱或气随血脱。

末期伤寒、温病都有余热未尽之证,但伤寒更多见阳气不足和阳虚水泛之证;温病则多见肺胃、肝肾阴虚及虚风内动和阴虚火炽之证。

伤寒、温病同属外感热病,因此初起表证、中期热盛、极末期阴阳两伤是其共同点,但二者的特征亦很明显:从病因来看,伤寒感受的是寒邪,温病感受的是温邪;从病势及传变上看,伤寒相对发病缓,传变慢,变证少,温病则发病急,传变快,变证多;从热势上看,伤寒之热有限,最甚不过阳明经证腑证,温病之热猖獗,热极可内闭心包,引动肝风,动血出血,耗竭肾阴;从正邪相争的结果看,伤寒易损伤阳气,温病易损伤阴液;从死亡原因来看,伤寒多因亡阳,温病除了阴竭之外,内闭外脱、气随血脱都是凶险逆证。

4. 辨证纲领　伤寒以六经辨证为纲领,温病以卫气营血和三焦辨证为纲领,分别是伤寒学说和温病学说的理论核心;二者都是建立在人体脏腑经络、阴阳气血营卫的生理功能和病理变化基础上的理法方药一线贯穿的辨证论治纲领,既有中医生理病理学的理论基础,又对临床具有重要的不可替代的指导作用。

六经辨证是以《内经》六经分证为基础,根据六经与脏腑、气血津液阴阳、四肢百骸的联系与相互影响,分析外感热病演变过程正邪相争、病势进退、临床表现、证候特色、病变部位、寒热趋向等,归纳总结而得出的辨证方法。六经辨证将复杂多变的外感热病总结为六大证候类型,对于判断病变部位、病变性质、病理机转、邪正盛衰、病势进退及预后转归都有非常重要的指导意义。

张仲景通过勤求古训以及自身大量实践,对六经病各自的因、证、脉、治都作了深入细致的论述,并将每经病的常证、变证、兼证以及传变转归都一一说明。合而言之,其病有六,分而方之,变化无穷。临床医生只要掌握了这种辨证方法,就能通过外感病反映于外的证候、脉象结合病人体质以及发病季节等因素,对疾病作出诊断、辨证并处方用药,所以说六经辨证既是辨证的纲领,又是论治的准则。

卫气营血辨证亦是依据《内经》对营卫气血的论述和与脏腑经络的联系而创立的。叶天士在大量的临床实践中发现,温病尽管复杂多变,但是都可区分为轻、中、重、极四个阶段,而这四个阶段又都是因为温邪影响了人体卫、气、营、血的生理功能而产生,如初起证候是邪袭肺卫、卫阳被郁、肺失清肃所致,中期是各脏腑功能失常,即气的功能失常所致,再深入则影响心神和营阴,更甚之则热盛迫血妄行。所以，他将温病归纳为卫分证、气分证、营分证、血分证四大类型，用卫气营血的生理病理及与脏腑的联系解释温病的病理。卫气营血四者不是独立的，他们之间既有浅深层次划分，又有相互滋生影响，据此，叶氏提出了温病的传变规律，并根据四个阶段的病变特色，制定了治疗大法，即"卫之后，方言气，营之后，方言血，在卫汗之可也，到气才可清气，入营犹可透热转气……入血就恐耗血动血，直须凉血散血"。其后的医家吴鞠通等又补充了卫气营血的治疗用方，使卫气营血形成了一套因、证、脉、治完整的辨证纲领。

三焦辨证系吴鞠通所倡论。他根据《内经》对三焦部位的描述，和对温病临床表现的长期观察与实践，用三焦分述温病的临床表现和发展变化规律以及治则方药，创立了三焦辨证纲领。

吴鞠通创三焦辨证纲领的目的并非取代卫气营血辨证，主要是他发现了温病有自上而下纵的发展规律，而卫气营血辨证主要从由表及里横的方面剖析温病，而且对湿温病的分析不够透彻，对温病后期肝肾阴虚的病证没有概括，辅以三焦辨证，则弥补了这方面的不足，使温病的辨证纲领更加切合实际。

六经辨证和卫气营血、三焦辨证是不同时代的产物，虽然都是针对的外感热病，在论述疾病发展变化上有许多相同之处，但是他们之间的区别也非常显著。如六经辨证没有对温病详细概括，没有风热表证、邪陷心包、热盛动风、入营动血等主要证候的描写，而卫气营血和三焦辨证又对风寒类疾病和证候没有概括，所以，两种辨证方法各有适用范围，不能相互取代。

5. 治法方药　伤寒、温病都是邪正斗争的结果，因此其治疗均以扶正祛邪为总则。而且，扶阳气存津液的学术思想，始终贯穿于各种处治过程之中。由于病因不同，病种各异，伤寒、温病在具体治法方药上又存在明显的区别。

伤寒初起病在太阳，治宜发汗，又随伤寒与中风不同，而分辛温发汗和解肌祛风、调和营卫两种，方取麻黄汤与桂枝汤；阳明病主要有经、腑两证，治宜清、下，分别应用白虎汤和三承气汤；少阳病当予和解，方用小柴胡汤；太阴病当温中散寒祛湿，以理中丸为代表；少阴病寒化证以回阳救逆为治，应用四逆汤类，热化证以育阴清热为法，宜黄连阿胶汤；厥阴病寒者热之，可用四逆，热者寒之可用白虎、白头翁汤，寒热错杂者，寒热并用，如乌梅丸。

温病初起，病在上焦肺卫，治宜辛凉解表，方以银翘散为代表；病入气分，壅于上焦肺者，宜清热宣肺，方取麻杏石甘汤，热盛阳明者，据其无形与有形，使用清法或下法，用白虎汤或调胃、增液承气汤；湿热弥漫宜清热祛湿，方以甘露消毒丹为代表;热入营分,治宜清营透热,方取清营汤,热陷心包宜清心开窍,用"凉开三宝",热盛动风宜清热凉肝息风,用羚角钩藤汤;热入血分,治宜清热凉血化瘀,方用犀角地黄汤;温病后期,肝肾阴虚,以加减复脉汤为代表,咸寒滋阴。

伤寒、温病治法丰富,以上仅为其梗概,尤其是《伤寒论》的治法丰富,实际上包含了汗、吐、下、和、温、清、消、补八法,不仅为外感热病立法,也为内、外、儿、妇各科确定了治法典范。但从外感热病角度来看,《伤寒论》的六经病治法更适合于风寒外感所致的伤寒,与之相比较,温病学的卫气营血、三焦治法,对温邪引起的急性外感热病更加丝丝入扣、切中病机。

温病学治法方药虽借鉴于《伤寒论》,但有了很大的发展,如使用下法,根据温病的特点,除了清热攻下用调胃承气汤外,另有滋阴攻下的增液承气汤、益气滋阴攻下的新加黄龙汤、宣肺通下的宣白承气汤、清肠通下的导赤承气汤、清心泻下的牛黄承气汤等等。另外像辛凉解表、清营、开窍、息风、凉血等治法及相应方药都是《伤寒论》所不备。证之临床,温病学的治法方药在防治急性传染病和感染性疾病方面,比伤寒法方更加实用和效捷。

伤寒、温病在治法方药上有源流关系,温病学的治法方药是在《伤寒论》的基础上发展起来的,一些伤寒的治法和方药被温病学直接采纳,大量的新法新方则是后世医家(包括伤寒学家)在临床实践中总结提炼形成的。温病学家除了自己的创造外,更多的是吸纳了历代医家治温经验和方药,将其整理归纳融入温病学理论之中。所以,温病学的治法方药不是温病学家独自拟造的,它是以《伤寒论》为基础,总结历代医家经验所形成的,是对《伤寒论》的发展和补充,是历史和学术发展的必然产物。

(三) 关于寒温统一

伤寒学说与温病学说同是源于《内经》,研究的对象都是外感热病,二者又存在继承与发展的关系,所以,从清代俞根初著《通俗伤寒论》直到现在,二百余年,有许多医家主张将伤寒、温病学说统一起来,建立中医外感热病学,以避免学派之争。有的医家更是积极探索,提出统一的设想和方案,将伤寒与温病融为一体。笔者认为,目前,尚不具备统一的条件,勉强统一必将影响两种学说的完整性和科学性,影响其发展。

1. 统一的方案不可取 从清代至现在,关于寒温统一的方案亦是众说纷纭,莫衷一是。有以六经辨证为主体的统一方案,有以卫气营血辨证为主体的统一方案,有以八纲辨证为主体的统一方案,有以脏腑气血辨证为主体的统一方案,有以分期或分段辨证的方案,还有把外感病分为风寒、温热、湿热三类进行辨证的方案。我们在这里对有代表性的方案分析如下。

（1）用六经辨证为主体统一外感热病的辨证论治:清代的伤寒学派医家大多持此观点,如俞根初,他在《通俗伤寒论》中,采用六经辨证对伤寒和温病进行分证和辨治。他认为六经除了各循行部位及所属脏腑外,在躯干部位还有分工,太阳主胸中,少阳主膈中,阳明主脘中,太阴主大腹,少阴主小腹,厥阴主少腹,他把温病的各种证候按照病位和损伤脏腑分属于六经,然后以六经辨证为纲领进行辨证论治。这种统一方案漏洞百出,既歪曲了伤寒论六经辨证,又抛弃了温病卫气营血辨证,仅把温病的证候重新安排了位置,而且这种安排无法体现外感热病由表及里,由浅入深的规律性,无法反映证与证之间的联系,等于抽掉了外感病辨证论治的脊梁,况且对证候的排位也不尽合理,所以这种方案不是可取的。

（2）以卫气营血辨证为主体统一外感热病的辨证论治:持此观点的是近代一些中医院校的相关人员和学者。他们把外感病的证治分为五个阶段,即卫分病、气分病、营分病、血分病及热病后期。卫分病包括中风与伤寒表证,热病后期包括伤寒少阴病的寒化证。这一方案虽保留了温病学的全部内容,但却遗弃了伤寒论的绝大部分证治精华,无法反映伤寒论六经辨证的基本内容,无法说明风寒之邪由表及里致热损阳的病变规律,实属弃伤寒学说而留伤寒证候的做法,显然不是合理的。

（3）以八纲辨证统一外感热病辨证论治:持此观点的医家颇多,他们认为六经辨证和卫气营血、三焦辨证都离不开八纲辨证,都要辨表里寒热虚实阴阳,所以用八纲归类伤寒和温病的证候,有的以表里两大纲进行概括以辨证论治。其方案是表证分表寒证、表热证、表寒虚证、表热虚证;半表半里证既包括伤寒少阳病,也包括温病少阳、膜原证;里证分为里热证和里寒证,里热证有气分、营分、血分证及下焦肝肾阴虚之分,里寒有太阴、少阴、厥阴之别。

还有以虚实两大纲归类伤寒、温病证候进行辨证论治的。具体方案是实证分表证、半表半里证和里证,表证包括风、寒、湿、燥、温诸邪在表的证型,半表半里包括伤寒少阳病和温病邪留三焦证,里证皆属热证,包括气分证、营分证、血分证、邪入心包证、热极动风证。虚证则主要为阳虚和阴虚两大类,阳虚包括脾、肾阳虚和亡阳证,阴虚包括肝肾阴虚和亡阴证。

这种方案虽然将伤寒、温病的大部分内容都予以收容和安排,也符合中医的辨证论治理论,但是却忽视了六经辨证和卫气营血辨证、三焦辨证的内在联系,割裂了三个辨证纲领的完整性,重视矛盾的共性,忽视矛盾的个性。八纲辨证是总纲,是对病位病性、邪正盛衰的总概括,而六经辨证、卫气营血辨证及三焦辨证则是从外感热病角度,具体、详细地分析了外感热病各个阶段表里阴阳寒热虚实的各种证候,其治法方药都是在相应辨证纲领指导下进行的,所以对外感热病,单纯用八纲辨证来指导,是不可取的。

以上三种统一方案,具有一定的代表性,其他方案与之大同小异。笔者认为,这些统一方案制订者的主观愿望是好的。但是,他们都忽略了伤寒学说与温病学说的独立性和完整性,忽视了两种学说所揭示的外感热病的规律性,只是简单地把二者的主要证候归纳成类,而没有把两种学说的核心即六经辨证和卫气营血、三焦辨证融为一体,因而这种统一的方案是不可取的。

2. 统一的条件不成熟　伤寒、温病学说都是因、证、脉、治自成一体的完整的理论体系,从病因病机到辨证论治都是相互联系、前后对应、一线贯穿的。要将两种学说融为一体,笔者认为,必须具备以下条件:

(1)病因要突破:伤寒、温病学说对病因的认识,都是以《内经》六淫为基准的,伤寒重点论述风寒邪气,温病主要论述风热、湿热、燥热、暑热邪气。其六经辨证、卫气营血辨证、三焦辨证的理论都是建立在病因学说基础上。而这种六淫病因,从现代医学角度看,是综合病因,而非致病主因,是模糊的,不确切的。所以要突破六经辨证和卫气营血、三焦辨证的束缚,建立新的统一的外感热病学,必先以病因学说为突破口,把中医对外感热病的综合病因提高到致病主因认识的高度。这样,伤寒、温病的区别与联系就一目了然,就为统一创造了主要条件。

(2)诊断要明确:中医辨证非常精细,诊断却太过宏观,这是不争的事实。伤寒、温病亦是如此,特别是伤寒论,它把外感热病分为六大部分,各为太阳病、阳明病、少阳病、太阴病、少阴病、厥阴病,实际上是证的归类。《金匮要略》虽有病的诊断,亦多属杂病。温病有所进步,把外感热病分成春温、风温、暑温、秋燥、湿温、冬温、大头瘟、烂喉痧等等,有了病的概念,而且强调诊断的重要性。但是,这种诊断仍然比较笼统,不够具体。

外感热病大多是急性病,每种病都有其独特的发生发展规律,不同的疾病,预后也有很大差别。所以确定病名,明确诊断,是准确预防和控制外感热病的前提,也是统一外感热病学的必备条件。试想,诊断不明确,统一的外感热病学必然是伤寒之中有温病、温病之中有伤寒,时而伤寒,忽又转成温病,这样的统一实际是将伤寒、温病弄成一锅大杂烩,只能贬低伤寒和温病的理论水

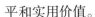

平和实用价值。

（3）辨证纲领须深究：六经辨证、卫气营血辨证、三焦辨证分别是伤寒和温病的理论核心，要统一三种辨证方法，还须对三种辨证方法进行更深入的研究。如六经辨证中阳明与少阳、少阴与厥阴何为先后的问题，厥阴病的实质问题，卫气营血辨证中营和血的界限问题，这些都有进一步探讨的必要。特别是六经辨证与卫气营血辨证的实质与联系还需进一步揭示。只有这样，才能找到统一辨证纲领的路子。

中医的一大特征，即辨证论治，伤寒、温病学说的精华即六经辨证、卫气营血辨证和三焦辨证，这是中医学的宝贵财富。要统一伤寒、温病学说，必须吸收三种辨证方法的长处。建立新的外感热病学辨证纲领，从前面提到的几种统一方案来看，远远没有做到，就当前外感热病学研究的现状来看，还不可能做到。

病因没有突破，诊断还不明确，六经辨证、卫气营血辨证、三焦辨证还需进一步研究，目前尚无比较理想的新的外感热病学辨证纲领，在这种情况下谈统一，还为时过早。

任何一门科学的发展都要经过由分到合又由合到分的不断循环过程。东汉张仲景著《伤寒杂病论》既论外感，又论杂病，后经宋代林亿等将外感和杂病分开，到明清时期，叶天士、吴鞠通等又创立温病学，以羽翼伤寒，其中合与分，都是根据当时医疗实践客观需要以及学术发展而水到渠成的。这里有两个前提条件，即临床实践需要和学术发展。当时以伤寒方治温病，不能完全满足临床需要，经过许多医家的实践和研究，建立了一套新的理法方药、辨证论治体系，才形成了温病学。这是当时临床实践的需要，也是学术发展的必然产物。而现在，临床应用伤寒六经辨证和温病卫气营血辨证、三焦辨证诊治外感热病比较自如，还没有到问题成堆，不统一、不改革就影响临床的地步。况且，直至当前，无论在病因病机上，还是诊断辨证、治法方药上，理论与实践都还没有什么大的发展。在这种情况下谈统一，不但不利于学科发展，而且会导致古人的许多精华被遗弃。继承——发展——创新，这是科学进步的必然过程，没有认真的继承，就难以发展，没有发展，就根本谈不上创新。所以，笔者认为，我们现在的主要任务，还是继承前贤的先进经验，寻找前贤的欠缺之处，通过实践和研究，提出新的解决办法，积累大量的、系统的科研新成果、新理论，伤寒、温病的统一，将会水到渠成。

二、伏邪温病与新感温病浅析

伏邪温病与新感温病是相对应的两个概念,是随着温病学理论发展相继产生的。顾名思义,伏邪温病是指感受外邪,伏藏体内,过时而发的温病;新感温病则是感受外邪,即时而发的温病。古往今来,对伏邪之说有赞成的,有反对的。即使赞成者,也对伏邪性质、邪伏部位、发病机制众说纷纭,使后学者如入迷宫,莫衷一是。这里对伏邪温病与新感温病的古代论述作一扼要回顾和分析,便于了解和扬弃。

(一) 伏邪新感学说沿革

伏邪温病一说,最早起源于《内经》,《素问·生气通天论》中有言:"冬伤于寒,春必温病。"《素问·热论》又云:"凡病伤寒而成温者,先夏至日者为病温,后夏至日者为病暑。" 西晋王叔和在《注解伤寒论·伤寒例》中对《内经》的观点作了明确的阐释:感受寒邪,"中而即病者,名曰伤寒;不即病者,寒毒藏于肌肤,至春变为温病,至夏变为暑病"。按此说法,温病是由寒邪伏藏体内所致,这也是《内经》"人之伤于寒也,则为病热" 及 "今夫热病者,皆伤寒之类也" 的依据。这种伏寒化温的观点,对后世影响很大,从晋到明清,大多数医家都遵从这一学说,特别是金元以前,有异议者极少。

后世医家对《内经》伏邪温病之说进行了进一步的发挥,主要表现在伏邪病机的阐发、邪伏部位的推测、伏邪温病的证治等方面,如清代出现了一些伏邪温病的专著,如柳宝诒的《温热逢源》,叶子雨的《伏气解》,刘吉人的《伏邪新书》等。关于邪伏部位,除了王叔和说 "藏于肌肤" 外,《诸病源候论》认为"藏于肌骨",柳宝诒认为 "藏于少阴",陆九芝认为 "藏于阳明",还有认为发病部位即是邪伏之所。关于证治,后世医家一致认为伏邪温病,初起即以里热炽盛为主,治疗自然以清泄里热为大法。关于邪伏原因,人们多遵《内经》"藏于精者,春不病温" 之说,认为阴精亏损,是邪入而藏的主要原因,因此,在治疗上除了强调清泄里热,还非常注重护阴养阴。

也有一些医家虽倡导伏邪发病说,但却突破传统的 "伏寒化温" 观点,认为六淫皆可感后伏藏,过时而发,如清代力主伏邪温病之说的刘吉人在《伏邪新书》中说:"感六淫而不即病,过后方发者,总谓之伏邪。" 明代温病学家吴又可在《温疫论》中也赞成伏邪之说,并提出,温疫病邪伏在膜原,但是他所说的邪 "非风,非寒,非暑,非湿,乃天地间别有一种异气",即疠气,这同《内经》伏

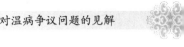

寒化温之说也有本质的区别。

　　现代仍有不少医家支持伏邪温病之说,他们还以现代传染病学中病原微生物侵入人体后有潜伏期为依据,说明伏邪确有其事。

　　新感温病之说,起源于宋代郭雍的《伤寒补亡论》一书,"冬伤于寒,至春发者,谓之温病;冬不伤寒,而春自感风寒温气而病者,亦谓之温",明代汪石山进一步明确提出了新感温病一词,他说:"有不因冬伤寒而病温者,此特春温之气,可名曰春温。如冬之伤寒,秋之伤湿,夏之中暑相同,此新感之温病也。"这种新感温病认识,是古人在长期医疗实践中观察和总结出来的,他们发现,温病不只有病发于里,初起即见里热证候的伏邪温病,更多见的是,起病于表,由表及里,由实转虚的病变,这类温病不符合伏寒化温的观点,也很难用伏邪温病的理论来解释他的病因病机,治疗上也必须区别对待,所以提出了新感温病的概念,以弥补伏邪温病学说的不足。

　　新感温病概念的提出具有非常重要的意义,一是摆脱了伏寒化温的局限,为温病学说脱离《伤寒论》桎梏奠定了基础。二是为发展温病学理论开辟了广阔的空间。三是为初起以辛凉解表为主的温病治法提供了理论依据。经过清代温病学家叶天士、薛生白、吴鞠通、王孟英等探索和发展,新感温病学说得到了进一步完善,温病的病种也得到扩展,温病的病因病机、辨证论治与理论趋于成熟,形成了比较完善的理论体系。

(二)如何看待伏邪温病学说

　　对伏邪学说,近代医学争论颇多,有人认为它有一定的理论根据和临床实用价值,主张保留和进一步探究,有人认为它一无客观根据,二无临床意义,主张抛弃。对此,我们应以科学的态度,一分为二地分析它们的利弊,以决定对其取舍。

　　伏邪温病之说确实存在问题,主要可以归纳为三点,一是囿于伤寒,难以自拔。伏邪温病之说受《内经》和《伤寒杂病论》影响很深,它是建立在"今夫热病者,皆伤寒之类也"基础上的,始终认为温病是伤寒的一种,与伤寒的区别不在病因上,而是感而即发或过时而发。由于受这种传统的尊经思想束缚,在理论上不可能有大的突破,在临床上亦难图大的发展。二是病因病机阐述不清。伏邪温病之说不同于"辨证求因"的病因病机学说,也与西医学通过实验建立的病原微生物学相去甚远,它是通过临床观察和推测得来的一种理论,所以不可避免地对病因病机阐述不清,如邪伏是在什么部位,为什么伏藏,伏藏多久可以发病,怎样发病。对这些问题,虽有一些说明,但都很浮浅,难以自圆其说。三是对指导人们保健没有具体的意义。按理论,伏邪学说的真正意义不在于指导治疗,而在于指导预防。因为既然肯定邪可伏于体内,而后导致发病,那么就可在未病之前用药,祛邪防病。但是伏邪学说对邪伏的判断是在发病以后,发病前不能测知有无邪伏,什么邪伏,伏于何处,所以预防也无从下手。

伏邪温病学说作为温病学发展史上的产物,对温病学理论体系的建立作出一定贡献,即使现在看,它仍然是有一定价值的,它与后来兴起的新感温病学说在发病类型和病机传变规律上有着显著的区别,对温病临床辨证和确立治疗大法都有一定的指导意义。

伏邪温病发于里,初起以灼热、烦躁、口渴、溲赤、舌红苔黄等热郁于里证候为主要表现;新感温病则大多病发于表,初起以发热、恶寒、无汗或少汗、头痛、苔薄白、脉浮数为主要表现。

伏邪温病与新感温病在传变趋向上亦不尽相同。前者表现为两种,一是伏邪由里外达,这是病情好转的表现;二是伏邪进一步内陷深入,则为病情加重的表现。新感温病传变多是由表入里,由浅入深。

伏邪温病与新感温病在病情与病程上相比较,前者发病前正气已亏,阴液不足,所以病情较重,病程较长;后者多是外邪突袭,正气阴液相对充足,所以病情较轻,病程较短。

由于伏邪温病与新感温病有以上的显著区别,因此,在临床诊治中就要注意,首先应从发病类型上确定是属新感还是伏邪,这对判断病情轻重,病位浅深,传变趋向非常重要,属新感温病,初起治疗以解表透邪为基本大法,属伏邪温病,初起治疗以清泄里热为主,不但初起要兼顾阴液,而且要把顾护阴液的治法贯彻始终。

伏邪温病与新感温病相结合,在阐明温病初起不同发病类型,区别病位浅深轻重,提示病机的传变趋向,确定不同治疗方法四个方面具有重要的临床意义,这也是伏邪学说的实用价值所在。

伏邪温病学说最初的提出,受《内经》寒是热病主因的限制,王叔和将其阐释为"寒伏而化热"是导致温病的原因。当后世温病学家阐明温病是由温邪所致,寒邪不是温病的致病主因时,"伏寒化温"的伏邪温病就不攻自破。但是清代,另有一些医家为了坚持伏邪之说,又提出了六淫皆可伏藏人体而后发病的观点。近代还有医家把伏邪学说与西医学的病原微生物之说的潜伏期相联系。这样我们就不好将伏邪学说一概否认。然而,直至今天,还无人能将伏邪学说系统化,以理服人,在邪伏部位和如何发病上还只局限在推理过程,而且从传统的中医理论和研究方法上来看,伏邪学说也不可能有大的突破,除非中医理论与现代医学理论相贯通,则另当别论。

所以,作为后学者,我们不必再耗费精力,去探求有无伏邪,怎样发病,而是要立足临床,借鉴和利用伏邪温病学说对发病类型、初起表现、病情病程、传变趋向、治疗大法的经验去指导临床,提高诊治水平。

那么,从现代温病学说来看,怎样解释温病为什么有的病发于表,有的病发于里呢? 我们认为,这主要与病邪的性质、感受多少、致病力强弱和当时人体的反应状态等因素有关。有的病邪本身致病力很强,若人体感受较重,加之机体反应强烈,它就出现亢奋的病理反应,表现为病发于里;有的病邪致病力较弱,发病后出现较轻微的表现,就属病发于表。同一种病邪,感受量少,只有在人体抵抗力下降时才发病,往往病发于表;若感受量多,并且适逢人体正气不足,阴液亏损,那么可病发于里。所以病发于表或病发于里不一定是邪伏与不伏所致,我们现在也不必深究伏邪温病学说的实质。

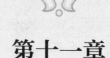

第十一章

论温病之毒与解毒

温病论"毒"源于《内经》,历代医家皆有发挥。然古人所论零乱散在,失之庞杂,今人阐述各抒己见,不尽统一。至今毒之含义众说纷纭,解毒治法不甚完备,尚未形成系统而明确的理论。因此,探讨毒的概念,研究毒的本质及病理作用,是发展温热病学理论,探索解毒治法实质,提高温病诊治水平的重要内容。

本章以古今医家论"毒"内容为基础,仅就温病学中"毒"的概念、"毒"的产生、"毒"的特性和致病特征、"毒"的致病机制以及解毒治法等问题作以较系统的探讨,以冀对温病学理论与临床的发展有所裨益。

一、毒的概念与特性

(一) 源流

中医学对毒的论述,最早见于《内经》。《素问·五常政大论》就有"寒毒""热毒""湿毒""燥毒"的记载。虽然《内经》主要是以异常的气候变化解释温疫病的发生,但它已经注意到六淫以外的致病因素,所以在谈到如何预防温疫病的发生和传染时,提到了"不相染者,正气存内,邪不可干,避其毒气"的著名论断,从而肯定了毒的致病作用。

东汉张仲景《伤寒杂病论》虽未提出解毒治法的概念,但书中所载的栀子豉汤、麻杏石甘汤、白虎汤、承气汤、大黄黄连泻心汤、白头翁汤、茵陈蒿汤、升麻鳖甲汤诸方,却为后世宣透、通利、清热、化浊、化瘀等解毒法奠定了重要的基础。

晋代葛洪《肘后备急方》肯定了《内经》毒气致病的观点,明确指出"其年岁中,有疠气兼挟鬼毒相注,名为温病"。在治疗上已经提出了"透毒""吐毒""解毒"等概念。书中黄连解毒汤、黑膏汤诸方已经形成了解毒法的雏形。

至隋代，我国第一部病因病理学专著《诸病源候论》问世，毒气病因说已有较大发展。论中认为外感热病的发生，是六淫夹毒所致。书中还对自然界中毒的产生、致病机制及临床表现作了简略论述。并认识到，六淫侵袭人体后可以化毒。如"风热温气，搏于皮肤，使血气涩不行，蕴积成毒""寒气客于皮肤，搏于血气，腠理闭密，气不得宣泄，蕴积毒气"。这种认识对揭示外感病病因病机具有重要的价值。

由唐迄元，由于用温法为主治疗温病在临证时贻害匪浅，大多数医家逐渐摆脱伤寒之窠臼，重视解毒法的运用。《千金方》《外台秘要》博采诸家之长，收载了许多解毒名方，如犀角汤、犀角地黄汤、苦参汤、石膏汤等，为解毒法的运用积累了经验。金元四大家之一刘河间，通过长期观察研究和临床总结，独抒己见，别开径窦，认为治疗外感病重在清热泻火解毒，主张用药寒凉，为解毒法的广泛应用树立了典范。

明代著名温病学家吴又可，在前人认识的基础上，提出"温疫之为病，非风、非寒、非暑、非湿，乃天地间别有一种异气所感"。所谓异气，即异于六淫之气，吴氏称为"疫气""戾气"，他说："疫气者，乃天地之毒气。"可见，疫气属于毒气一类，是引起温疫发生的主要物质。吴氏对疫气的特性及致病特点作了客观的论述，使温病病因学说发展到一个新的阶段。在治疗上提出了宜泻而去其邪，勿补而裹其毒的观点，强调祛邪解毒为温病治疗的基本法则。

时至清代，随着温病学理论的日趋成熟，毒与解毒的理论亦得到了更大发展。大多数医家都承认毒的存在，对其产生条件、致病机制及临床特征作了广泛的讨论，并对病理化生之毒有所阐发，解毒治法日臻完善。喻嘉言首先提出："未病前，预饮芳香正气药，则邪不能入，此为上也。邪既入，急以逐秽为第一义。上焦如雾，升而逐之，兼以解毒；中焦如沤，疏而逐之，兼以解毒；下焦如渎，决而逐之，兼以解毒"。这种三焦分治，逐秽解毒的法则，已得温病治法之肯綮。温病大家叶天士曾曰："阳明血热，久蕴成毒。"治疗上提出"毒甚化之"的观点，对"毒不化而转陷"之证，主张借芳香以搜逐，"使蕴伏之毒透发为主"。"毒伏于阴，亦有下夺之法"。对气衰毒陷，亦有温阳以"救里托毒"的先例，充分体现了叶氏辨证论治，强调解毒的临床经验。余师愚著《疫疹一得》，通篇以毒为因，以清瘟败毒为治，并盛赞刘河间"清热解毒之论出，有高人之见，异人之识，其旨既微，其意甚远"。清末名医何廉臣，在其所辑的《重订广温热论》《全国名医验案类编》等著作中，对毒致病机制、解毒治法及方药均有重要发挥。其他如杨栗山、雷丰、刘松峰、王清任等先贤为解毒法的发展亦作过突出贡献。

中华人民共和国成立后,中医界有识之士对邪毒致病说作了充分的肯定和进一步阐发,使之成为温病学理论研究的一个重要组成部分。1964 年由上海科学技术出版社出版、南京中医学院主编的《温病学讲义》认为"温病的致病主因是感受温热病毒",分为"风热病毒""暑热病毒""湿热病毒""燥热病毒"四类[1]。沈凤阁教授对此作过说明,并补充有不同的温热病毒才有不同种类的温病,但是这种认识却引起了很大的争议,一直未被公认[2]。

1981 年,张学文教授撰文,对温病中毒的概念及临床意义作了专题讨论,提出"六淫邪盛化火成毒"的论点,并对毒的致病特征作了探讨,使"毒"之病因说重新引起医家们重视[3]。同年,黄星垣研究员亦提出了"毒寓于邪""毒随邪入""热由毒生""变由毒起"的论点,在中医界产生了很大的反响[4]。尽管诸位医家作了大量有益的探讨,但是不少人对毒的概念及其在温病学中的意义缺乏明确的认识,因而很有必要对以上问题作更深入的探讨。

（二）毒的概念及意义

1. 毒是一类致病物质的总称 "毒"的概念在温病学中屡屡出现,但对其含义却众说纷纭,尚未统一。笔者认为:温病学中的毒是一个病因概念,是一类致病物质的总称。此类物质体积微小,多混杂于其他物体之中,难以用肉眼直接观察,但具有较强的致病作用,对人体危害甚大,因而古人称之为毒。毒有内外之分,外毒是自然界产生的生物性致病物质,内毒是人体在病理状态下化生的有害物质,二者对温病的发生、发展、变化均起着重要的作用。

外毒又叫"毒气"或"病毒"。它与六气变化的物理性致病因素不同,是一种生物性致病物质。《肘后备急方》中有云:"疠气(非时之气)兼挟鬼毒相注(传染)名为温病。"《诸病源候论》亦说:"四时之间,忽有非节之气,如春时应暖而反寒,夏时应热而反冷,秋时应凉而反热,冬时应寒而反温。非其节而有其气,一气之至,无人不伤,长少虽殊,病皆相似者,多夹于毒。"可见,古人所说的毒与六淫是不同的致病因素。至于毒的具体含义,《诸病源候论》释云:"毒者,是鬼毒之气。"气在中医病因学中代表着对人体有害的微小的致病物质,"鬼毒"二字说明其致病乖戾,变化多端,形体细微,踪影难寻,难以观察。不难看出,古人所言之毒是一类能够致病的物质。

现代学者大多认为毒是一类客观存在的致病物质。许多人在解释某些传染性疾病的病机时,均以毒作为致病主因。有些学者则明确指出病毒是引起温病传染流行的生物性致病物质,如沈凤阁教授说:"温病的主因不是外感六淫,而是属于生物性的病毒为患"[2]。1977 年由上海科学技术出版社出版、南京中医学院主编的《温病学》统编教材中虽将温热病邪作为温病的致病主因,但是已经指出,这种温热病邪并非单纯的物理性致病因素,亦包括致病微生物在内[5]。这些致病微生物实际上就是古人所说的"毒气"或"病毒"。

《肘后备急方》认为,毒有差别,致病各异。吴又可则明确指出:"一气自成一病。"温病病种的多样性证实了毒有种种不一。但是对毒的分类,古人尚无统一的提法,有的按影响外毒产生的气候条件不同分为"风毒""热毒""湿毒""燥毒"等;亦有按病证特征分为"斑毒""疹毒""痘毒""麻毒"等。对外毒进行种类划分,主要目的是为了阐发各种温病特殊的病理变化,并指导临床"审因论治"。但是按四时气候变化不同分为"风毒""热毒""湿毒""燥毒",容易混淆毒与六淫的概念,且无助于解释各种温病的特殊性。而按病证特征划分则使病因的理论更加深化,有利于阐明各种温病发生、发展、变化的机制,为辨病、辨证求因、审因论治提供重要的理论依据。沈凤阁教授主张以各种温病病名来标毒名,如痄腮毒、缠喉风毒、蛤蟆瘟毒、烂喉痧毒、麻疹毒、时行感冒毒、疫咳毒、痢斑毒、软脚瘟毒、疫黄毒、绞肠痧毒、痢疾毒、稻田热毒、疟疾毒、暑风毒等等,每种外毒可引起具有特征的一种温病[2]。这样既符合吴又可"一气自成一病"的观点,又切合实际,接近于西医学对传染病病因的认识。

内毒不同于外毒,它是外邪作用于人体,病理及代谢产物积聚郁滞所化生的一类有害物质,因其产生部位不同,对人体造成的损伤各异,清代医家沈金鳌将它区分为"血毒""溺毒""便毒""痰毒"等,内毒同样具有较强的致病作用,可使已患之温病进一步加重。

毒的概念,在温病学中出现很多,除病因外,在病名、治法、方剂中亦可大量见到,如"温毒""阴阳毒""疫毒痢""化毒""泄毒""拔毒""解毒汤""败毒饮""消毒丹"等等。但是,单就毒来说,它是一个病因概念,是指一类致病物质。"疫毒痢""阴阳毒"等病名中的毒,是导致这些疾病的病因,这些病就是以这种致病原因而命名的。治法和方名中用到毒字,无非是强调该法或该方是以祛除病因、解除毒害为治疗目的,这里的毒,仍然是一个病因概念。

2. 外毒与外邪的关系 温病外邪是指引起温病发生的外界致病原因,包括外毒和气候变化两方面因素。外毒隶属于外邪,是外邪中的主要致病物质。

外毒是温病的致病因素,毋庸置疑。但气候变化亦是引起温病发生的因素之一。它不仅是外毒产生和传播的重要条件,而且能降低人体防御能力,从而影响温病的发生、发展和变化,温病的临床表现又有与相应气候性质类似的一些特征。所以我们认为,温病外邪应该包括外毒和气候变化对人体影响两个方面。

根据传统理论,可以将温病外邪称作温热毒邪。按四时气候变化区分为风热毒邪、暑热毒邪、湿热毒邪、燥热毒邪四类。每类毒邪的毒又有种种不一。如风热毒邪的毒可分为风热感冒毒、麻疹毒、痄腮毒、烂喉痧毒、疫咳毒等;暑热毒邪的毒可分为疫黄毒、绞肠痧毒、痢疾毒、痘毒等;燥热毒邪的毒主要为燥热感冒毒。每类毒邪的临床表现有其共性,即与某种气候变化相应的特征,而各种毒又有特殊性,其病变部位、病程经过、临床表现又各具特色,这就产生了温病的病类如风温、暑温、湿温、秋燥等,以及病种如感冒、痄腮、烂喉痧、麻疹等。

3. 外毒是温病的致病主因 温病外邪包括外毒和气候变化两个方面因素,那么,孰为致病主因? 弄清这个问题,对温病的预防和治疗都有重要意义。

在《内经》时代,人们虽已认识到疫病的发生与毒气有关,但仍以六淫作为温病的致病主因,嗣后,经过历代医家的长期观察和实践,逐渐认识到温病的发生,主要是因感染毒气所致,毒是温病的主要致病物质。

吴又可云:"春温、夏热、秋凉、冬寒乃四时之常,因风雨阴晴稍为损益,假令春应暖而反多寒,其时必多雨,秋应凉而热不去者,此际必多晴,夫阴晴旱潦之不测,寒暑损益安可以为拘,此天地四时之常事,未必为疫。"事实亦是如此,在气候反常的季节未必见有疫病,而现今所看到的发热性传染病,不一定在气候反常情况下才会发病和传染、流行。临床实践和现代科学均已证实,外毒是温病的致病主因,有外毒的侵入,才有罹患温病的可能,避其毒气,就不会发生温病。气候变化只是影响温病发生、发展变化的一种因素,而不能决定温病能否发生和所发的病种。

毒有种种不一,致病力有强弱不等,侵入途径和损害脏腑经络各异,因而表现出各具特征的温病。而这种病种的多样性很难用单纯的气候变化来解释。譬如同是在春季风热气候下发病,有的发为痄腮,有的发为麻疹,发病时间、病变部位、病程经过、轻重程度、临床表现有着显著的差异,这说明温病的病种,并非决定于单纯气候变化的物理性因素,而是由毒这类物质所左右。感受的外毒不同,发生的温病亦不相同,即吴又可所说的"一气自成一病"。

综上所述,温病中的毒是一个病因概念,是对人体脏腑功能和实质有严重损害的一类物质,毒与气候变化共同作用,成为温病发生的外因。温病的外邪为温热毒邪,毒是温热毒邪的主要致病物质,是温病的致病主因。

自古以来,温病病因学说主要有六淫、毒气、戾气三种。六淫学说虽能指导临床辨证施治,但在阐发温病病因病机诸方面尚有许多难以解释之处,从现代科学的角度来看,这种物理性致病因素是不能作为温病致病主因的。孟澍江教授曾经指出:"六淫病因学说,在很大程度上是一种病机概念,它与西医学早已弄清楚的生物性致病因素存在着显著的差别。目前之所以还要沿用六淫病因说,是因为温病学和其他学科一样,因证脉治自成体系……但是,不能长此以往,必须进行改革才能适应时代发展的需要。因此,如何找出六淫病因学说的客观规律,使它得到合理的解释,并与西医学的病原微生物说获得合理的统一,这实是今后研究温病学的一大任务"[6]。这种明确的阐述,为温病学的进一步研究指出了方向。

从发展的眼光看,温病的致病原因主要有生物性和物理性两方面因素,对物理性致病因素的认识,中医学颇为详细,对生物性致病因素古人尚无深入细致的说明。由于对生物性致病物质这种温病致病主因认识不足,所以只能借助六淫说明温病的病理变化,这种病因学说是很不完善的,是温病学长期不能发展的根源。如何在古人已有认识的基础上,将生物性致病物质作为温病的致病主因,并形成因证脉治完整的理论体系,这实是发展温病学的关键。

从上文讨论可知,古人将生物性致病物质统称为"毒气",并对其致病机制及临床表现有过论述,特别是在长期实践中,已经总结出一套行之有效的解毒治法。因此,笔者认为,对导致温病发生的生物性物质以"毒"概之为妥,这样,既符合传统认识,又便于进一步发展。在确立毒的概念的基础上,深入探讨毒的特性及致病机制,对进一步深化病因病机学说,提高防治水平具有重要意义。

(三) 毒的产生

1. 外毒的滋生、繁殖　外毒是自然界气候变化作用于某些物质而形成的。气候变化是外毒滋生繁殖的条件,一定的物质则是毒滋生繁殖的基础。提供外毒滋生繁殖的物质很多,有动物、植物、饮食物等,尤其是动物死亡和植物腐烂变质,最容易滋生繁殖外毒。

自然界各种物质的产生和变化,都离不开一定的温度、湿度、空气流通、气压、日光照射等条件,我国古代劳动人民通过长期的生活实践和观察,把这些复杂的物理变化概括为风、寒、暑、湿、燥、火六气,它是宇宙万物生长存在必不可少的条件。毒是一类致病物质,它的滋生、繁殖自然受六气变化的制约。对此古人早有认识，《素问·五常政大论》曾说："少阳在泉，寒毒不生……阳明在泉，湿毒不生……太阳在泉，热毒不生……太阴在泉，燥毒不生。"指出了不同气候变化，可以影响不同外毒的形成。刘复民在《时疫解惑论》中亦说："《素问》遗编归纳木、火、水、金、土五疫，此五疫者，实即风、暑、燥、寒、湿五气郁酿之秽毒。"外毒的滋生、繁殖过程非常复杂，有时是数气综合作用的结果。湿、热二气对外毒的滋生、繁殖起着至为重要的作用，大多数外毒就是在湿热郁蒸的条件下产生的。早在《诸病源候论》中就有"杂毒因暖而生"的论述。清代叶霖又曰："盖旱潦兵火之余，烈日郁蒸尸骸之气，与亢胜之气混合，化为疹疬之毒，散漫于天地之间，沿门阖境最易沾染。"近代学者瞿岳云亦云："长夏秋初雨湿较盛，酷热蒸发湿气上腾，污浊之物最易腐烂成毒"[7]。这些客观而精辟的论述，充分说明了湿热二气为外毒生成的重要条件。

没有风、寒、暑、湿、燥、火六气，就没有外毒的生成，但是六气变化必须作用于某些物质后才可生毒。生毒的物质存在于地面，因而古人认为，邪毒是天气作用于地气而生。如清代医家张路玉在《张氏医通》中说："岁气并临，则从分野疏豁之隅，蒸腾郁发，不异瘴雾之毒，或发于山川原陆，或发于河井沟渠。"自然界各种动植物的代谢产物、尸体都要归于土地，各种污秽之物亦都要落于地面，此类物质为毒的滋生、繁殖、产生致病力，提供了重要的物质基础，如遇气候变化，即可成毒。

封建社会，兵荒马乱，战争连绵，尸体载道，污浊遍地，为毒的滋生、繁殖创造了有利条件。因而温疫流行，造成"家家有僵尸之痛，室室有号泣之哀，或阖门而殄，或复族而丧"的悲惨局面。这对古代医学家认识温病致病原因是一个重要启示，许多人由此悟出温病致病之因并非单纯的气候变化，从而产生了毒气、戾气致病的学说。清代医家邵步清在《温毒病论》中说："疫病感天地之厉气，故有大毒，盖疫起兵荒之后，道路死亡无虚日，以致千百一冢埋藏不深，因天之风雨不时，地之湿浊蒸动，遂致死气、尸气、浊气、秽气随地气上升，混入苍天清净之气，而天地生物之气变为杀厉之气。"说明外毒多生于污浊之物，外毒混于六气就成为温病传染流行的直接原因。

提供人体营养的食品，如果存放不妥，腐败变质，亦可繁殖外毒。《诸病源候论》所说的"郁肉毒"即属此种情况，"郁肉毒者，谓诸生肉及熟肉，内器中密闭头，其气壅积不泄，则为郁肉，有毒。"

另外，有一部分外毒，存在于某些动物体内，如《诸病源候论》提到的射工毒虫所带的"射工毒"，沙虱带的"沙虱毒"等，这类动物体内的毒大多是动物

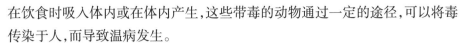

在饮食时吸入体内或在体内产生,这些带毒的动物通过一定的途径,可以将毒传染于人,而导致温病发生。

总之,外毒是气候变化作用于动植杂物而滋生、繁殖的。它广泛地分布于自然界之中,当人体抵抗力降低时,外毒与气候的变异共同作用,引起温病的传染流行。了解外毒的生成,对预防和治疗温病具有重要的指导作用,亦进一步证实了外毒是客观存在的一类生物性致病物质。

2. 内毒的化生　内毒是温热毒邪作用于人体,在病理情况下化生的,温热毒邪引起的内热是内毒产生的条件,病理及代谢产物是基本物质。病理及代谢产物大量积聚不泄,邪热郁蒸即化为内毒。

(1)瘀热生毒:血液中含有组织器官的代谢产物,在病理状态下,大量病理产物亦涌于血液之中。血脉通畅,则纳者纳,泄者泄,各归其所。若络损血瘀,阻塞不通,各种病理及代谢产物停滞瘀积,在邪热的蒸化下,即变为毒。何廉臣概括为"瘀热生毒"。徐德先亦指出:"离经之血,像散兵游泳一样,或聚或窜,可化为毒质"[8]。

(2)水蓄成毒:水是体内各种津液的总称,既有对人体有营养作用的液态物质,亦包含一些有害的代谢废物。脏腑功能异常,三焦水道不畅,水液常因排泄障碍而蓄积,这样,代谢废物不得排泄,在湿热郁蒸情况下即化生内毒。何廉臣就把小便闭塞,尿液潴留化生的毒称作"溺毒"。

(3)痰热化毒:痰是水液代谢障碍而引起的病理产物。温病过程中的痰是热炼津液所形成的。形成的痰在邪热的进一步作用下,可化生痰毒。沈金鳌在《沈氏尊生书》中说:"郁火凝结,久成痰毒。"痰毒与痰有所区别,它致病力强,具有火热的特性,是温病发生变证的因素之一。

(4)粪结成毒:粪便是人体新陈代谢的终末产物,内含各种有毒物质,若因内热而不能顺利排泄,燥结不通,即可化毒以加重病变。何廉臣称之为"便毒",其实早在秦汉时期,人们已经认识到了这一点。张仲景在《伤寒论》中就将燥屎作为病理性致病物质,并对其致病机制及临床表现有过精辟的论述。

以上,我们通过血毒、水毒、痰毒、便毒的形成,说明了内毒的化生。虽然,四者有异,但都是邪热和病理及代谢产物相互作用化生的。邪毒侵入人体引起火热的病理变化,从而导致血瘀、水蓄、痰凝、粪结,使病理及代谢产物在邪热的郁蒸下化生内毒。

(四)毒的特性及致病特征

1. 毒性火热　温病中外毒和内毒的生成均以热为条件。在郁热条件下所生之毒,必具有火热的特性,毒的火热特性已在临床上得以证实。

各种温病的临床表现均以发热为特征。这种共同特征是由同类致病物质所致。各种病邪都有毒,在病变过程又不断化生内毒,内毒外毒的作用,就表现出这种发热的特征。温病发热的特征,反证了毒具火热的特性。

从临床治疗来看,对温病具有显著疗效的解毒类药物,多属寒凉之品,寒凉以解毒,证明毒具火热之性。

清代医家对毒具火热特性有过明确揭示。如余师愚说过,疫毒其性属火,"土遇之而焦、金遇之而熔、木遇之而焚""毒既入胃,势必敷布于十二经,戕害百骸,使不有以杀其炎炎之势,则百骸受其煎熬,不危何待"。王清任在说明毒可致瘀时亦说:"瘟毒在内,烧炼其血。"毒非火热之性,何具"煎熬""烧炼"之能。

2. 毒性秽浊 外毒多由六气作用于动植物尸体及腐烂变质的物质所滋生、繁殖的,内毒为病理及代谢产物在邪热蒸化下所生,其中又有一定的湿气参与,因此,毒又具秽浊的特性。这种秽浊的特性,体现在致病后的临床表现上,如目赤多眵、舌苔黏腻、口臭、出气喷人、分泌物排泄物臭秽难闻、毒害部位易腐烂成脓等等。《诸病源候论》有云:"热毒甚者,伤于肠胃,故下脓血如鱼脑,或如烂肉汁。"余师愚亦曰:"口中臭气,令人难近,使非毒火熏蒸于内,何以口秽喷人乃尔耶。"古人还有"有腐有臭谓之毒"的说法。证因毒致,病证的秽浊特征反映了毒具秽浊的特性。

3. 致病性强 外毒、内毒具有火热、秽浊之性,因而有较强的致病性。人体感受外毒,正气稍弱,就可能发病,毒力强者,体质健壮之人亦可发病。正如吴又可所说:"若其年气来之厉,不论强弱,正气稍衰者,触之即病,则又不拘于此矣,其感之深者,中而即发。"感受邪毒所发之温病,大多病变迅速,病情危重。有的一病即进入气分而无卫分过程,以致初起即见壮热、汗多、烦渴、脉洪大等阳明气分证候;有的径由卫分逆传心包,而出现神昏谵妄等神志见证;还有些发病即见气营血分同病之象,如高热、斑疹、肿痛、神昏等;更有甚者,邪毒可直中心包、肝经猝然引起昏迷或痉厥之变,如余师愚在论及"闷疫"时说:"疫疹初起,六脉细数沉伏、面色青惨、昏愦如迷、四肢逆冷、头汗如雨、其痛如劈、腹内搅肠……毙不终朝。"吴坤安《伤寒指掌》曰:"温疫阳毒发斑,面如涂朱、眼如喷火、六脉洪大、燥渴欲死。"其他如毒伤脉络之衄血、吐血、便血、热毒内陷之厥脱,损伤肾络之尿闭等病情危重的程度即可想而知。发病之急骤,病情之危重足以说明邪毒致病性之强。

4．致病有特异性 外毒侵入和致病大多具有特异性,感染外毒不同,其病变部位、病程经过及临床表现亦不同。

(1)侵入途径的特异性:外毒的侵入,有一定的途径。大凡人体与外界相通的管道都是外毒入侵的途径。如口腔、鼻咽、皮肤腠理、尿道等。就某一种外毒来说,其侵入途径则有其特殊性,如感冒毒、麻疹毒、痄腮毒等均随呼吸而入;疫黄毒、伤寒毒、绞肠痧毒、痢疾毒等随饮食由消化道侵入;疟疾毒、稻田热毒等则由皮肤腠理而入。

(2)病变部位的特异性:每种温病在不同个体之间,具有相同的脏腑经络的病理变化。如痄腮以两腮病变为主;麻疹以肺、胃和肌表的病变为主;痢疾以肠为主;疫黄以肝为主。这种相同脏腑经络的病理变化是由相同的毒所致,说明外毒侵入人体后,有特异的病变部位,某种毒与人体某个脏腑经络有着特殊的亲和力。这种特异性的定位,是温病种类不同的根本病因。吴又可曰:"盖当时,适有某气专入某脏腑某经络,专发为某病。"从而肯定了邪毒对人体的特异性损伤。

(3)病程经过及临床表现的特异性:每种毒的致病都有各自特殊的病程经过,如感冒的病程多局限于卫分和气分;麻疹的病程可概括为肺卫表证期、出疹期、肺肾阴伤期;疫斑则分为气营两燔期、正气虚脱期、肾阴枯涸期、肾虚不固期、邪退正虚期或气随血脱期。这种特殊的病程经过,是由外毒对人体脏腑经络的特异性损伤导致的。

由于每种外毒侵犯人体时,都有特异的病变部位和病程经过。因此,同一种温病的临床表现虽因人因时而异,但是具有相应的、特定的一些表现。如麻疹初起发热恶寒,鼻流清涕,嗣后依次从头面到躯干、四肢出现红疹;疫斑以壮热、肌肤斑疹、出血、厥逆、尿闭,继而尿频、尿多为特征;痢疾以腹痛腹泻、里急后重、下利脓血为特征;痄腮以两腮肿胀热痛为特征。这种特殊的临床表现,是由特殊的毒引起的,是诊断温病和"辨病求因"的重要依据。

(4)发病季节的特异性:各种温病的发生,多有一定的季节性,如痄腮、烂喉痧、麻疹,发于冬春季;痢疾、疟疾发于夏秋季。有些温病虽四季都可发生,但仍有好发季节,其原因除了人体机能受四季气候的不同影响之外,外毒滋生、繁殖、毒力强弱的四季变化亦是重要原因之一。说明外毒致病有一定的季节性。

各种外毒致病都有特异性,感染外毒的不同,决定了所发温病的病种不同。如感受痄腮毒就发为痄腮,感受麻疹毒就发为麻疹,感受疫斑毒就发为疫斑……。了解外毒致病的特异性,对审查病因、病机、诊断和治疗都将产生深远的影响,为"辨病求因""辨病论治"提供重要的理论依据。

由于内毒产生的物质基础和化生条件不同,形成部位各异,因而各种内毒的致病性亦不可能完全相同,必然有其特异性。但是,截至目前,中医对内毒的认识还比较模糊,分类亦不详细,所以对其致病的特异性,尚难阐发清楚,有待进一步研究。

5. 外毒致病有潜伏期 外毒侵入人体,一般需要一个隐藏、潜伏的过程,而后发病,这个隐藏、潜伏的过程就叫潜伏期。

侵入人体之毒,能否引起发病,决定于正邪力量的对比。外毒侵入人体之后,正气即与之抗争,毒盛力强,超越人体的防御能力,感而即发;毒力较弱,人体反应低下,邪毒即潜伏体内,继续滋生、繁殖并化生内毒,加强毒力,不断改变邪正力量的对比,一旦突破机体防卫能力,即引起相应脏腑组织的功能障碍或器质损伤,导致温病的发生。正如吴又可所说:"感之深者,中而即发;感之浅者,邪不胜正,未能顿发,或遇饥饱劳碌、忧思气怒,正气被伤,邪气始得张溢。"刘松峰又说:"未病之先,已中毒气,第伏而不觉。既病之时,毒气勃发,故有变现诸恶候。"由此可见,外毒致病都有潜伏期,只是有些潜伏期短,不被人们注意罢了。

6. 有传染性、流行性 温病大多有不同程度的传染性,早在先秦时人们已经认识到这一点。如《素问·刺法论》曰:"五疫之至,皆相染易,无问大小,病状相似。"从"避其毒气",即可阻止传染的论述来看,引起温病传染的根本原因是"毒气"。毒可以通过口鼻等多种途径在人群中传染。对此,清代医家认识更加明确,何秀山说:"疫必有毒,毒必传染。"肯定了毒与温疫之间内在的必然联系。外毒若遇适合生长繁殖的环境条件和气候变化,则可以在人群中引起程度不等的流行。刘复民说:"疫毒流行,传染最烈。"邵仙根又云:"瘟疫大病,别有一种疠毒之气,极易传染,故每病一家,长幼相似,甚则沿门阖境,传染不休也。"

(五)毒的致病机制

温病的病理变化主要表现为人体卫气营血及三焦所属脏腑的功能或实质损害。造成这种病理变化的主要原因是外毒和内毒。毒主要通过发热、耗气伤阴、瘀血动血腐肉、损伤脏腑器官四个方面而导致温病的发生、发展和变化。

1. 毒可致热 发热是温病的主要病理变化,引起发热的因素很多,但感染外毒和化生内毒则是温病发热的根本原因。

毒的本性火热,侵入脏腑器官之后,刺激人体阳气蒸发,使阴阳相对平衡紊乱,呈阴虚阳亢状态。阳气与毒相互抗争,二阳以并热由内生。此外,邪毒可致腠理闭塞不通,气机升降失常,血脉郁滞不畅,使阳气郁闭,不能散发,形成"火郁"状态,其热必甚。正如吴又可所说:"阳气通行,温养百骸,阳气壅闭,郁而为热。且夫人身之火,无处不有,无时不在,但喜通达耳。不论脏腑经络表里上下、血分、气分,一有所阻,即便发热。"温病过程中的阳气亢盛和郁闭是发热的主要机制。造成阳亢和火郁的原因,主要是外毒和内毒。因此,黄星垣提出了"热由毒生"的观点,肯定了毒与热的因果关系。

温病的发热,是毒与正气相互作用的结果,是温病临床表现的基本特征。有的温病患者没有发热,主要因为患者素体阳气虚弱,反应力低下,正气无力与毒抗争,不可能达到亢盛的程度,故不发热。有的患者在温病过程中,突然体温下降,此乃阳气虚脱、热毒内陷之象,属于危候。绝不能以发热与否判断毒的有无,亦不能单纯以发热的甚微判断病情的轻重。

发热是正气与邪毒交争的现象,标志着人体尚有一定的抗毒能力。机体也只有通过阳气升发才能祛除邪毒。所以,发热在一定的程度上,是人体的一种防御反应。但是邪毒亢盛,热势过高,久而久之,既损阳气,更耗阴液。各脏腑器官于阴阳严重失衡的状态下,必然遭到戕害。代谢旺盛引起大量病理及代谢产物堆积,使内毒增多,毒力加强,这种恶性循环必然使病变进一步加重。因此,高热又是加重病变的因素之一。

2. 伤阴耗气　阴液、元气均对邪毒具有抵抗和消解的作用。毒性火热,必伤阴液。阴能御毒,毒必伤阴。阴液充足,毒易消解,毒胜热炽,迫津外泄,邪毒内陷营血,更易灼营耗血。阴伤则抵抗力降低,邪毒不但难解,且易内陷深入。肺胃阴伤者,汗源不足,不能透毒外出;腑实燥结者,不能祛毒下泄;肝肾阴亏者,正不胜邪,则不能托毒外出或解其毒性,常呈燎原之势。

毒易伤阴,且易耗气。毒性火热,每易引起发热的病理反应,热则代谢旺盛,必然耗伤元气。即所谓"壮火食气"。热则腠理开,汗大泄,此即《素问》所说的"壮火散气""炅则气泄"。因此,气能抗毒,毒能耗气,气胜毒则毒消,毒胜气则气竭。无论孰胜孰负,都有一定量的气耗。

3. 瘀血动血腐肉　王清任说:"瘟毒巢穴在血。"血为阴,血中有毒,则易受其煎熬,毒在血脉,更易损伤脉络而致血行瘀阻或动血、出血。《医宗金鉴》曰:"血胜毒,则毒为血载,其毒化矣,故顺也;毒胜血,则血为毒滞,其血涸矣,故逆也。"

毒入于血,与血相搏,伤津耗液,熬炼营血,而致血少黏稠,瘀阻经脉。《读医随笔》曰:"津液为火灼竭,则血行愈滞。"王清任亦说:"瘟毒在内,烧炼其血,血受烧炼,其血必凝。"毒行于血,每易损伤脉络,脉络受损,则阻碍血行,亦可造成血瘀。

气为血帅,血液的运行依赖气的推动。毒不但能耗气,亦能壅滞气机,余师愚就曾说过:"气因毒滞。"气虚则无力推动血液运行,气滞则血行受阻,从而导致血行瘀阻,如何廉臣所说:"毒火盛而蔽其气,瘀其血。"毒为有形之物,与血相搏,结而留络,亦可形成瘀血,正如何廉臣所云:"毒滞血凝。"

毒可致瘀,灼伤脉络,血不受约而妄行,导致各种出血见症。出于皮肤则为斑为疹;出于上窍为吐血、衄血、咯血;出于下窍则尿血、便血。薛生白曰:"热证,上下失血或汗血,毒邪深入营分,走窜欲泄。"何廉臣说:"肺受瘟毒则发瘖(疹)……胃受瘟毒则发斑。"

毒性火热秽浊,聚于局部,则腐蚀血肉,发为脓疡。《灵枢·痈疽》曾曰:"大热不止,热胜则肉腐,肉腐则为脓。"《诸病源候论》又云:"毒气客于经络,使血涩不通,壅结皆成肿也……急肿久不消,热气结盛,壅则为脓。"何廉臣亦说:"毒盛则烂。"脓与毒进入血液,则发生"走黄"之证,病情必然险恶。

4. **损伤脏腑器官** 脏腑活动以气血为本,气血消耗,内脏功能焉能无恙。倘若毒盛热炽,直接损伤脏腑的血脉肌肉,就会造成实质性的损害,而发生各种危急证候。王清任说:"瘟疫之毒,外不得由皮肤而出,内必攻脏腑,脏腑受毒火煎熬,随变生各脏逆证。"

肺为五脏华盖,又为娇脏,毒邪最易损伤肺。邪毒壅遏肺窍,毒火熏蒸,灼伤肺络,轻则痰中带血,重则咯血不止。

邪毒随饮食而直走中道,热毒伤胃则吐血,灼伤肠络则大便带血。

脑为元神之府,心为君主之官,共同主宰人之神明活动。毒热灼伤心脑,可出现神昏谵语,甚或头痛如劈,发狂或意识丧失。何廉臣对此有过明确论述:"脑为元神之府,心为藏神之脏,心之神明所得乎脑,而虚灵不昧,开智识而省人事,具众理而应万机,但为邪热所蒸,痰湿所迷,瘀热所蔽,血毒所致,则心灵有时而昏,甚至昏狂、昏颠、昏蒙、昏闭、昏痉、昏厥,而全不省人事矣。"

心主血脉,邪毒逆传心包,损伤脉络,心之推动血液运行的功能不能正常发挥,气血运行严重障碍,甚至阻塞不通,脏腑组织失却气血津液的温煦濡养,功能低下,气机紊乱,气化失常,以致阴阳不能相互维系,阳失其固,阴失其守,阴阳离决而厥脱。

肾主二便,司膀胱气化,热毒伤肾,络脉瘀阻,气化失司,则小便癃闭,闭则毒失排泄,溺毒复生,诸毒熏蒸于脏腑,则出血、昏、痉、厥、脱证更为加重。

通过以上四点论述了毒的主要致病机制,四者是有相互联系的。毒致发热,毒热伤阴耗气,瘀血动血,造成脏腑经络的功能失调,甚则实质损伤。

二、解毒的主要治法

(一)温病治疗重在解毒

1. 解毒的主要措施　邪毒与正气抗争,是温病的基本矛盾。这一矛盾的运动决定着温病的发生、发展和变化。治疗温病的关键在于解决这一基本矛盾,邪毒乃致病之因,有毒才会发生温病,因此,解决矛盾应从解毒入手,解毒的措施又应从矛盾的两个方面考虑:一是用针对邪毒的药物直接解除之,使正气免遭损伤,此即"直接解毒";二是增强或调节机体清除邪毒的能力,以达到解毒的目的,谓之"间接解毒"。直接解毒又有泄毒和化毒之不同,间接解毒又可称为"抗毒"。

(1)泄毒:泄毒即祛毒外泄,这是中医解毒的主要大法。亦是中医学治疗外感热病的特长。多采用开泄腠理、宣通气血、通导大便、疏利小便等方法,为毒外泄打开通道,以排毒于外。适用于正气不虚,毒有外泄之机的证候。

吴又可说:"大凡客邪贵乎早逐,乘人气血未乱,肌肉未消,津液未耗,病人不至危殆,投剂不至掣肘,愈后亦易平复,欲为万全之策者,不过知邪之所在,早拔去病根为要耳。"这是对泄毒的重要性和时机最清楚的说明。至于逐邪泄毒的具体方法,他又说:"导引其邪,打从门户而出。""诸窍乃人身之户牖也,邪自窍而入,未有不由窍而出"。吴鞠通对此又补充道:"逐邪者,随其性而宣泄之,就其近而引导之。"可见,泄毒,主要是顺应邪毒火热张扬之性,顺应病势向表向外的趋势,顺应脏腑气机升降的机能,促使邪毒由与外界相通的汗腺、口鼻、大肠、尿道等器官排泄。

温病初期,邪毒初入,病位比较表浅,病变比较局限,人体尚有充足的抗病能力,此时及早采用各种方法,使毒排泄,确实是治疗的一条捷径。泄毒须根据邪毒侵入途径、病变部位、病变趋势而采用不同方法。邪毒在上焦卫分或已入里而有外泄之机,宜宣散而泄之;在中焦胃肠气分者,涌吐或通下而泄之;下焦不通者,疏利而泄之。

(2)化毒:化毒是抑制或抵消毒力,解其火热秽浊特性。用药多为寒凉和芳香之品,适宜于温病热毒未解的各种证候。

毒有火热和秽浊的特性,这是毒致病的根本原因。用药物抑制或抵消这种致病性,即可达到解毒的目的。热须寒制,秽须香消,因此,化毒不离寒凉和芳香药物。早在《内经》时代就有"热者寒之"的治疗原则,并以芳香之品作为防疫治温的主要药物。何廉臣曾明确指出:"热非清凉不解,毒非芳香不除,清凉解毒,芳香逐秽,治疫要领。"可见,顿挫火热,化浊逐秽,是化毒治温的主要措施。

(3)抗毒:抗毒是扶助正气,提高人体自身解毒能力,以抵御毒对人体的损伤,即扶正以解毒。主要适用于正气虚弱,解毒无力的病变阶段。

毒性火热,必伤气阴,尤以伤阴为甚。气阴亏损,抵抗邪毒之力随之减弱,对直接解毒的药剂适应性亦降低。因此,单纯用泄毒或化毒很难达到解毒的目的,有时甚至造成弊端。正确的治疗方法是扶助正气,益气养阴,调动机体自身的抗病机能,增强人体的抗毒能力,则可达到扶正解毒的双重目的。

直接解毒和间接解毒是温病解毒法的两个方面,直接解毒须借正气之力,有些方药还兼有扶正的作用,扶正解毒方药中亦有泄毒或化毒的功能。因此,二者既有区别,又有联系,其目的和结果都是消灭邪毒,固护正气,促使机体康复,殊途同归。临证时要将二者有机地结合起来,把握矛盾的主要方面,当热毒炽盛、正气未伤或伤之不甚时,应以直接解毒为主;当正气亏损甚者,又以间接解毒为主。

2. 解毒法是温病的主要治法　温病是温热毒邪作用于人体而引起的热象偏重、易化燥伤阴的一类外感热病。温热毒邪是致病之因,而毒是这个致病之因的主要成分。热由毒生,毒能耗气伤阴,迫血妄行,损络瘀血,进而损伤脏腑经络,组织器官,甚至亡生。毒不除则热不去,气阴难救,损伤难复,变证必生。根据"治病求本""审因论治"的基本原则,温病治疗的关键在于解除毒对人体的损伤。抓住这个根本,就可扭转病势,截断病变的传变深入,促进病体愈复。

以解毒法为主治疗温病,前贤已有丰富经验。《温毒病论》专列"疫重解毒"一节曰:"古人治疫,全以解毒为要。尝考古方以解毒、消毒、败毒名,及以人中黄、生犀、大青、青黛、元参、黄连立方者,凡几十首,皆解毒之品。"邵仙根说:"天行时疫必以解毒为先,治疫之法当分清上中下焦,用芳香逐秽开泄之剂是第一要旨。"

有的医家在长期实践中,总结出了具有特殊疗效的解毒方剂,以此作为基

本方,加减治疗多种温病。如余师愚清瘟败毒饮,杨栗山升降散,刘松峰金豆
解毒煎等等,均为屡获捷效之方,至今仍为临床医生所习用。清末医家总结前
人经验,提出治疫要言:"治疫之法,总以'毒'字为提纲,凭他如妖似怪,自能
体会无疑。君如不信,试观古今治疫之方,何莫非以解毒为主。吴又可之专用
大黄,非解毒乎? 张路玉之酷喜人中黄,而以童便配葱豉为起手方,非解毒乎?
叶天士之银花、金汁必同用,非解毒乎? 至于犀角、黄连、生甘草等味,十方九
用,非解毒乎? 故嘉言喻氏有要言不烦曰:'上焦如雾,升而逐之,佐以解毒;中
焦如沤,疏而逐之,佐以解毒;下焦如渎,决而逐之,佐以解毒'。观其旨,上中
下则有升、疏、决之异,而独于解毒一言,叠叠紧接,不分彼此,岂非反复叮咛,
示人以真谛也哉!"这段论述是对古人治疗温病临床经验的高度概括,是对解
毒法重要性最晓畅的说明。

现代临床治疗温病仍然很重视解毒,各地运用清热解毒、宣透通下、活血
化瘀、养阴扶正等法为主治疗各种温病均取得了显著疗效。随着引进现代科
学技术,改革中药剂型,解毒法在治疗温病方面,显示了极大的优越性,在防
病保健事业中发挥了极为重要的作用。如欧阳中兴等用银翘散、桑菊饮、荆防
败毒饮等方治疗 487 例上呼吸道感染、大叶性肺炎等外感发热性疾病,全部治
愈[9]。杜树明等以解毒清热法为主,与同期西药组(对照组)疗效比较,结果
表明:中医组 687 例,痊愈加有效 627 例;西药组 422 例,痊愈加有效 395 例,
经统计学处理,$P>0.05$,无明显差异[10]。徐德先用出血热导泄汤[鲜生地、鲜
茅根、广角粉(已禁用,现用水牛角代)、赤芍、丹皮、丹参、栀子、桃仁、大黄、元
明粉、车前子、木通、枳实、麦冬、元参]结合西药治疗流行性出血热(疫斑)456
例,病死率仅为 1.97%,比单用西药组的 4.11% 明显降低[11]。王怀义用宣表、
通下、清热化瘀、养阴之剂治疗流行性乙型脑炎(暑风)130 例,治愈率和基本
治愈率达 89.2%[12]。蒋庆雨以芳香化浊药治疗传染性肝炎(疫黄)77 例,治
愈率 100%[13]。杨培君通过临床实践认识到:流行性出血热以毒火燎原、毒瘀
交结、伤络损血、肾阴亏损为主要病理特征,总结出疗效显著的解毒化瘀护肾
法[14]。此类报道,在此后每年文献中不胜枚举,充分证实了解毒法是温病的
主要治法,治疗温病应是要通过各种办法来解除毒对人体的损害。

(二)解毒的主要方法及其运用

1. 宣透解毒法　宣透解毒法是以辛凉宣散之品引毒外解的一种治法。
它具有疏泄腠理、宣通气血,使毒由深出浅、透达于外的作用。临床主要用于
温病初起,邪毒在表或毒已入里而有外泄之机的证候。

温病初起,邪毒侵袭肺卫,郁于肌表,应根据邪毒与病种不同,选用不同方药以宣透邪毒外出。属风热邪毒,用桑菊饮、银翘散宣透之;风热邪毒上壅,头面咽喉肿痛者,可予以普济消毒饮;疹毒郁于肌表不能透发者,则宜宣毒发表汤(升麻、葛根、前胡、桔梗、枳壳、荆芥、防风、薄荷、木通、连翘、牛子、淡竹叶、生甘草、芫荽);属暑湿邪毒者,宜藿香正气散、新加香薷饮之类宣泄之;燥热邪毒者,以桑杏汤宣散之。兼寒者,可用荆防败毒散以散寒解毒。何廉臣说过:"风毒喉痧,初起即当用荆防败毒汤加减,以表散开达,苦寒清滋等味,一味不可兼杂,使其痧从汗透,病毒自然不留,毒既外泄,喉疫当然轻减。"指出了治疗表证应以表散开达为原则。

邪毒入里,郁于上焦气分,病位尚浅,病势偏于肌表,仍有外泄之机,应根据毒害部位的不同而区别对待。证见身热口渴、心烦懊恼、舌苔黄者,为邪毒初入气分,病在胸膈,宜用栀子豉汤、凉膈散之类以宣透邪毒;若病位在肺,证见身热、咳喘、脉数苔黄等,则应以麻杏石甘汤清透邪毒。

若肺卫邪毒不解,陷于营分,卫营同病。临床上除表证外,又见心烦、甚则神昏、舌绛等,须泄卫透营同用,可与银翘散加细生地、丹皮、大青叶倍玄参方;邪毒由气入营,则宜处以黑膏汤加银花、连翘、竹叶、丹皮等。

凡温病目赤面青、昏厥如尸、四肢厥冷、六脉沉伏者,何廉臣谓此为邪毒深伏于内之"闷疫"危证。急救之法:先刺少商、中冲、曲池、委中等穴,以宣泄血毒,再灌以紫雪合玉枢丹,清透伏邪,使其外达,或可挽回。

斑疹是温病过程中常见的体征,总以透发为顺,"凡遇烦躁而不渴,目赤而舌白,即是将发斑疹之候,预服以清凉解表透毒之药治之,使邪毒易出易净"。痧毒透发不尽,毒邪干肺,喘急昏闷者,吴坤安主张以麻杏石甘汤加牛子、连翘、枯芩、象贝、薄荷、桔梗、犀角尖(已禁用,现已水牛角代)、通草、芦根治之,意在宣透痧毒。对脉静身凉、舌心灰黑、神志不清或郑声作笑,邪毒陷于阴分之"伏斑"证,吴坤安指出:"法宜宣通气血,透提斑毒,以实证治之。"用药如连翘、赤芍、银花、紫草、生楂肉、槟榔、刺蒺藜、犀角尖、角刺之类,斑疹外达,自然毒透神清。

若因里实壅滞,致斑毒透发不畅者,又宜微予通下,俾使腑气通畅,气机疏透,以开斑疹外达之路径,往往收到表气宣畅,斑透毒泄之效果。吴又可曰:"邪留血分,里气壅闭,则伏邪不得外透而为斑,若下之,内壅一通,则卫气亦从而疏畅,或出表为斑,则毒邪亦从而外解矣。"此处用下之意不在下,而在于通畅气机,透毒外出。

除内服药物宣透解毒之外,古人还很重视外治以泄毒的方法,如穴位放血、刮痧、提疱、刺斑等,目的在于疏通路径,泄毒外出。方法简便,容易掌握,见效特快。倘若内外合治,无疑会相得益彰,疗效倍增。

宣透解毒法在温病中应用非常广泛,因而受到古今医家的极大重视。如《医宗金鉴》曰:"凡麻疹出,贵透彻,宜先用表发,使毒尽达于肌表。若过用寒凉,冰伏毒热,则必不能出透,多致毒气内攻,喘闷而毙。"人体体表面积最大,汗腺丰富,使用宣散之品或外治法,保证机体驱毒外出途径通畅,迫毒透达于外,确实是解毒的一条捷径。

2. 通下解毒法　通下解毒法是攻导里实,祛毒下泄的一种治疗方法。它具有荡涤毒滞、通腑泄热等作用。主要适用于大肠壅滞不通的证候。

邪毒由卫入气,郁于大肠,胃肠气机不通,糟粕积滞不行,又可化生粪毒,积滞愈久,化毒愈多,病情愈重。常见腹满硬痛,大便秘结或不通或腥臭难闻,舌苔黄燥等证。吴又可说:"大肠失职,正粪尚自不行,又何能为胃载毒而出。毒既不前,羁留在胃,最能败坏真气,在胃一日,有一日之害,一时有一时之害,耗气搏血,神脱气尽而死。"毒在肠腑,以下行为近为顺。因此,治疗此类病证,贵在通便泄毒。

临床应用通下解毒法,应根据病之轻重,选用三承气汤治之。因外毒不泄,粪毒又生,热毒炽盛,必然影响其他脏腑而并发他证,选方用药亦应随之而变通。肺肠同病,伴见喘促不宁,痰涎壅盛,右寸脉实大者,宜宣白承气汤主之;热毒内闭心包,出现神昏谵语,宜牛黄承气汤或拔萃犀角地黄汤〔犀角(已禁用,现用水牛角代)、生地、大黄、黄连、黄芪〕加元明粉主之;邪实正虚,大便不通,则宜新加黄龙汤或增液汤主之。

若属温热邪毒与胃肠积滞互结,阻于中焦,证见脘腹痞满,口苦呕恶,便溏不爽,色黄如酱,舌苔黄腻等,可用枳实导滞汤。

温病毒瘀互结,蓄于下焦。证见少腹硬满急痛,大便秘结,小便自利,其人如狂,漱水不欲咽,脉沉实等,宜用吴又可桃仁承气汤以破瘀散结,借攻下以逐瘀毒。

通下解毒法是温病中运用较多、奏效迅速的一个治法。其目的主要在于逐邪泄毒,并非单纯为了通便。吴又可曾说:"承气本为逐邪而设,非专为结粪而设也。必俟其粪结,血液为热所搏,变证迭起,是犹养虎遗患,医之咎也。况多有溏粪失下,但蒸作极臭,如败酱或如藕泥,临死不结者,但得秽恶一去,邪毒从此而消,脉证从此而退。岂徒孜孜粪结而后行哉?……要知因邪热致燥结,非燥结而致邪热也……总之,邪为本,热为标,结粪又其标也,能早去其邪,安患燥结耶。"邪毒生热,热致燥结,祛其邪毒,则断燥结之源,免致燥结之害。已成燥结,更需急下,使邪毒与燥屎一并下泄,则诸证向愈,转危为安。

3. 疏利解毒法　疏利解毒法是以清热渗利之品,疏利邪毒自小便而出的一种方法。具有疏通气机、通利小便、渗湿泄毒的作用。临床多用于病在下焦、小便不畅之实证。

人体多种代谢产物及毒物都要通过小便而排出体外。若小便不畅,甚至不通,毒物蓄积,无疑会对人体造成严重的损害。所以,利小便是泄毒的又一重要方法。

温热邪毒蕴于小肠,心烦口渴,舌赤或溃烂,小便短赤者,可用导赤散清心利小便,使热毒下泄。温热邪毒下注膀胱,身热口渴,小便频数热痛或淋漓不畅,宜利湿泄毒以解热,方如八正散等。

湿热邪毒每易损伤肾脏、小肠和膀胱,而导致小便减少或不通,秽浊邪毒无从排泄,又可引起其他病证,如头胀头痛、神昏谵语等。何廉臣说:"溺毒入血,血毒攻心,甚则血毒上脑,其症极危,急宜通窍开闭,利溺逐毒。"他常用导赤泻心汤〔黄连、黄芩、山栀、知母、西洋参、茯苓、益元散、麦冬、犀角(已禁用,现以水牛角代)、灯心〕调入犀珀至宝丹治疗。吴鞠通又善用安宫牛黄丸、茯苓皮汤治下焦湿毒弥漫,"热蒸头胀、身痛呕逆、小便不通、神识昏迷"之证。这些都体现了他们运用疏利解毒的实践经验。

疏利解毒法主要适用于热毒炽盛,损伤脏腑的小便不利。对阴液枯竭之小便不利不可运用此法,用之小便不但不利,阴液将为之耗尽。

4. 清热解毒法　清热解毒法是集寒凉之品直清里热、以折毒性的一种治法。用后常收到清气、清营、凉血、毒解热退的效果。临床主要用于邪毒入里,热炽火盛之候。

毒性火热,热由毒生。由于发热,代谢旺盛,又易化生内毒,变证丛生。因此用寒凉之品以清热,既能解毒之特性及致病作用,又可阻止内毒化生,不失为化毒防变的一项重要措施。寒凉药物有辛凉、苦寒、甘寒、咸寒之不同。辛凉之品清热之力较弱,主要在于透散,咸寒多为滋腻之品,功效主要在于滋阴扶正,因此,清热解毒法以苦寒、甘寒之品为主,尤以苦寒为常用。临床运用须辨明何病,属气、属营、属血,根据不同病变选择不同方药。

邪毒入气,正气奋起抗争,证见壮热、大汗、心烦面赤、口渴、脉洪大,宜白虎汤加味清泄里热;热毒炽盛,郁而不解而见身热、烦躁不安、口苦而渴、小便黄赤、舌红苔黄,宜苦寒直折,方如黄连解毒汤;肺胃热毒下移大肠,而现身热下利、肛门灼热、苔黄,脉数等肠热下利之证,又宜葛根芩连汤治疗;里急后重、红白痢下者,又须白头翁汤或芍药汤加减。

毒陷营血,往往病情复杂,证候多变,须以清热解毒与其他治法配伍应用。营血热毒炽盛,气分之邪未解,三焦弥漫、气营(血)两燔,其证壮热、口渴、烦躁或谵狂、肌肤斑疹、甚或吐血衄血,非余氏清瘟败毒饮则气血热毒难消;热毒内陷心包,须大剂清热解毒配合凉营开窍,方如安宫牛黄丸、神犀丹、清营汤之类;毒深在血,耗血动血,煎熬成瘀,毒瘀互结,阴血亏耗,清热解毒又须加入活血化瘀、咸寒增液等药物配合使用,方为合拍。

对温病的发热,应有正确的认识,不可一见发热即用寒凉阻遏。因为发热是正气抗毒的一种反应,人体防御系统只有通过与毒抗争,才能祛毒外出而解之。早用大寒之品遏其热势,有碍于毒的排泄。正如刘松峰所说:"未有驱邪之能,而先受寒凉之祸,受寒则表里凝滞,欲求其邪之解也难矣。"因此,临床运用清热解毒法要准确辨证,掌握时机,不可用早或过用,以免邪毒冰伏不解,不得其利,反逞其害。更不能单纯依靠清热解毒法来治一切温病。

5. 化浊解毒法　化浊解毒法是用芳香之品驱解毒之秽浊特性的一种治法。具有祛湿化痰、透络醒脾、开闭通窍等作用,尤多用于暑温、湿温之类温病。

毒有秽浊的特性,致病多恶秽,腐肉败血。芳香可以化浊逐秽,是化毒的重要措施。事实上,古今所有解毒方药之中,大多具有气味芳香的特点,可见芳香解毒在温病治疗中发挥着不可低估的作用,特别是湿温病中,始终以芳香逐秽、化浊解毒为治疗大法。

湿热邪毒秽浊之性颇重,侵入人体多伏于膜原。发病则见寒热起伏、脘痞腹胀、舌苔白腻如积粉,宜以芳香开达膜原为法,方如达原饮、雷氏宣透膜原法;邪毒发于肌表,证见恶寒少汗、身热不扬、午后热甚、头重如裹、舌苔白腻,宜芳香宣化,方如藿朴夏苓汤、三仁汤等;邪毒郁遏中焦脾胃,而见脘痞腹胀、恶心欲吐、大便溏泄等,又宜燥湿化浊,可用雷氏芳香化浊法或王氏连朴饮;浊热并盛,毒气上壅,发热口渴,咽肿溺赤,舌苔黄腻,可用甘露消毒丹化浊清热,解毒利咽。

温病邪毒不解,酿生痰毒,常蒙蔽心包导致神识昏蒙、时清时昧、甚或谵语、舌苔黄腻,轻则用苏合香丸或菖蒲郁金汤芳香解毒、豁痰开窍;重则宜至宝丹、安宫牛黄丸,以避秽化浊解毒开窍。吴鞠通治疗此证善用四香(郁金、梅片、麝香、雄黄)等药物,他说:"合四香以为用,使闭锢之邪热温毒深在厥阴之分者,一齐从内透出,而邪秽自消,神明可复也。"

化浊解毒法是针对毒之秽浊特性而治的方法,不仅适用于治疗湿温、暑温类温病,对其他邪毒均有一定的消解作用,临床上应予以重视。

6. 化瘀解毒法　化瘀解毒法是以活血通络之品解散热毒的一种治法。具有疏通血络、透毒外出、断毒再生、凉血止血等作用,主要用于营血分证。

热毒入里,损络熬血,致血行瘀阻,血瘀则热毒壅聚不散,进而化生内毒。毒力增强,血脉损伤,瘀滞愈重。毒为瘀阻,毒瘀交结,宣透难以解结,通利药不达所,清化无济于事。而使用活血通络之剂,不但能使血瘀得化,且可阻断内毒化生,更利于解毒药物直达病所和邪毒向外排泄。因此,活血化瘀亦是解毒的重要方法之一。

毒是温病的致病因素,有毒则可发生不同程度的血瘀,所以,化瘀解毒法在温病中占有重要的地位。临床运用又须根据病位不同,血瘀程度的轻重以及主要证候而辨证施治。此法主要针对血瘀毒滞而设,治疗过程中还须与其他治法配合运用。

邪毒侵袭卫气,未损血脉,一般不用化瘀之品,但有些发斑疹性疾病,邪毒最易扰其血络,应予寒凉透散之中佐以化瘀之品,以通血络,便于邪毒外泄。何廉臣治疗痘疹初起就提出"宜宣气活血,解肌透毒为先"的治疗原则,说明病在早期就须考虑运用化瘀解毒之法。

毒陷营血,毒瘀互结,阻滞络脉,伤阴耗血为共有病变。因此治疗温病营血分证应以化瘀解毒为主要治法之一。温热邪毒内陷心包,瘀塞心窍,为营血分证的常见证候。何廉臣首推犀珀至宝丹[犀角(已禁用,现已水牛角代)、羚羊角、广郁金、琥珀、炒川甲、连翘心、石菖蒲、蟾酥、飞辰砂、真玳瑁、当门子、血竭、红花、桂枝尖、丹皮、猪心血],认为此方乃治疗瘀塞心窍的"先锋",亦可用通窍活血汤调入珠黄散或犀地清络饮。诸方均以化瘀通络解毒为宗旨。热毒深入厥阴、血瘀气闭而见六脉沉细数、面色青惨、昏愦如迷、四肢逆冷、头痛如劈、为闷疫血瘀毒伏之证,代麟郊主张化瘀解毒为治,非犀角、黄连、桃仁、丹皮、赤芍不可。何廉臣指出,宜急刺少商、曲池、委中三穴,以泄营分之毒,用活血通络之新加绛覆汤(旋覆花、新绛、桃仁、柏子仁、青葱管、归须、乌贼、元胡、川楝子、茜根)和避秽来复丹(太阴玄精石、舶上硫黄、硝石、橘红、青皮、五灵脂)以通阴络,或可救逆。

温病的各种血证如吐血、衄血、咯血、便血等都为热毒损络所致,其中必有

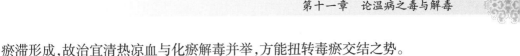

瘀滞形成,故治宜清热凉血与化瘀解毒并举,方能扭转毒瘀交结之势。

7. 扶正解毒法　扶正解毒法是以养阴或益气之剂扶助正气,加强人体抗毒能力的一种治法。具有滋阴生津、补益元气、制邪抗毒等作用。一般用于气阴耗伤、抗毒无力的证候。

病在上焦卫分,邪毒渐盛,但阴液未伤或伤之不甚,一般无须扶正滋阴。毒入气分,阴液渐伤,须根据阴伤的程度于其他治法之中佐以养阴之品,加强人体抗毒能力。

病入营分时,伤阴逐渐加重,治疗应注意养阴扶正解毒。常用生地、元参、麦冬、芍药等物清营养阴。毒入血分,耗血动血,治宜滋阴凉血散血,方如犀角地黄汤。

温病后期,阴虚邪恋,余毒深伏阴分,证见夜热早凉,热退无汗,当以鳖甲、生地、知母等滋阴扶正,佐青蒿、竹叶等轻透邪毒。若肝肾阴伤,邪毒难退,甚或虚风内动,必以咸寒养阴,以冀"壮水之主,以制阳光",如大、小定风珠及加减复脉辈。

热毒易伤阴液,亦易耗气,气虚是人体脏腑功能及抗病能力低下的具体反映。温病中的气虚多伴有阴伤。所以,治疗多益气养阴并用,少甘温之剂单投。

一般的气阴两亏证候,可选用三才汤、救逆汤加人参乌梅汤等以益气养阴、扶正解毒。若津气大虚,汗多脉散大、喘喝欲脱或化源欲竭、阴不恋阳、脉浮而芤、时时欲脱之重症,宜急以大剂生脉散或独参汤回阳敛阴。热毒内闭、瘀塞心窍、阴液消灼、阴阳偏颇,甚至真阴耗竭,阳无依附而脱(内闭外脱),表现汗出如雨、肢冷如冰、脉伏难以触知,当用王清任急救回阳汤,以桃仁、红花通气血之道路,人参、白术、附子、生姜、炙草回阳救逆,则内闭之热毒易透易解,外脱之阳气易固,始能化险为夷,重归坦途。

上述七种解毒法虽可单独使用,但在治疗过程中,更多见的是多法并用。如病在气分常宣透、通下、疏利并施,在营血分常清热、化瘀、扶正合投。临床运用解毒法,既要审察病机变化,坚持辨证施治,根据毒力轻重、病位深浅、证候虚实而选用解毒治法和方药,又要进行辨病施治,准确诊断,明确病因,选择对某毒有特异性治疗作用的方药。如治疫黄的茵陈蒿汤、治大头瘟的普济消毒饮、治痢的白头翁汤、芍药汤等。只有辨病与辨证相结合,才能显著地提高治疗效果。

本章以继承和发展温病学理论为目的,对温病学中的"毒"与"解毒"作

了较为系统的探讨,结果表明:

①"毒"在温病学中是一个病因概念,是一类致病物质的总称,是温病的致病主因。

②外毒是六气作用于某些物质而滋生、繁殖的,内毒是在病理过程中,体内病理及代谢产物在邪热的郁蒸下所化生的。

③毒有火热,秽浊的特性,致病性强,有特异性,这种致病的特异性是各种温病各具特色的根本原因。邪毒致病有一定的潜伏期,外毒有传染性,所致温病可在人群中造成流行。

④毒主要通过发热、伤阴耗气、造成瘀血动血腐肉、损伤脏腑器官而导致温病的发生、发展和变化。

⑤解毒的主要措施是泄毒、化毒和抗毒。病机特征和临床实践证明,温病治疗重在解毒。

⑥温病解毒法丰富多彩,主要有宣透解毒法、通下解毒法、疏利解毒法、清热解毒法、化浊解毒法、化瘀解毒法、扶正解毒法等7种。运用解毒法治疗温病宜"辨病"与"辨证"相结合。

参 考 文 献

[1]南京中医学院.温病学讲义[M].上海:上海科学技术出版社,1964.

[2]沈凤阁.从吴又可《瘟疫论》谈到现代温病学中的若干问题[J].江苏中医,1964(7):1-4.

[3]张学文.试论温病中"毒"的概念及其临床意义[J].中医杂志,1981(8);5-8.

[4]黄星垣.高热证治研究的讨论纪要[J].中医杂志,1981(7):8-13.

[5]南京中医学院.温病学[M].上海:上海科学技术出版社,1977.

[6]孟澍江.温病学的发展及展望[J].江苏中医杂志,1981(5):1-3.

[7]瞿岳云.略谈湿温病[J].陕西中医,1981(4):6-8.

[8]徐德先."出血热导泻汤"治疗流行性出血热的体会[J].江苏中医杂志,1980(4):27-28.

[9]欧阳中兴,李鸿芬.中药治疗发热五百三十二例临床分析[J].湖北中医杂志,1982(4):21-22.

[10]杜树明.内科高热急症病机及治疗改革的探讨——附1300例分析报告[J].四川中医,1983(2):8-12.

［11］徐德先.928 例流行性出血热的辨证论治及疗效分析［J］.浙江中医杂志,1982（6）:
　　　267.

［12］王怀义,张锡炳.清热解毒法为主治疗流行性乙型脑炎 130 例［J］.中医杂志,1983
　　　（8）:38-39.

［13］蒋庆雨,齐永茂.芳香化浊法治疗急性传染性肝炎 77 例［J］.上海中医药杂志,1984
　　　（8）:9-10.

［14］杨培君.解毒化瘀护肾法在流行性出血热治疗中的应用［J］.陕西中医,1984（8）:
　　　1-3.

第十二章

温病发热机制与治法探讨

发热是温病的主证,也是温病主要的病理反应,探讨其产生的机制以及治疗方法,对揭示温病病机、提高疗效有重要意义。

一、发热机制

导致温病发热的原因很多,其中最根本的是温邪侵入。温邪是温病的致病主因,也是温病发热的前提。温病急性期的发热,主要是温邪致阳气升发和阳气郁阻所致,温病后期的发热是温邪致阴虚阳亢而引起的。

(一)正邪相争,产热过多

温邪侵入人体后,激发人体自卫防御功能,使阳气升发,脏腑功能活动增强,如呼吸心跳加快,胃肠蠕动加快,血行加速,欲祛邪于外。这时因人体机能亢奋,代谢快速,产热增多,就引起了发热,这就是古人所讲的"正邪相争"则发热的道理。这种发热在一定程度上是人体抗御外邪的一种防御反应。有发热,则说明人体正气充足,防御功能健全。大多数感邪较轻的患者,都是通过这种防御反应祛邪于外而康复的。但是若感邪较重,反应较强,产热过多,高热不退,既可使脏腑功能失常,又能伤津耗血,动血动风闭窍,对人体造成进一步病理损伤。

(二)功能失常,阳气郁阻

阳气其性属热,对人体有温煦推动等作用。阳气充足而且畅通无阻,人体才能保持恒定体温。一旦阳气亢进,加之有所阻滞就会发热或使发热加重。正如吴又可所说:"阳气通行,温养百骸……一有所阻,即便发热。"温病中阳气被阻的原因主要有三个方面。

1. 腠理闭塞不通　腠理汗孔开阖正常,对保持恒定体温有非常重要的作用。人体产热过多时,腠理开泄,阳热外散以调节体温;人体产热不足时,腠理闭合,阳热内守以保持体温。温病初期,邪在肺卫,郁阻卫阳,使其不能正常主司汗孔开阖,致腠理闭而不开,阳热内闭则发热。

2. **升降出入失常**　阳气的输布主要是通过脏腑生理功能及升降出入来实现和维持的。温邪入里后,导致人体脏腑功能失常,如肺失宣降,脾气不升,胃肠不通,肝失疏泄,进而导致全身气机升降出入失常,阳气被阻,不能向全身散布,即可引起发热。

3. **血液运行不畅**　阳气是随着血脉而通行全身的,全身血脉通畅,血液通行,则阳气便可通达全身。若温邪侵入人体,郁阻气机,气不行血;或温邪深入营血,煎炼血液,耗伤营阴,使血液黏稠,行之不利;或温邪直接损伤血脉,迫血妄行,离经之血阻滞形成瘀血,均可影响血液的运行,使阳气困阻,郁而发热。

(三) 阴液亏损,阳气偏亢

温邪其性属热,易伤津液。温病初中期,多伤肺胃肠之津液,后期则伤肝肾之阴。初期邪盛阴伤,阴虚不能制阳,则阳热更盛。后期虽温邪已退,但因邪热久羁,肝肾阴虚,阴阳仍不能恢复生理的相对平衡,阳相对偏亢,导致阴虚发热。这种发热与邪盛时发热不同,是一种虚热,一般体温不高。

二、发热的治疗

温病以发热为主证,热盛则病进,热清则病退。因此,治疗温病,关键在于退热。上文说过温病发热机制主要是温邪引起的阳气升发、阳气郁闭及阴虚阳亢,所以治疗的根本在于调整人体脏腑组织机能,祛邪于外,使阳气正常输布,阴阳恢复相对平衡。具体治法如下:

(一) 疏通气机,布散阳气,祛邪以外

温邪致阳郁不散而发热,所以治热必先祛邪散热,吴又可说:"邪自窍而入,未有不自窍而出。"自窍祛邪是中医祛除邪热最简便的方法。

1. **辛凉宣散,透邪以治热**　此种方法是用辛凉宣散、轻清透表之品开达腠理,使邪随汗外泄。这是祛邪外出,降低体温最有效的方法,适用于温病邪在肺卫和邪热入里,仍有外泄之机的病证。

温病卫分证发热,主要是因温邪袭表,肺卫失宣,腠理开阖失司,阳热不能外泄,治宜开泄腠理,选用既辛且凉之品为主组方,表闭重者加入少量辛温之

品,以增透泄之功,如银翘散。此种方法,既透泄肌表,又宣畅气机,往往微汗即可热降、病减或痊愈,祛邪而不伤正,为治热首法。

气分证发热,虽属里证,但邪热仍可外达出表。故治疗时应在寒凉清热同时,不忘辛散透泄,特别是病位偏上者,如邪热壅阻头面,邪热壅肺,邪热郁阻胸膈,热炽阳明等症,都不同程度地存在着气机不畅的病机,使邪热阻闭于里,不能外泄。故治疗此类病证,在寒凉清热的同时,必须佐以辛凉透泄之品,如普济消毒饮中连翘、柴胡;麻杏石甘汤中麻黄;凉膈散中薄荷、竹叶;白虎汤中石膏等药,用意就在于此。

营分证发热虽为肺热内陷深入所致,但营分邪热仍有透出气分之机,且营分证往往气血郁滞不畅,使邪热闭郁不解,故治疗营分证仍要使用辛凉透泄之品,宣畅气机,透热外出,如清营汤中就配有银花、连翘、竹叶,目的就在于"透热转气"。否则,一味寒凉清解,更加闭阻气机,邪热非但不解,反会加重。

2. 通畅腑气,攻下以泄热　温病邪热入里,极易影响阳明,使里热炽盛,升降失常,气机不畅,热郁而不泄。更有甚者,邪热与糟粕相结,阻滞于肠,使后窍不通,郁热更甚,形成阳明腑实证。对此类病证按照吴鞠通"随其性而宣泄之,就其近而引导之"的祛邪原则,应立足于通腑攻下,使用调胃承气汤等通下剂,引热从肛门外泄。

此种治疗方法,是中医祛邪治热的一大特色。古代早有"扬汤止沸,不如釜底抽薪"的经验之谈,然临床很多医生对此法仍很畏怯,非到阳明腑实之时,不敢轻易使用,以致延误病情,吴又可在《温疫论》中一再强调"注意逐邪,勿拘结粪""承气本为逐邪而设,非专为结粪而设也,必俟其粪结,血液为热所搏,变证迭起,是犹养虎遗患,医之咎也"。故当里热炽盛,气机郁阻,不能自表外解之时,就应及时配用下法或专攻。如凉膈散治热灼胸膈,就配有大黄、芒硝,吴鞠通治热陷心包,也用安宫牛黄丸化汤冲服大黄末,目的就在于泄热于下。

3. 清渗膀胱,利尿以泄热　温邪深入下焦,常常影响小肠泌别和膀胱气化功能,使前阴不通,小便不利甚至无尿,下焦不通,气机受阻,热郁于里,熏蒸于上,病情危重。此时治疗,重在清渗膀胱,利尿以泄热。可用清热利水之品如滑石、木通、车前子、竹叶、白茅根之类为主组方。尿通则气机通,气机通则热外泄。但应注意,温病阴伤至极,也可出现无尿,这时不可误用渗利。

4. 化解湿邪,宣郁而透热　湿温和温热夹湿,是温病常见类型,往往病初湿重热轻,但却持久不退,缠绵不愈。这是因湿为黏腻之邪,易困阻气机,湿郁

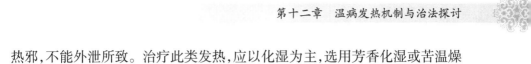

热邪,不能外泄所致。治疗此类发热,应以化湿为主,选用芳香化湿或苦温燥湿或淡渗利湿之品为主组方,使湿化气通,往往热也随之外泄。用药不可过于寒凉,防止闭阻湿邪,热反不除。

5. 活血化瘀,行血以散热　　温病中容易导致血瘀不畅,血瘀则气滞,阳气邪热阻而不通,药物也难达病所。所以治疗温病发热,应重视活血化瘀。卫分证若用辛凉透泄难以得汗,祛邪降温,往往是因血脉郁滞,可配少量丹皮、当归以助药力。气分证若以寒凉清解透泄之法不效,也属气滞血瘀,血瘀气闭,仍须配活血之品化瘀行气达热外出。营血分证热炼阴血,血行迟缓或血脉破裂,出血留瘀,均以活血化瘀为主要治法之一,如叶天士所说:"入血就恐耗血动血,直须凉血散血。"这种方法对祛解温邪,宣畅气机,退热降温有非常重要的作用,不可忽视。

(二)苦寒直折,清热解毒

当温邪失于及时透泄,必壅阻化火成毒,灼伤脉肉,致热毒壅闭,红肿热痛,出血斑疹,神昏窍闭,动风痉厥,诸证迭出。此时温邪热毒已失去外泄之机,唯有苦寒直折热势、清热解毒泻火之法可治,多用黄芩、黄连、黄柏、山栀、板蓝根等药组方,如黄芩汤、黄连解毒汤、普济消毒饮、清瘟败毒饮等。

但应注意,这种方法并非中医治温优势,不可视此法为治温主法。对此古人早有明训,如吴又可、吴鞠通均认为芩、连、栀、柏不可轻用,"恣用苦寒,愈服愈燥"。苦寒药有两大弊病,苦能化燥伤阴,过寒则凉遏冰伏,不利邪热外透。中华人民共和国成立以后,有人以药理实验证实苦寒药物抑菌杀菌作用最强为由,主张治温病应早用此类药物,这种观点有违中医传统理论和治法,也没有顺应病势病机,理论和实践均证明,这是不可取的。

使用苦寒清热解毒法注意:一要掌握好时机,勿早用,勿过用;二要适当配伍,以防止阴液耗伤。一般在组方时,加入少量甘寒生津或酸寒养阴之品,以甘苦合化或酸苦泄热,如冬地三黄汤、黄芩汤、清营汤之配伍。

(三)甘寒生津,咸寒养阴,抑阳以制热

热病易伤阴,阴亏阳偏亢,温病后期的发热,其根源在于阴虚,而不属邪盛。所以在早期汗下利不可太过,不可轻用苦寒,注意保阴。若阴虚明显,则不能单纯攻邪,应配甘寒之品,扶正以祛邪,如清暑益气汤、竹叶石膏汤、连梅汤等。至温病后期,肝肾阴虚,正虚邪恋,虚风内动,低热不退,则应以咸寒育阴为大法,选用加减复脉汤、青蒿鳖甲汤、黄连阿胶汤之类方剂,必使阴液充足,以制亢阳,阴阳平衡,才能达到退热康复之目的。

综上所述,温病发热是因邪致阳亢或阳热郁阻或阴液耗伤所致,因此治疗温病发热首先应设法透泄,当邪闭成毒,才能苦寒清解,至邪退阴衰,又当以养阴为法。否则就像叶天士所说:"前后不循缓急之法,虑其动手便错。"

第十三章
叶天士卫气营血治法解析

清代著名温病学家叶天士在《温热论》中对温病卫气营血四个阶段的治疗大法有纲领性的论述:"大凡看法,卫之后方言气,营之后方言血。在卫汗之可也;到气才可清气;入营犹可透热转气……入血就恐耗血动血,直须凉血散血。"这一精辟的论述,至今仍是临床治疗温病的规矩准绳。

一、在卫汗之可也

"在卫汗之可也"是指温病卫分证治疗以辛凉解表为主即可,无须使用其他寒凉清热之法。

"在卫"即温病初起,邪在肺卫。吴鞠通在阐述卫分证的临床表现时讲:"太阴之为病,脉不缓不紧而动数,或两寸独大,尺肤热,头痛,微恶风寒,身热自汗,口渴或不渴而咳,午后热甚者,名曰温病"(《温病条辨·上焦篇》)。这一证候类型的产生,是"温邪上受,首先犯肺"所致。肺主卫,卫有温分肉、充皮肤、肥腠理、司开阖的作用,依赖肺的宣发达于肌表,可抗御外邪。温邪侵入,肺卫失宣,肌表腠理开阖不利,因此临床表现表证的特征。

从吴鞠通的论述和临床观察可知,卫分证常见的临床表现是发热微恶寒,无汗或少汗,口微渴,咽红或痛,咳嗽,舌边尖红,苔薄白,脉浮数,这是风热病邪所感之典型。若感受湿热、燥热病邪或暑夹寒湿,则又各具特点。湿热初起,恶寒稍重,湿象明显,胸闷,苔白腻,脉濡缓;燥热初起,燥象突出,口干,咽干,鼻干,干咳;若暑夹寒湿,则表寒里湿热,恶寒身热,心烦口渴,胸闷脘痞。虽各型证候有异,但其病机均为温邪袭表,肺卫失宣。

"汗"即八法中的汗法,现称解表法,包括辛温解表和辛凉解表法。温病虽与伤寒都有表证,但病因病机不同,伤寒感受寒邪,易伤阳气,表证的产生是寒损卫阳所致;温病感受温邪,易伤津液,表证的产生是邪郁卫阳。所以叶天士在《温热论》中强调"若论治法,则与伤寒大异也"。由此可见,叶氏这里的"汗之"是指辛凉解表,绝非辛温发汗,吴鞠通在《温病条辨》银翘散方论中亦说:"按温病忌汗,汗之不惟不解,反生他患。"

前文已述,温病卫分证的病机是温邪袭表,肺卫失宣。卫气是人体阳气之一,性热欲散,郁则发热,郁甚则热甚,郁则不能行使功能,肌表失温,腠理不开,故恶寒无汗或少汗。温邪上受,首先犯肺,又说明邪不仅伤表,亦影响到肺,肺失宣降,咳嗽由生。总之,病机虽然复杂,但"热郁"二字可括。热则宜凉,郁则宜散,故叶氏确立卫分证的治疗应辛凉解表。辛能散,透邪达卫,凉能清热保津护液,邪去热清,肺复宣降,三焦通畅,营卫调和,津液布散,自然微微汗出而愈。虽不发汗,而达汗出的结果,使卫畅邪去而不伤津,这就是叶氏"汗之"的高明之处。

"可也"并非多余之辞,意义深刻,不可略过,这主要是针对妄施寒凉之弊而提出的训诫。古代有的医家常犯矫枉过正的错误,伤寒之法优,即以麻桂辛温概治热病初起,致弊端丛生。金元刘河间又倡寒凉施之,虽无大汗病陷少阴之虑,但有表闭邪恋入气之弊。卫分证虽是热证,但病位浅,郁为主,应以辛散为法,寒凉不可过重,芩连知膏之类万勿早用,即叶氏"在卫汗之可也"的用意。

二、到气才可清气

"到气才可清气",是指温病到了气分证时,才可以使用寒凉清解热邪的治法,也是与"在卫汗之可也"的对应之语。

"到气"即温病发展到气分证阶段。气分证是温病类型众多的最大的证候群,是温病由表入里又未入营动血的所有证候的概括,临床常见"面目俱赤,语声重浊,呼吸俱粗,大便闭,小便涩,舌苔老黄,甚则黑有芒刺,但恶热,不恶寒,日晡益甚"(《温病条辨·中焦篇》)。邪气亢盛,而正气未衰,正邪抗争剧烈,临床表现亢奋,导致脏腑功能失常,津液耗伤。由于气分范围包含脏腑较多,故证候亦比较复杂,有邪热壅肺,有阳明气分热盛,有阳明热结胃肠,有湿热困阻中焦,亦有弥漫三焦等等,均因邪犯脏腑不同而异。虽证候不同,但其病机主要是阳热亢盛,津液耗伤。

"清气"是指用寒凉之品清解气分热邪。气分之热与卫分不同,邪盛正不衰,脏腑功能亢奋,产热大量增加,若不及时清解,必然热盛损伤内脏和组织器官,故应以大剂辛寒或苦寒之品以灭邪热之威,绝非辛凉轻描淡写可解。

阳明腑实证是气分常见证候,虽然导致腑气不通,但仍因邪热亢盛所致,治疗目的在于通下,但必须以寒凉攻泻为手段,严格地讲,仍属清气范畴。

湿热困阻中焦,往往湿郁化热,热势渐盛,治疗时须用化湿,然目的还是要透热清热,寒凉之品在所难免,特别是热重于湿时。故湿温气分阶段,仍不离清气之法。

“到气才可清气”对清气法的适用范围作了明确标示:首先言明未到气不能清气。卫分有时因邪郁卫阳也可出现高热,但病位在表,应以辛凉透散为主,即“在卫汗之可也”,过寒不利于气机的宣畅和腠理的开泄,有闭门留寇之嫌,故不能清气。其次说明邪过气分,入营动血,不应清气。叶氏在《温热论》中专门指出:“营分受热,则血液受劫,心神不安,夜甚无寐,成斑点隐隐,即撤去气药。”撤去气药,就是明确不能清气。这是因为营分热盛,但营阴大伤,心神被扰,气机不畅,治疗应以养营阴、畅气机、透热外达为主,寒凉之品要用,但不能像清气那样药多量大。

“到气才可清气”不仅论述了气分证的治疗原则,而且指出清气之法不是万能的,一定要掌握好适用证,即“到气”,未到气分证或已过气分,都不能乱用,以免诛伐无过或闭塞气机。

清气要视病证、病位、病情而定,绝非单纯重用寒凉那样简单,如清肺、清胃、清肠、清胆各有特点,清肺要宣,清胃要散,清肠要通,清胆要疏,要做到清而不闭,凉而不遏,既要折其热势,又要给邪以出路。

三、入营犹可透热转气

“入营犹可透热转气”是指治疗营分证,除了清营热、养营阴之外,还可以使用宣散透泄之品,使营分热邪透出气分外解。

“入营”是指温邪深入营分,是温病的危重之候。温病也可分为两大阶段,即卫气和营血。卫气分邪盛正不衰,大多影响脏腑的功能,而营血分邪仍盛,但正已有较大程度的损伤,脏腑不仅功能损伤,而且实质受到损害,特别是心、脑、肝、肾等重要器官受损,病情可谓重险。但是,营与血相比,相对轻浅,是气分到血分、功能损伤到实质损害的过渡阶段。

叶氏在《温热论》中对营分证的病机谈到“营分受热,则血液受劫,心神不安"，可见，营分证的病机主要是营热炽盛，营阴受损，心神被扰。治疗的重点应是清营热、养营阴、安定心神。为什么叶氏不提清养安神，而唯独强调"透热转气"呢，其中自有深刻的含义。

营分证清营热、养营阴是治疗的常规，医者尽知，而"透热转气"是治营分证辅助治法，是对温病深入研究和临床体会提出的经验之谈，是一般医家难以悟出和理解的治法，所以叶氏在此予以特别强调。

营分证除了营热炽盛、营阴耗伤外，往往都存在气机不畅、血脉郁阻、邪闭难消的机制，且营分证为气分证向血分证的转化阶段，邪热仍有外泄之机，所以治疗时，除了清营热、养营阴外，应注意疏通透畅血脉气机。既有助于邪热的清解，又有利于脏腑实质受损的修复及功能恢复，不失为营分证治疗的重要方法。

透热转气的关键是透，即疏通血脉，宣畅气机，使脏与腑、腑与腑、脏与脏、脏腑与器官组织的通道畅通无阻，这样才能使入营之热迅速运转出气分外解。透的方法和用药没有定型，要根据病证特点而定，叶天士对透热转气方法的运用作了举例说明："如从风热陷入者，用犀角、竹叶之属，如从湿热陷入者，犀角、花露之品，参入凉血清热方中。若加烦躁，大便不通，金汁亦可加入。老年或平素有寒者，以人中黄代之。"这段原文清楚表明，叶氏治疗营分证的原则就是在清营热基础上，根据病因和证候特点加入透热转气之品。若属风热陷入营分，用犀角（已禁用，现以水牛角代）、竹叶。竹叶属辛凉之品，清而能透。犀角灵异味咸，清而能散，可使营热外透；如属湿热陷入营分，用犀角和银花露，二者皆气味芳香，清热化湿以开郁，宣畅气机，使营热外达；如果营分证有大便不通者，加入金汁（即粪清），此药大寒，可通腑导便，若年老体弱或平素阳虚者恐难胜任，则以人中黄代替金汁通腑泄热，宣畅气机，使营热外达。

吴鞠通总结了叶氏治疗营分证的经验，结合自己的临床体会，创清营汤一方，其中犀角（已禁用，现以水牛角代）、黄连清营泄热，生地、麦冬、玄参养阴清热，丹参活血养血，银花、连翘、竹叶辛凉透泄，有透热转气之用。本方切中病机，是对叶氏治疗营分证经验的继承和发扬，故至今仍被作为治疗营分证的代表方剂。

透热转气，并非要把营分证转为气分证，而是经过治疗，使营分证的神昏谵语、发热夜甚、口渴不欲饮、无汗、舌红绛无苔转化成神识清楚、发热、口渴能饮、有汗、舌红有苔，这是营热外透的标志，转化后的临床表现类似气分证候，所以称作"透热转气"。临床上也常有经过治疗后，出现明显的气分证，如高热、烦渴欲饮、汗多等,仍是营阴得充,营热外透,病情转危为安的佳象,此时按气分证治疗即可。

四、入血直须凉血散血

叶氏原文说:"入血就恐耗血动血,直须凉血散血。"是指血分证热毒炽盛,最易耗血动血瘀血,治宜清热解毒,凉血止血,活血化瘀。

"入血"即温热之邪深入血分,引起灼热、斑疹、神昏、出血(吐血、衄血、咯血、便血等)、舌深绛的血分证,这是温病病位最深、病情最重的危候。从叶氏原文可知,其病机主要是"耗血动血",而耗血动血的原因当责之热毒炽盛。营血相依,行于脉中,为人体营养物质,其性属阴,热毒之邪深入血分,必耗伤营血,使阴血亏耗。血受脉约,循经而行,输布全身。热毒之邪入血后,既灼伤脉络,又加速血行,脉络伤则血不受约而妄行,引起相应部位出血,所以叶氏虽未言及热毒炽盛,但其理已明显包含其中。

另外从"直须凉血散血"中的"散血"可知,叶氏已注意到,血分证中还存在血瘀的病机。温病到血分证阶段,营阴津液已大为耗伤,易形成瘀血。出血虽在温病血分证中常见,但离经之血留于组织之中,也属瘀血。从血分证中常见斑疹紫黑、舌质深绛、口唇舌下瘀斑可知瘀血之存在。认识到瘀血存在,是叶氏对血分证病机的深刻揭示。

"直须凉血散血"首先说明血分证病情重,预后差,治疗要果断,不能优柔。其次是指明血分证治疗原则。血热为热毒所致,凉血必须清热解毒,况且温病发展到血分证阶段,病位深,气机阻,血瘀滞,热毒之邪已无外泄之机,治疗已无透热转气机会,只能用寒凉清解之品直折热势,解毒护血。

瘀血为血分证之必然,"散血"之法应当引起足够重视。血瘀也是加重病情和阻碍治疗的重要因素。血瘀后脉络不通,血易妄行,血瘀后热毒之邪不易外泄,血瘀后药物也难达病所。因此,活血化瘀之法对血分证的扭转有重要作用。

综合所述,血分证的病机为热毒炽盛,毒瘀交结,迫血妄行,治疗应遵清热解毒、凉血止血、活血化瘀之法。

卫气营血证互相联系,因此,温病中除了典型的卫分证、气分证、营分证、血分证之外,常出现混合证候,如卫气同病,卫营合邪,气血两燔等,治疗时则须将叶氏之法配合使用,以图邪无遗留,病从根治。

叶氏所述卫气营血治法,是温病四个阶段的治疗大法。面对复杂多变的具体证候,应在此大法的指导下,根据病位浅深、正邪盛衰、津液存亡、夹杂因素之不同,确定具体治法,知常达变,步步为营,才能深得叶氏之真传,成为诊治温病的高手。

第十四章

湿温证治解惑

湿温是由湿热病邪引起的急性外感热病,是湿热类温病的代表病种。特殊的病因导致发病、传变、临床表现以及辨证施治各个方面都与温热类温病存在很大的差异。深入分析湿温的病因病机,研究湿热病的演变规律和治疗法则,是温病学的重要课题,对诊治温病以外的湿热疾患也有一定的指导作用。

一、临 床 特 点

湿温是感受湿热病邪引起的,湿为阴邪,热属阳邪,湿热这种阴阳相混的病邪决定了湿热类温病不同于温热类温病的突出特点。

1. 多发于长夏初秋雨湿较盛之时 长夏初秋,特别是大暑到白露之间,气候炎热,又阴雨连绵,天暑下逼,地湿上蒸,为湿热病邪滋生繁殖和传播提供了有利条件,这是病多发于此季的原因之一。

另一方面,因这个季节湿热之气较盛,人体脾胃运化功能往往呆滞,如劳倦过度,或恣食生冷等,更易使脾胃受伤,湿热病邪则易侵入人体而发病。

2. 发病缓,传变慢,病程长,缠绵难愈 湿为重浊黏腻之阴邪,侵入人体易困阻清阳,郁遏气机,胶着难化,热为炎上蒸腾之阳邪,劫灼人体阴津,其势酷烈。湿热相合,如油入面,湿郁热邪,热蒸湿邪,难分难解,湿不化则热难清,湿愈盛则热愈炽。因此,湿热病邪伤人,往往胶着难解,迁延时日,导致传变慢,病程长,病变复杂,缠绵难愈。

3. 以脾胃为病变中心,可以弥漫全身 章楠说:"湿土之气同类相召,故湿热之邪始虽外受,终归脾胃也。"脾为湿土之脏,胃为五谷之海,脾喜燥恶湿,胃喜润恶燥,所以,湿热病邪由口鼻吸受,直驱中焦,以脾胃为病变中心,多

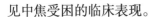

见中焦受困的临床表现。

湿热合邪,热处湿中,热蒸湿动,所以湿热病邪虽以脾胃为病变中心,但很容易向周身弥漫,湿性重浊,易于下行,热蒸湿动,向上向外,一身上下表里同时出现症状,形成以脾胃为中心,弥漫全身的病变。

4. 具有湿和热两方面证候,多出现矛盾性症状 湿热合邪,同时致病,二者都要表现自己的特点,故临床表现既有湿阻阳气和湿滞气机的表现,如恶寒、面白、头重如裹、胸闷脘痞、腹胀等,又有热邪伤津,耗营动血的症状,如口渴心烦、神昏、便血等。湿热之邪相互裹结,湿遏则热伏,热蒸则湿动,临床常出现矛盾性症状,如发热却数不数,面不红而反淡黄,不烦躁而反呆滞,口干却不欲饮,大便多日不解但不燥结等。

二、发病转化

1. 内湿外邪相合,造成湿温发病 薛生白在《湿热病篇》中对湿温的发病讲道:"太阴内伤,湿饮停聚,客邪再至,内外相引,故病湿热。"吴鞠通在《温病条辨》中也说:"内不能运水谷之湿,外复感时令之湿",两位前贤均明确地指出了湿温起病之因有两方面,首先是脾胃运化失司,滋生内湿。多因中阳素虚,或恣食肥甘、生冷等,或劳倦过度、饥饱无常损伤脾胃所致。其次从发病角度来讲,虚体易受邪侵,此时水谷之湿蕴结,脾胃功能低下,又处长夏季节,湿热病邪极易侵入而发病。

2. 初起以邪遏卫气为主要病理变化 湿热病邪多由口鼻侵入。薛生白说:"湿热之邪,从表伤者,十之一二,由口鼻入者,十之八九。"邪入之后,直犯脾胃,影响卫和气的功能,形成表里同病。脾胃居于中焦,是卫阳的发源地,脾胃感受湿热病邪,困阻卫阳,卫阳不能行使温分肉、充皮肤、肥腠理、司开阖的功能,则出现卫分表证,如恶寒、身重、头痛、无汗等。湿热病邪侵入脾胃中焦,必影响脏腑功能和气机升降,而发生胸闷、脘痞、舌苔厚腻等气分证候,这是湿温病初起不同于其他温病的显著特征。

3. 湿热留恋气分,以脾胃病变为主,并可弥漫三焦 湿温病传变也是由表及里,由浅入深,表解后即表现为气分证候,由于湿邪重浊黏腻,热化较慢,所以留恋气分时间较长。

湿易困脾,热易伤胃,故湿温以脾胃病变为主,表现为运化受滞、气机不畅证候,由湿重于热向湿热并重、热重于湿逐渐转化,病程较长。

湿热合邪,热处湿中,热蒸湿动,加上湿邪具有蒙上流下的特性,所以湿热病邪容易向周身弥漫,波及其他脏腑器官,如湿热郁蒸,蒙蔽于上,清窍壅塞,则引起昏昧不省人事、耳聋等;湿热外蒸皮肤,则发白痦;湿热郁蒸肝胆,则发黄疸;湿热蕴结膀胱,则小便不利。

4. 中气盛衰,决定着湿热的转化　叶天士在《温热论》中指出:"在阳旺之躯,胃湿(应为胃热)恒多,在阴盛之体,脾湿亦不少。"薛生白在《湿热病篇》亦说:"中气实则病在阳明,中气虚则病在太阴。"二位前贤都指出湿温病湿热的转化,与人体脾胃中阳盛衰有密切关系。凡中阳偏旺者,则内湿少,侵入之外湿容易热化,临床表现为热重于湿;凡中阳素虚者,则内湿多,与侵入之外湿相合,难以化解,临床表现为湿重于热。

5. 后期有湿从燥化和湿从寒化两种转归　中阳旺者,湿从燥化,导致热盛,亦可深入营血,出现斑疹、昏厥等证,尤其多见热盛迫血,大便下血,甚至便血不止,造成气随血脱的危重险证。

中阳不足,湿困日久,更损阳气,形成阳虚则寒证候,脾胃阳虚,病缠日久,亦可导致肾阳虚衰,水湿内盛,即叶天士所谓"湿盛则阳微"的病理转归。

三、辨 证 要 点

湿温病诊断较易,熟知发病季节和临床特点即可,难的是辨证,而辨证之难在气分。因气分缠绵时间长,病变复杂,湿热合邪致病,要求对病因、病位、病性辨证精确。根据古代医家经验,湿温辨证除了遵循卫气营血辨证法则外,还应掌握以下要点。

1. 辨湿热孰轻孰重　清末医家何廉臣在《全国名医验案类编》中讲道:"湿温之为病,有湿遏热伏者,有湿重热轻者,有湿轻热重者,有湿热并重者,有湿热俱轻者,且有挟痰、挟水、挟食、挟气、挟瘀者,临证之时,首要辨明湿与温之孰轻孰重,有无兼挟,然后对证发药,随机策应,庶可用药当而确收成效焉。"何氏一席话,明确指出湿温病首要辨湿热轻重,这对治法的确立和方药的选择以及疗效起到决定作用。

湿邪致病特点是易困遏清阳,阻滞气机,热邪的致病特点是发热伤阴,因此辨别湿热孰轻孰重,要以患者热象、面色、头身、胸腹、渴饮、二便、脉舌等为重点,详见下表(表14-1):

表 14-1 湿热轻重鉴别表

证型 脉症	湿重于热	湿热并重	热重于湿
热象	身热不扬	发热、汗出不解	壮热
面色	面白	面黄而灰	面赤
渴饮	口不渴或渴而不饮, 饮则喜热	口渴不多饮	口渴喜凉饮
胸腹	胸闷脘痞腹胀	胸闷脘痞	胸闷或脘痞
二便	大便溏稀,小便浑浊	便溏色黄,小便短少	大便成型,小便短赤
脉舌	舌苔白厚腻,脉濡缓	舌苔黄腻,脉濡数	舌红苔黄微腻,脉滑数

湿温病一般演变规律是湿邪逐渐化热,热邪越来越盛,先表现为湿重于热,逐渐演变成热重于湿,所以开始热势不盛,湿邪困阻阳气明显,至热重于湿阶段,则热盛渴饮,湿邪所致证候明显减轻。

2. 辨三焦脏腑病位 三焦为气机升降和水液代谢的通道,湿热入侵,必影响三焦功能,累及相应脏腑。临证之时,要根据临床表现辨别病变脏腑与三焦所属,确定病位,使治疗做到有的放矢。

横膈以上为上焦。湿邪困阻卫阳,可见恶寒无汗,或少汗。清阳不能上布,清窍为浊邪壅闭,可见头昏重,如裹如蒙,面色晦暗,表情呆滞,耳聋,神识如迷。湿热蒙蔽心包,则神识昏蒙,似清似昧或时醒时昧,时有谵语。湿热郁阻肺气,则咳喘胸闷、痰多。

脐以上膈膜以下为中焦,为湿温病的重灾区。脾胃受困,则脘痞腹胀、纳差、呕恶;湿阻食滞,则大便不爽,色黄如酱;更有甚者,湿从燥化,深入营血,损伤肠络,迫血下行,则大便鲜血;湿热熏蒸肝胆,则身黄目黄小便黄。

脐以下为下焦,湿邪重浊易于下行,夹热阻于膀胱小肠,则小便不利,大便黏滞不爽,少腹拘急。

3. 辨后期转归 前文已述,湿温病后期有湿从燥化、深入营血和湿从寒化、阳气衰微两种转归,一热一寒,治疗迥异,当细察详辨,不可偏执。

多数病人虽病初湿重,但最终都演变成热盛,若治疗及时,方法得当,湿化热清,病可渐愈。部分病人热盛难清,迁延时日,即可深入营血,引起灼热烦躁,舌质红绛,大便鲜血,甚至便血不止,气随血脱,汗出肢冷,舌淡无华等。

有些年老体衰，或素体阳虚之人，患病湿温，湿浊之邪更伤阳气，往往很难热化。还有患者虽中阳不亏，但医者不识分解湿热之法，诊为温病，即滥施寒凉，屡损阳气，最终也可使湿热寒化。湿温寒化证，主要表现为脾肾阳虚，水液内停，患者畏寒蜷卧，面色苍白，精神倦怠，心悸头晕，四肢浮肿，小便不利，舌淡苔白滑等。

四、治　则　治　法

湿温病化燥入血治疗方法与一般温病相同，宜凉血止血。阳气衰微水湿内停之证与杂病相同，宜温阳利水。唯湿热阻滞卫气，特别是气分，证候复杂，治疗较难，这里做重点介绍。

1. 关键在于分解湿热　湿温病为湿中蕴热为患，湿为阴邪，易伤阳气，热为阳邪，易伤津液，阴阳合邪致病，"徒清热则湿不退，徒祛湿则热愈炽"（吴鞠通语），治疗较难，根据古今医家经验，治疗湿温应守分解湿热、清热化湿的原则。由于本病在发展过程中，有湿重于热、湿热并重、热重于湿三大类型，所以清热与化湿又各有偏重。

湿温初期，湿重于热，治疗应以化湿为主。因湿与热合，热处湿中，湿郁热邪，不能散发，湿不去则热难清，只清热则助湿，所以重在化湿，湿邪一去，则热无依附，不被郁遏，使湿去热孤，湿开热透。

湿温中期，有湿热并重和热重于湿两种类型，前者治疗应化湿与清热并举，稍偏重化湿，用药不可过凉，后者治疗可清热为主，兼以化湿。

2. 化湿宜宣上、运中、渗下　清代医家凌嘉六《温热类编》对治湿之法作了精辟的总结，湿热"须究三焦，分理其治法，总不外乎上宣肺气，中运脾阳，下通膀胱为主"。后世将其概括为六个字，即"宣上、运中、渗下"。湿郁上焦，应以芳香化湿、轻扬宣透之品为主，以疏通肌肤，使腠理通达，微微汗出，祛除郁遏卫表之湿，同时通过宣肺也可使湿从小便排泄。肺为水之上源，有通调水道、下输膀胱的功能，常用藿香、香薷、佩兰、杏仁、桔梗、苏叶、白芷等组方，如藿香正气散、藿朴夏苓汤等方。

湿阻中焦，困遏清阳，阻碍气机，应以苦温开泄为主。苦温之品能燥化湿邪，开泄之品，能宣展气机，使脾胃健运，升降平衡，清阳得升，浊阴得降，常用半夏、苍术、蔻仁、草果、厚朴、大腹皮、白术等组方，如三仁汤、达原饮、宣清导浊汤等。

湿阻下焦,小肠泌别失司,膀胱气化不利,出现少尿或无尿,湿浊邪毒无从排泄,反在热邪蒸腾下蒙犯上中二焦。治疗应以淡渗利湿为主,使湿热邪毒从小便排泄,常用滑石、通草、茯苓、薏苡仁、猪苓、泽泻、车前子等组方,如五苓散、茯苓皮汤等。

3. **清热要做到不助湿** 清热药性寒凉,容易阻碍湿邪的化解,因此,治疗湿温用清热法当慎重,清代医家章虚谷说:"湿盛而脾不健运,浊壅不行,自觉闷极。虽有热邪,其内湿盛,而舌苔不燥,当先开泄其湿,而后清热,不可投寒凉,以闭其湿也。"清热法要根据湿热的轻重以及病变部位巧用辛凉、苦寒、清利、辛寒之品。

湿重于热,病在上焦,有卫分表证者,宜少用辛凉,于大剂化湿药中选加银花、连翘、竹叶、荷叶等,既有清热作用,又可芳香化湿,宣郁透表;病在中焦者,可少用黄芩、黄连苦寒之品,既清热又燥湿;病在下焦者,多用滑石、木通、茵陈清热利湿。

治疗湿热并重之证,清热法可加强,与化湿并举,苦寒清利之品常用,但仍须注意,药味不宜过多,药量不可过大,以免影响湿邪的化解。

治疗热重于湿,则以清热为主,兼以化湿,清热多选辛寒之品,清气宣透,以助化湿。

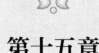

第十五章

《温病条辨》治法探讨

一、《温病条辨》热厥证治

热厥证是临床常见的危重证候。吴鞠通在《温病条辨》中,对热厥的病因病机和治疗作了详细论述。上焦篇十七条自注中指出:热厥之中,常见三证。一是邪入心包而厥,治以芳香开窍;二是阳明腑实而厥,治以通里攻下;三是肝肾阴竭而厥,治以育阴潜阳。验于临床,确属真知灼见。

(一)邪入心包,治宜芳香开窍

《温病条辨》上焦篇十七条曰:"邪入心包,舌謇肢厥,牛黄丸主之,紫雪丹亦主之。"心包为心之宫城,能够代心用事,当邪毒炽盛或失治误治或心气素亏时,邪热痰浊即可陷入心包,导致热厥之证。其临床特点即"舌謇肢厥",这里的舌謇是邪入心包,经脉受阻,舌体运动不自如所致,肢厥因邪热闭塞心窍,心血阻滞,阳气阴血不达四肢所致。除舌謇肢厥外,邪入心包之热厥常伴发热、神昏谵语、舌红绛、便秘及抽搐动风之象。本条原文自注中说:"邪在络居多而阳明证少者,则从芳香。"从而指出此证的病机和治疗大法。虽然见证复杂,但根本原因是邪入心包,阻闭心窍,故选用芳香开窍之牛黄丸、紫雪丹或至宝丹治疗。

安宫牛黄丸、紫雪丹、至宝丹均有清热解毒、祛痰开窍、镇惊安神的作用,后世称为"凉开三宝",不同的是牛黄丸长于清热解毒;紫雪丹兼能平息肝风;至宝丹优于祛痰开窍。凡属高热过程中出现舌謇肢厥,神昏谵语,惊痫抽搐者均可选用其中之一以清宫汤煎汤送服。1984年,笔者遇一患者,以"高烧昏迷抽搐3天"为主诉收住入院,经化验脑脊液确诊为"流行性乙型脑炎",用西医对症治疗4天不效,诊时仍高热汗出,昏迷,时有谵语,呼吸急促,手足冰冷,小便失禁,舌质红绛,脉细促。此属邪毒炽盛陷入心包之证,治宜清热解毒,芳香开窍,于白虎汤中加连翘、板蓝根、玄参、白茅根。将药煎好后,放两粒安宫牛黄丸于药汤中化开,置凉后鼻饲。给药后大便2次,体温下降,谵语、抽搐停止,手足转温。继服2日,体温接近正常,神识清楚。易方调治1周后痊愈出院。

(二)阳明腑实,急须通里攻下

《温病条辨》中焦篇第六条曰:"阳明温病,面目俱赤,肢厥,甚则通体皆厥,不瘛疭,但神昏,不大便七、八日以外,小便赤,脉沉伏或并脉亦厥,胸腹满坚,甚则拒按,喜凉饮者,大承气汤主之。"阳明温病属于里热,临床表现应是一派里热表现,为何出现肢厥甚至通体皆厥呢?此因热入阳明,与糟粕相结形成燥屎,阻塞气机,致腑气不通,邪热不能下泻,热愈炽则结愈甚,结愈甚则气更不通,非但阻塞热邪不能排泄,而且妨碍阳气的正常敷布,阳气被郁,肢体失温则肢厥甚至通体皆厥。此即张仲景所说的"厥深者,热亦深;厥微者,热亦微"之热厥证。因其病在中焦阳明,故以"不大便,胸腹满坚甚则拒按"为特征。对此真热假寒之热厥证,吴氏指出"当从下法",急予大承气汤通里攻下,驱逐邪热,宣畅气机,使阳气布散,则厥证自愈。如果医者优柔寡断,不敢攻下,延误时机,必致气津消亡,形成虚实夹杂之危重证候。此时一味攻邪反而加速气津耗脱,单纯扶正又会助热恋邪,补泻不可单独施用。吴氏在中焦篇第十七条曰:"应下失下,正虚不能运药,不运药者死,新加黄龙汤主之。"新加黄龙汤是以调胃承气汤攻逐热结,加人参益气扶正,及增液汤与当归、海参增液养阴,兑入生姜汁宣通胃气并防呕吐。吴氏称此为"邪正合治法"。此方攻下不伤气津,扶正不恋热邪,较《伤寒六书》中黄龙汤更适用于阳明腑实、气阴耗竭之热厥证。

(三)真阴耗竭,重在育阴潜阳

热病最易伤阴,若久病不愈,则致肝肾阴虚,吴氏称此为"下焦温病"。阴阳相互依存,真阴耗竭,不敛阳气,很易形成厥证,此属热厥的又一证型。由于阴虚突出常伴抽搐,故又称"痉厥"。吴氏对此证的病机和治疗论述更加详细。首先在下焦篇十三条中指出:"热邪深入下焦,脉沉数,舌干齿黑,手指但觉蠕动,急防痉厥,二甲复脉汤主之。"脉数、舌干、齿黑为邪热伤阴之象,由于阴虚较甚,每易发生厥证。其手指但觉蠕动为痉厥将发之先兆,吴氏在自注中说:"即当防其痉厥,不必俟其已厥而后治也。"故予二甲复脉汤育阴潜阳,防治痉厥。二甲复脉汤以加减复脉汤(生地、白芍、麦冬、阿胶、麻仁、甘草)培补真阴,收敛阳气,加牡蛎、鳖甲平息内风,用之及时,确能防止痉厥的发生。接着,吴氏论述痉厥发作的治疗,下焦篇十四条曰:"下焦温病,热深厥甚,脉细促,心中憺憺大动,甚则心中痛者,三甲复脉汤主之。"本条病情较前加重,不但痉厥发作,而且合并心悸不安,心前区疼痛,脉律不齐,单用二甲复脉汤在潜阳方面犹恐力弱,所以再加龟板发挥育阴潜阳双重作用,而成三甲复脉汤,治疗作用较前加强。

最后,吴氏还论述了气阴欲脱重症痉厥的病机和治疗,下焦篇十六条曰:"热邪久羁,吸烁真阴,或因误表,或因妄攻,神倦瘛疭,脉气虚弱,舌绛苔少,时时欲脱者,大定风珠主之。"热病深入下焦,病久伤阴,或虽病程不长,但因误用发汗或攻下,也可以短期内出现真阴枯竭的结局。其表现"神倦瘛疭,脉气虚弱,舌绛苔少,时时欲脱",此时邪热不甚,但真阴耗竭,大有阳脱之势,必须急用育阳潜阳固脱之剂抢救。大定风珠是以三甲复脉汤合生脉散益气生津,敛阴固脱,吴氏说用后"阴得安其位,斯阳可立根基,俾阴阳有眷属一家之义,庶可不致绝脱欤"。可见吴氏论治热厥丝丝入扣,为临床确立了规矩准绳,若能依法辨治,定能达到转危为安、提高疗效的目的。

二、《温病条辨》护津养阴法

护津养阴法是贯穿温病全程的治疗大法,对温病的缓解和康复起着重要作用。吴瑭《温病条辨》对此法论述得丰富多彩,细腻透彻,堪称护津之规矩,养阴之准绳。现摘其精华,依附拙见,以供临证参考。

(一) 祛邪以护阴

"温病最善伤阴",邪盛之时,治疗当以祛邪为主,邪退津液即可免遭其害。由于邪犯部位和病机不同,祛邪的方法亦各异,大致分为:

1. 解表以护阴　温病初起,邪在肺卫,然因其邪属热,故起始即伴阴伤,除发热、恶寒、脉浮数外,已有口渴之象,治疗应以辛凉透泄为主,祛邪外出,防其入里残害津液,并可配伍少量甘寒生津之品,以补阴伤。吴氏创银翘散即属此意,他说:"此方之妙,预护其虚,纯然清肃上焦,不犯中下,无开门揖盗之弊,有轻以去实之能。"说明此方既可祛邪,又能护津。燥热病邪更易燥津伤液,初起治疗既要辛凉透泄,又要甘凉润燥,使邪退而不伤阴液。

2. 清热以护阴　气分热盛,更伤津液,最易形成邪盛正衰之候。治疗应及时使用白虎汤清解里热,否则邪热易入营血,或成津气外脱之危证。吴瑭说:"阳盛则阴衰,泻阳则阴得安其位。……泻阳之有余,即所以补阴之不足。"

明确地阐明了清热祛邪能护阴生津的道理,若邪热亢盛,气阴欲脱,喘而汗出,脉浮大而芤,应以白虎加人参汤疗之。他说此时补阴药有鞭长莫及之虞,惟"白虎退邪阳,人参固正阳,使阳能生阴,乃救化源欲绝之妙法也"。

3. 泻下以存阴 邪入阳明胃肠,与积滞糟粕相搏,转成阳明腑实证,因燥结不通,邪热无从排泄,更伤津液,愈热愈燥,愈燥愈伤。此类病证急宜泻下热结,以救阴津。吴瑭曰:"温邪久羁中焦,阳明阳土,未有不克少阴癸水者,或已下而阴伤,或未下而阴竭。若实证居多,正气未至溃败,脉来沉实有力,尚可假手于一下,即《伤寒论》中急下以存津液之谓。"

吴氏下法经验非常丰富,除了继承前人下法外,又根据温病病机特征创制了增液承气汤、宣白承气汤、牛黄承气汤、导赤承气汤诸泻下存阴之方,对邪结阳明、燥结阴伤之证可随证选用。他总结道:"温病之不大便,不出热结液干二者之外。"因此,"本论于阳明下证峙立三法;热结液干之大实证,则用大承气;偏于热结而液不干者,旁流是也,则用调胃承气;偏于液干多而热结少者,则用增液,所以回护其虚,务存津液之心法也"。

(二)慎攻防伤阴

攻即祛邪,邪盛之时,祛邪可以护津,但祛邪所用药物大多有不同程度耗伤正气之弊,用之得当,病邪祛而正气不伤,用之不当,则徒伤阴津变生危证。吴瑭曰:"温病最善伤阴,用药又复伤阴,岂非为贼立帜乎。"因此,温病祛邪必须慎重,防止伤津。

1. 慎汗防伤阴 "汗"指解表法,温病系温邪为患,只能辛凉透散,禁止辛温发汗,吴氏通过实践得知:"温病忌汗,汗之不惟不解,反生他患。"《温病条辨》汗论篇从出汗的机制方面,论证了温病忌汗的道理:"汗也者,合阳气阴精蒸化而出者也。……盖汗之为物,以阳气为运用,以阴精为材料。……阳气有余,阴精不足,多能自出,再发则痉,痉亦死;或熏灼而不出,不出亦死也……本论始终以救阴精为主,此伤寒所以不可不发汗,温热病断不可发汗之大较也。"

《温病条辨》对误用汗法出现的变证举例说道:"太阴温病不可发汗,发汗而汗不出者,必发斑疹;汗出过多者,必神昏谵语。"辛温药可助长在表之温邪,灼伤血脉,而发斑疹。若汗出过多,既伤心阴,又伤心阳,肺卫之邪可顺势传入心包,扰乱神明,故神昏谵语,这是温病误汗最常见的变证。

关于暑温、湿温是否忌汗的问题,吴瑭曰:"温病最忌辛温,暑病不忌者,以暑必兼湿,湿为阴邪,非温不解。"然用药仍避麻桂辛温峻汗之剂,以香薷饮微温解表祛湿,加辛凉之银花、连翘制辛温之性,并告诫:"手太阴暑温,服香薷饮微得汗,不可再服香薷饮重伤其表。"对湿温治疗,他指出"汗之则神昏耳聋,甚则目瞑不欲言"。可见,慎汗对暑温、湿温同样适用。

2. **慎下防伤阴** 下法虽然是祛邪存阴的重要措施,但必须根据脏腑的虚实,邪气之盛衰,津液之盈亏而有攻、补、轻、重、缓、急之别,不可盲目攻下,使阴液一伤再伤而成阴亏液涸之证。

明末医家吴又可极力推崇攻下祛邪法,在《温疫论》中提出"客邪贵乎早逐""凡下不以数计"的观点,对温病治疗曾产生重大影响。但吴瑭却认为又可"初创温病治法,自有矫枉过正,不暇详审之处"。他说:"吴又可纯恃承气以为攻病之具,用之得当则效,用之不当,其弊有三:一则邪在心包、阳明两处,不先开心包,徒攻阳明,下后仍然昏惑谵语,亦将如之何哉? 吾知其必不救矣。二则体亏液涸之人,下后作战汗,或随战汗而脱,或不蒸汗徒战而脱。三者下后虽能战汗,以阴气大伤,转成上嗽下泄,夜热早凉之怯证,补阳不可,救阴不可,有延至数月而死者,有延至岁余而死者,其死均也。"通下战汗以祛邪,是吴又可治疗温病阳明腑气不通,邪不外解的方法,常用小承气汤,方中枳实、厚朴易燥伤津液,药力峻猛,故吴瑭提出不同看法。

温病屡下而邪不净,吴又可主张以小承气汤再下,直至邪净为止,吴瑭则根据脉之有力无力,或以护胃承气汤扶正通下,或以增液汤"增水行舟"。汪庭珍对此总结道:"大抵滋阴不厌频繁,攻下切须慎重。盖下后虚邪与未下实邪不同,攻下稍缓,断无大害,元气一散,无可挽回也。"

3. **慎利防伤阴** "利"指渗利小便的治法。小便不利是温病常见症状之一,有的医生不分证候病因,一见小便不利即以淡渗之品通利。吴瑭曰:"大凡小便不通,有责之膀胱不开者,有责之上游结热者,有责之肺气不化者。温热之小便不通,无膀胱不开证,皆上游(指小肠而言)热结与肺气不化而然也。"由于病不在膀胱,故又曰:"温病小便不利者,淡渗不可与也,忌五苓、八正辈。""热病有余于火,不足于水,惟以滋水泻火为急务,岂可再以淡渗动阳而烁津乎?"这里所说的温病,实际上只包括风温、春温、温毒、冬温等温热类温病。而湿热类温病则又另当别论,因为此类温病常常出现湿热互结下焦,小便短少甚或不通的证候,对此渗利之品却较常用,诸如三仁汤、茯苓皮汤、黄芩滑石汤之类。但即使湿温,仍有耗津伤阴之虞,施用渗利亦须慎重,便利即止,不可过用。

4. **慎用苦寒防燥津** 苦寒之品是清热解毒的常用药物,可直折热势,解毒护阴。因这类药物对细菌病毒等病原微生物有较强的作用,故为现今临床所习用。然苦寒药物纯用或久用往往有化燥伤阴之弊，吴瑭对此甚为注意，他说："举世皆以苦能降火，寒能泻热，坦然用之而无疑，不知苦先入心，其化以燥，服之不应，愈化愈燥。"所以告诫人们："温病燥热，欲解燥者，先滋其干，不可纯用苦寒也，服之反燥甚。"如有病证需用苦寒直折者，吴氏主张"甘苦合化"或清滋并用，如冬地三黄汤以麦冬、元参、生地等甘咸寒凉之品配合三黄苦寒药物，治热结小肠引起的小便不利。其他如清暑益气汤、清营汤等方都有这种配伍特点。

（三）方药以养阴

方药养阴一般用于阴伤明显的证候，吴瑭养阴法按其作用和适应证候的不同，可分为如下三种。

1. **甘寒生津**　甘寒生津是以甘寒濡润之品滋养肺胃津液的治法。适用于热邪渐解，肺胃阴液受伤之证。《温病条辨》对此论述较多，组方多变，如"太阴温病，口渴甚者，雪梨浆沃之；吐白沫黏滞不快者，五汁饮沃之"；"燥伤肺胃阴分，或热或咳者，沙参麦冬汤主之"；"阳明温病，下后汗出，当复其阴，益胃汤主之"；"燥伤胃阴，五汁饮主之，玉竹麦门冬汤亦主之"；"胃液干燥，外感已净者，牛乳饮主之"。以上诸方皆由甘凉清润之品组成，有养阴生津之功，无滋腻恋邪之弊，故当邪未退净，肺胃阴伤之时皆可选用。

2. **酸甘化阴**　酸甘化阴是以味酸和味甘之品化生津液，敛阴润燥的治法。多用于邪少虚多或津液虚脱之证。《温病条辨》生脉散、连梅汤等方即作此用，如"手太阴暑温……汗多脉散大，喘喝欲脱者，生脉散主之"。自注道："汗多而脉散大，其为阳气发泄太甚，内虚不司留恋可知。生脉散酸甘化阴，守阴所以留阳，阳留，汗自止也。"暑热易耗气伤津，重则致气阴欲脱，生脉散人参配五味子酸甘化阴，益气敛津，故为治疗主方。连梅汤中乌梅合黄连酸苦泄热，乌梅合麦冬酸甘化阴，既清心火，又补肾阴，为治温病后期余热未尽，肾阴耗伤，消渴、麻痹之主方。

3. **咸寒滋阴**　咸寒滋阴是以咸寒滋润之品填补真阴、壮水潜阳的治法，主治温病热邪入羁、劫灼真阴的虚多邪少之证。吴氏对此法论述十分具体。他说："热邪深入，或在少阴，或在厥阴，均宜复脉。"复脉即加减复脉汤，是咸寒滋阴的代表方，适用于多种温病后期肝肾阴虚之证。"风温、温热、温疫、温毒、冬温，邪在阳明久羁，或已下或未下……脉虚大，手足心热甚于手足背者，加减复脉汤主之""温病耳聋，病系少阴，与柴胡汤者必死，六七日以后，宜复脉辈复其精""温病已汗而不得汗，已下而热不退，六七日以外，脉尚躁盛者，重与复脉汤""温病误用升散,脉结代,甚则脉两至者,重与复脉"等等。温病邪热久羁,必伤肝肾之阴,加减复脉咸寒为主,滋补肝肾,故为温病后期常用之方。

除复脉汤外,吴瑭还根据疾病的演变,列举了其他几个治疗方剂。如热邪深入下焦,舌干齿黑,手足蠕动,急防痉厥,二甲复脉汤主之;热邪久羁,伤灼真阴,虚风内动,热深厥深,舌干齿黑,脉沉细数,手指蠕动,甚或神疲倦怠,脉虚舌绛,时时欲脱,应速与三甲复脉汤或大定风珠滋阴息风。虽然以上诸方各有侧重,用药有异,但咸寒滋阴为其共性,临证之际,应根据病证而选用。

以上论述从祛邪以护阴,慎攻防伤阴,以及方药以养阴三个方面,对吴瑭《温病条辨》护津养阴法作了系统的整理探讨,使吴氏"本论始终以救阴精为主"的宗旨昭然若揭,说明护津养阴确实是提高温病疗效的重要措施。临床之际必须时时注意津液之盈亏和存亡,处处留心对其加以保护和滋养,才能收到满意疗效。

三、温病通下十大法与临证体会

温病学家历来重视通下治法,尤推吴又可、吴鞠通二贤。吴又可以"逐邪勿拘结粪"而著名,吴鞠通则以治法丰富,处方精良而著称。现今将二位温病学家温病通下论治总结归纳为十大治法,陈述于后,并附个人临证验案。

(一) 宣肺通下

宣肺通下即通下配合宣肺化痰,适用于痰热壅肺,腑有热结之证。临床多见喘促不宁,痰涎壅盛,右寸脉大,日晡潮热,大便秘结,舌苔黄腻。此证多因肺热不解,下移大肠,致阳明热结。肺气不降,则腑气难以下行,肠腑热结,肺中邪热也不易外泄,肺与大肠之病互为因果。因此治疗此证应肺肠合治,宣肺化痰,泄热攻下,方用《温病条辨》宣白承气汤。

宣白承气汤为麻杏石甘汤合调胃承气汤化裁而来,以求宣上通下之效。方以石膏清泄里热,杏仁配瓜蒌宣降肺气,化痰平喘,肺气肃降可助腑气下行,大黄通泄腑实,腑气通畅利于肺气宣降。临床以此方治疗肺炎兼见腑满便秘,疗效甚好。

病案举例:刘某,女,24岁,1993年4月8日初诊。数日前曾患感冒,咳嗽频作,痰多黄稠,体温高而不降。今因食冷,夜晚忽腹痛不止,呕吐。诊时高热无汗,呼吸急促,胸痛欲咳不出,口唇干燥,腹胀大拒按,舌苔黄厚干燥,脉两寸浮大,关尺沉而有力,已 4 日未解大便。经 X 线确诊为:大叶性肺炎合并肠梗阻。因恐惧手术,求中医治疗。辨证为太阴热壅,阳明热结,拟宣白承气汤加味。石膏 60g,瓜蒌 30g,杏仁、大黄、芒硝、枳实各 10g,服药后 2 小时左右,即解黑色硬便 1 次,2 剂服完,大便已溏,量多臭秽,黎明体温已接近正常,咳喘大减。上方去芒硝、枳实,大黄减至 6g,石膏减至 18g,加元参、麦冬各 15g,又服两剂并调理数日而康复。

(二)清心通下

清心通下法即通下配合清心开窍。适用于热病中邪闭心包兼有腑实之证,临床多见神识昏愦,舌謇肢厥,腹部硬痛,大便秘结,舌质红绛,舌苔黄燥。此心包与腹中之邪相互影响,热闭心包则下灼大肠,使燥结愈甚,大肠不通则热熏心包,邪无退路,故必清心开窍,通腑泄热并举,上下同治,方可两全,方选《温病条辨》牛黄承气汤或以此意另行组方。

牛黄承气汤即用安宫牛黄丸 1 丸化开冲服生大黄末 10g。牛黄丸清心开窍,生大黄攻下阳明腑实,给邪热以外泄之径。证重病急,加芒硝、枳实、元参以增通泻之功。

病案举例:1985 年 7 月,笔者随导师张学文教授诊治本校一学生,男,23 岁。患"流行性乙型脑炎"1 周,高热头痛,呕吐,渐至神志不清,妄言妄动,经中西医结合治疗未有转变,诊时体温 39.5℃,狂躁不安,神志不清,颈项强直,大便多日未解,腹部胀满,舌红绛无苔,脉沉实有力。张教授观病历后指出,前方偏于清热豁痰,开窍息风,然此证虽有热闭心包之证,但腑实热结不可忽视,腑气不通,燥热难清。遂处方:生大黄、丹皮各 15g,枳实、芒硝各 10g,羚羊角 6g,嘱羚羊角锉细丝先煎,生大黄后下,芒硝烊化,药汤煎好后化开安宫牛黄丸 1 粒,每日如此服用 2 剂。谨遵师嘱,连用 2 日,大便始通,体温随之下降,患者渐安,呼之能应。上方去羚羊角,大黄减至 10g,加元参、麦冬各 15g,每日 1 剂,用过 1 周,完全清醒,热降便畅。

(三)凉膈通下

凉膈通下即通下配合凉膈散热,适用于热灼胸膈,兼有腑实之证,临床多见胸膈灼热如焚,身热不已,烦躁不安,唇干口渴,大便秘结,舌红苔黄。此证病变主要在胸膈,热郁而气机不畅,不得外泄,灼膈扰心,且波及大肠,传导不利,邪热既不能外泄,又不能下降。治疗关键在于泄热,为求快速,还得配合通下,方如《局方》凉膈散。

凉膈散合清、透、下三法为一方,用黄芩、山栀直清膈热,连翘、薄荷、竹叶宣透郁热,大黄、芒硝、甘草通便泄热,组方严谨,上散下泄,给邪以出路。

病案举例:梁某,女,46岁,农民,1995年10月5日就诊。平素性情急躁易怒,常觉口舌干燥,头晕耳鸣。近日烦躁加剧,失眠多梦,每晚仅能睡3小时左右,服用滋阴安神之剂数剂罔效。诊时面红耳赤,口唇干裂,舌红苔黄燥,胸闷心烦,似有火烧,大便秘结,脉两寸数而有力。审其证虽无外感病史,亦不发热,然肝郁化火,灼扰胸膈,火源不同,证却相类,因与凉膈散清泄郁热。处方:黄芩、焦山栀、连翘、薄荷、竹叶、大黄、芒硝各10g,柴胡、生地、白芍各15g,生甘草6g,3剂。复诊已能安睡6个小时左右,大便通畅,心胸烦热大减,口唇干皮已脱,舌苔仍薄黄,脉数。上方去芒硝继服3剂,睡眠继有好转,后以滋阴柔肝之剂治愈。

(四) 导滞通下

导滞通下即消导积滞配合通下,适用于湿热积滞交结胃肠。临床常见脘腹灼热,恶心呕吐,便溏不爽,色黄赤如酱,苔黄垢腻,肠濡数。此证用于湿热,非清化不能除邪,又有积滞,非消导不能化解,邪阻肠道,腑气不畅,又非通导不能祛邪,故宜清化湿热,导滞通下,方用《通俗伤寒论》枳实导滞汤。

枳实导滞汤以大黄、厚朴、枳实、槟榔荡积通腑,山楂、神曲消积化滞,黄连、连翘、紫草清热解毒,再助以木通利湿清热,甘草和中。方中各药用量较轻,意在缓下。因湿热阻滞,过于寒凉峻下,则伤阳气,湿不去而滞不化,腑气亦难畅通。湿邪黏腻,难化难解,故治此证不可性急,应轻法频下,以大便成形为度。

病案举例:袁某,男,14岁,学生,1993年6月14日就诊。端午节过食粽子,积而生湿,湿郁化热,腹胀腹痛,胃脘硬满,恶心欲呕,口苦口臭,大便黏滞不爽,日行数次,每次便下量少,便后肛门有烧灼感,舌苔黄而厚腻,脉滑数,证属湿热积滞,结于胃肠,处枳实导滞汤:枳实、大黄、厚朴各6g,槟榔、山楂、神曲、木通、连翘各10g,黄连、甘草各2g。服3剂(每日1剂),便次减少,大便条状,脘腹胀痛减轻,泻药减量继服3剂,诸证悉除。

(五) 软坚通下

软坚通下即软坚散结,通导攻下,适用于肠道燥结或热结旁流之证。临床可见大便秘结或纯利恶臭稀水,肛门灼热,腹部胀满硬痛,苔黄而燥,甚则灰黑起刺,脉沉有力。此证燥屎结滞,而热邪难以下泄,故须软坚散结以化燥屎,通导攻下以泄热邪,方用《伤寒论》调胃承气汤。

调胃承气汤以芒硝咸寒软坚散结,大黄苦寒攻下泄热,甘草缓硝、黄急趋下行之势,使其留中,软化燥结后一并泻下。吴鞠通对用此方治热结旁流之证解释道:"热结旁流,非气之不通,不用枳、朴,独取芒硝入阴以解热结,反以甘草缓芒硝急趋之性,使之留中散结。不然,结不下而水独行,徒使药性伤人也。"

病案举例:王某,男,32岁。立夏后多食米糕,食积化火,复感暑热而暴发,壮热,自汗出,不恶寒,反恶热,口渴引饮,谵语发狂,便闭溺涩,苔厚焦黑,脉洪数实而有力。脉证合参,此阳明经腑同病,热结在里。处方:芒硝10g(冲服),生大黄15g,生石膏30g,生甘草3g,水煎服。服1剂,略便燥屎,狂热渐减。再剂燥便更多,热退不渴,神明转清。舌红微干,脉虚数,改用吴鞠通五汁饮养胃阴以善后。(《全国名医验案类编》)

(六) 行气通下

行气通下即行气消痞配合通导攻下,为通下最为峻猛的一种,又称"峻下法"。适用于阳明腑实、痞满燥结之证。临床常见日晡潮热,时有谵语,大便不通,脘腹痞满胀痛,舌苔焦黄或灰黑起芒刺,脉沉实有力或沉伏。此证多因热邪传入阳明,与肠道糟粕相结,阻滞气机,胃肠不通所致,故治疗应集行气导滞、通导攻下为一法,方用《伤寒论》大承气汤或小承气汤。

大承气汤用大黄苦寒泄热去实,荡涤胃肠,然燥结已坚,滞留不下,是以配芒硝咸寒软坚润燥,燥坚消释,则可推可荡。但地道不通,气滞不行,故用枳、朴苦辛行气消痞,以通气机,肠复传导,则燥热难留。若燥结不甚,而气滞明显者,去芒硝即为小承气汤,重在行气通下。

病案举例:周某,男,10岁,1985年10月4日就诊。前日曾食冷食,病则腹痛,逐渐加重,在当地医院肌内注射阿托品不能缓解,后联系送到市某医院外科急诊。经X线检查,诊断为"急性肠梗阻",留置观察室准备第二天手术。当晚疼痛难忍,其父邀我前往以中医辨证施治。当时患儿已3日未便,腹胀如鼓,硬满疼痛,手不可按,恶心呕吐,舌苔黄燥,脉沉有力,证属阳明热结气滞重证,故处大承气汤加味行气通下:大黄、枳实、厚朴、芒硝各15g,莱菔子、元胡、香附、桃仁各10g。大黄后下,芒硝烊化,煎好即服。服药后约两小时,即闻矢气频频,不久即解大便,燥屎坚硬,腹痛顿减,此时并见其满头大汗,全身湿润。复服一剂,又解大便,先硬后溏,改用滋阴通下方加减治疗几日即完全康复。

(七) 利水通下

利水通下即清泄小肠配通导大肠的治法。适用于阳明腑实、小肠热盛之证。临床常见身热,大便不通,小便淋涩不畅,溺时灼痛,尿色红赤。此证二肠并病,前后不通,单纯攻下则热邪难尽。二肠并治,务使邪热从二便排泄,宜用《温病条辨》导赤承气汤。

导赤承气汤是由导赤散合调胃承气汤加减而成。方取大黄、芒硝攻下腑实,生地、赤芍、黄连、黄柏清泄小肠。服用此方,每见肠腑热结得下,小便随之通利,故曰利水通下法。

病案举例:靳某,女,36 岁,农民,1989 年 8 月 26 日就诊。因泌尿系感染,小便急迫,频数量少,热涩刺痛,自服"氟哌酸"2 日,未见好转,求一中医大夫诊治,谓之"热淋",予八正散 2 剂,亦未见效。余详问病史,得知平时大便干燥,此次已 4 日未解大便,望其舌,质红苔黄燥,切其脉,关沉尺滑有力。此患者素体阴亏阳旺,病则二肠同病,八正渗利有余,而通导不足,故改用导赤承气汤:生地、赤芍各 20g,大黄、滑石、黄柏、芒硝各 10g,黄连 6g,服 1 剂,小便稍多,解燥屎数枚。连服 2 剂,小便始觉顺畅。大便仍然秘结,上方去黄连、黄柏,加麦冬、元参各 20g,服用 3 剂而愈。

(八) 逐瘀通下

逐瘀通下是活血逐瘀配合通导攻下,适用于热瘀相结下焦之证。临床可见少腹硬满,拘急胀痛,手不可按,小便自利,大便色黑,烦躁不安,甚至如狂,舌紫绛有瘀斑,脉沉涩。此证多因患者下焦存有瘀血,热邪深入,热瘀相结。或女性热病患者,适逢月经来潮,热入血室,热瘀相结,蓄于下焦。瘀血宜化,热邪宜逐,按照吴鞠通"就其近而引导之"的祛邪原则,此热瘀可从大便攻逐,方用《温疫论》桃仁承气汤。

桃仁承气汤是以《伤寒论》桃核承气汤加减而成。方中丹皮、赤芍、桃仁、当归凉血清热,活血化瘀,大黄、芒硝泄热通便,攻逐瘀结,以期瘀血热邪从下而解。

病案举例:徐某,女,29 岁,1994 年 3 月 12 日就诊。经期感冒,起初发热,恶寒,头身疼痛,腰痛,渐至月经量少,色紫黑,有块,身热不退,心烦不寐,少腹拘紧疼痛,腰痛如折,大便干燥,口渴而不欲饮水。此热入血室,热瘀相结之证,非攻逐不能泄瘀热,拟桃仁承气汤与之。大黄、桃仁、赤芍、丹皮、丹参、当归各 10g,芒硝、香附、川芎各 6g。服 3 剂,大便通畅,色黄不黑,腹痛,腰痛若失,身热亦退。

(九) 滋阴通下

滋阴通下即滋阴润肠配通导攻下,适用于阴亏肠道失润,热结腹气不畅之证。临床表现多见大便秘结,腹满身热,口干唇裂,舌苔焦燥,脉沉细。此乃温病伤阴化燥,肠道失润,加之热邪内阻所致,非通下则不能去实邪,但"无水之舟",难以推行,必须配以大量滋阴,方可"增水行舟"。方取《温病条辨》增液承气汤。

增液承气汤由增液汤合调胃承气汤加减而成。其中元参、麦冬、生地滋阴润燥,壮水制火,三药重用,可润肠通便,谓之增液汤。大黄、芒硝泻热软坚,攻下腑实。

此方滋阴帮助通下,通下而不伤阴,为治阴伤燥结常用之方。

病案举例:费某,男,67岁,1993年11月5日就诊。素有习惯性便秘,近日因饮食过于辛燥,大便闭结,且口唇生疱疮,心烦意乱,头晕耳鸣,夜寐不安,舌红苔少而干,脉沉细数。此典型的阴伤燥结之证,非滋阴通下则难通结滞。处方:生地、元参、麦冬、火麻仁各30g,大黄、芒硝各10g,黄连6g,水煎服。服2剂,诸证减轻,大便亦通,但仍干燥。继服2剂,头晕耳鸣、心烦大减,疱疮已结痂,大便已不干燥,改服增液汤6剂而痊愈。以后每周服增液汤2剂,随访半年,大便一直通畅。

(十) 益气通下

益气通下,是益气配合通下,适用于阳明腑实,应下失下,以致实邪里结、正气耗损之证。临床可见身热腹痛,大便秘结或不通,倦怠少气,苔黄燥,脉沉无力,严重的可出现循衣摸床,撮空理线,肢体震颤,目不了了等危象。吴鞠通对此证的成因和预后说道:"阳明温病……应下失下,正虚不能运药,不运药者死。"可知其单纯攻下,则正气不支,单纯扶正,则实邪更甚。故应益气养阴以扶助正气,泄热通便以去实邪,方用《温病条辨》新加黄龙汤。

新加黄龙汤是由陶节庵黄龙汤化裁而来,方用人参、甘草、当归补益气血,增液汤配海参滋阴软坚,调胃承气汤攻下腑实,姜汁宣通胃肠之气机,使药物运化吸收,而获祛邪扶正之功。对于危重之证,吴鞠通曰:"此处方于无可处之地,勉尽人力,不肯稍有遗憾之法也。"

病案举例:严氏,女,76岁,1992年8月20日就诊。患"脑血管病"住院3周,病无减轻,家属恐其病逝于医院,急接回家中,邀余诊视。当时患者神志模糊,体温偏高,两颧红赤,口眼歪斜,右侧肢体瘫痪。大便已8日未解,欲便而大便不下,口唇焦干,舌苔黄燥,舌质红绛,脉弦细弱。此气阴两亏,腑实燥结之证,虽有气血逆乱之偏瘫中风,然当务之急应扶正攻下,使气阴稍复,腑气通畅,则气血易于循经流行,利于肢体不遂康复。故予新加黄龙汤:西洋参10g(另煎),黄芪、生地、元参、麦冬各30g,生大黄、海参各10g,当归、芒硝、甘草各

6g。上药水煎与参汤兑服一半,无有动静,又服另一半后,始闻矢气,欲便仍解不下。汤证相符,不容置疑,又煎1剂,服后大便得下,尽剂后当晚体温正常,神志清醒,知饥索食,危证已解。

温病通下虽别为十法,但临床常配合应用,不能拘泥不变。通下法确系祛邪迅速简捷之法,加之可随证变通,运用恰当,可收意外之效。温病以热为主,通下主在泄热,故前人有"温病下不厌早"之说,虽言之有过,亦不失为经验之谈。

第十六章

《温病条辨》治禁探讨

吴鞠通在《温病条辨》中多处提到温病治疗禁忌问题,这是他长期经验教训的总结。对于提高治温效果,防止后人重蹈覆辙有重要参考价值,特摘录于此,并从理论上给予阐发,以资借鉴。

一、温病忌汗

《温病条辨》上焦篇第十六条曰:"太阴温病,不可发汗,发汗而汗不出者,必发斑疹;汗出过多者,必神昏谵语。"吴氏在这里提出了温病忌汗及误汗的后果。

汗,即"八法"中的汗法,这里是指辛温发汗的治法。"太阴温病"即温病初起,邪在肺卫,属于手太阴肺经病变,有恶寒、发热、汗少或无汗的表现,与伤寒初起的太阳表证相似。但二者病因不同,伤寒为风寒,温病为温邪,寒邪可以温药治之,热邪最忌温燥。此温病表证误用辛温发汗,若其人肌腠致密,发汗而汗不出,热邪得热药相助,处肌腠间而无法外泄,必灼扰血络,外发斑疹;若其人肌腠疏松,发汗后往往大汗不止。汗为心液,大汗必伤心阴心阳,轻者心神无主,神昏谵语,重者,可引起亡阳脱变。

温病忌汗,是指温病忌辛温发汗之法,禁用麻黄、桂枝、青龙诸发表方剂,并非绝对禁用辛温药物。当温病兼寒邪郁表,或风热表证汗出不畅,为了开腠祛邪,一般都可在以寒凉药物为主的情况下配伍少量辛温药物。如治暑温兼表的新加香薷饮,方中香薷一味,就属辛温之品,俗称"夏月之麻黄",具有发汗解表作用,又如治风温初起肺卫表证的银翘散一方中亦有荆芥、豆豉两味辛温药物。这种配伍,一方面可通过辛温以解除表寒,一方面是用辛温药物增强辛凉药物的发散之力,祛邪并散热。因辛凉药物虽有发散作用,但凉的药性就限制了发散之力,肌腠不能出汗,在表之温邪就难以祛除,邪入而产生的过多热量也难以排泄。因此,温病初起,邪在肌表,必须立足于散,必要时可在大剂辛凉药物中配少量辛温,增强解表之力,此与温病初起忌辛温发汗之法并不矛盾。

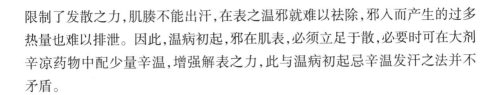

二、白 虎 四 禁

白虎汤出自《伤寒论》,是治疗阳明无形热盛的名方。吴鞠通擅长应用此方,并有独到见解,他提出的"白虎四禁"对指导临床应用有重要意义。《温病条辨》上焦篇第九条曰:"白虎本为达热出表,若其人脉浮弦而细者,不可与也;脉沉者,不可与也;不渴者,不可与也;汗不出者,不可与也。常须识此,勿令误也。"并且在自注中讲:"此白虎之禁也。按白虎慓悍,邪重非其力不举。用之得当,原有立竿见影之妙,若用之不当,祸不旋踵。"

根据古今医家经验,白虎汤主治证以身热、汗出、口渴、脉洪大为特征。为何"脉浮弦而细者,不可与也"?浮主表,弦细主阴血亏少。浮弦而细,说明证属血虚外感,病位在表,虽有身热汗出口渴之证,病机却为邪袭肺卫,阴血不足,治疗应从滋阴透表入手。误用白虎,容易闭遏热邪更伤阴血,故不可与也。

为何"脉沉者,不可与也"?沉脉主里,虽有身热,汗出,口渴,但其脉非洪大而沉者,可能有两种病机:其一,沉而有力,说明内有实邪阻结,多为阳明腑实证,治宜攻下实热,通导大便,用"釜底抽薪"法以退实热。若用白虎汤辛寒清气似在"扬汤止沸",必贻误战机。其二,沉而无力,多为肾阳衰微,浮阳外越,此时必察舌象,往往舌淡,苔白滑,其身热、汗出、口渴皆阳虚浮越之象,宜大辛大热之剂温壮肾阳。若用白虎,必折杀已惫之肾阳,虚象立生。方药中教授曾治一患者,高热已十余天,午后体温达40℃,汗出,烦渴,恶热,脉大而数,西医用多种抗感染药物治疗无效。中医谓里热炽盛,用大剂白虎汤及安宫牛黄丸、紫雪丹等不但不效,反烦渴更甚,口中非含冰块不能暂安。无奈之际,请方教授会诊。根据前述症状,应属里热,但何以服清里之剂无效,方教授仔细询问病史并检查病人,得知患者素体脾胃虚寒,时便溏腹泻,服补中益气汤或附子理中丸始能好转。现病人虽高热,汗出,烦渴,喜饮,脉大数,一派阳证,但大便溏软,舌胖嫩,苔白不黄。于是豁然开朗,此阴盛格阳,真寒假热证也。遂嘱停止一切疗法,改予参附汤,重用人参、附子各30g,煎汤冷服,少量频服,不拘次数。一剂服完后体温即下降至38℃,烦渴明显减轻。服药3剂,各症悉除。改用补中益气汤调理而愈。

为何"不渴者,不可与也"？口渴既是津伤之象,也是热盛之象。若阳明热盛,迫津外泄,汗出伤阴,必有口渴。这里说不渴,即示里热未盛,津液未伤,若无表证,用一般轻清之品即可,不能使用白虎汤峻猛之剂,以免损伤中阳。不渴者还有一种可能,即湿热相兼,蕴蒸中焦。此时湿热俱盛,身热汗出,脉洪大,往往伴见胸闷脘痞苔腻,宜清热祛湿并用,单以白虎汤治疗徒清热则湿愈盛,病深不解。

"汗不出者,不可与也"主要示人表未解不可攻里之意。虽有发热,甚至是高热,也可能是表卫为邪气所遏。其辨认之点,主要是看其有汗无汗。汗大出,则表明里热炽盛,蒸迫津液外泄；无汗者往往是病位在表,虽有高热,亦无用白虎之理。此与叶天士"在卫汗之可也,到气才可清气"的告诫相吻合。赵绍琴教授对此深有心得,他曾治一患者很能说明问题。孙左,男,59岁,1952年9月10日初诊：头痛,微恶寒,咳嗽不重,发热(体温38℃),两脉浮滑而数,舌苔白腻略黄,口干,心烦,夜不能寐,二便如常,患者要求急给重药以速取效,故处方如下：生石膏30g,连翘9g,银花9g,苇根30g,大青叶30g,黄芩9g,知母9g,紫雪丹1g(冲服),1剂。服药后身热未退,头痛恶寒未解,一身酸楚无力,舌苔白腻而滑,脉来浮数。此温邪上犯,邪在卫气之间,误用清气,卫气不疏,正气受伐,面色黯浊。改用疏卫展气之品,以银翘散加减治之。处方：薄荷3g(后下),荆芥穗6g,淡豆豉12g,炒山栀9g,桑叶9g,炒牛蒡子6g,前胡6g,杏仁9g。服1剂药后卫气得疏,面部及周身小汗,身热退净,脉象已转弦滑,舌苔略干,头痛,恶寒皆解,再以疏解卫表之方调理而愈。

"汗不出者"还有一种可能,即温病日久,阴液大伤,无津作汗,此时治疗重在养阴生津,用白虎汤则徒劳无益。

对于吴鞠通白虎四禁,后世医家褒贬不一,例如清末医家张锡纯《医学衷中参西录》中就有不同看法："近世用白虎汤者,恒恪守吴氏四禁……其四条之中,显有与经旨相反之两条,若必奉之为金科玉律,则此救颠扶危挽回人命之良方,几将置之无用之地。"张氏所指与经旨相反者两条是"不渴者,不可与也"和"汗不出者不可与也"。他说张仲景拟白虎汤和白虎加人参汤两方,不渴用白虎汤,渴者用白虎加人参汤。这种说法不尽恰当,白虎汤主治阳明热盛津液耗伤之证,原本就有口渴,白虎加人参汤主治阳明热盛,气津两伤,除口渴外,还有气虚之象,二者区别不在口渴与不渴上。张氏以张仲景在《伤寒论》太阳病篇和厥阴病篇白虎汤证原文中未见"有汗"字眼为由,说明汗不出者不当禁白虎汤,这也不妥。《伤寒论》条文非常精练,存在许多省略,学习者必须以方测证,不能以张仲景原文有无汗出为依据,所以张氏的评说显然有过激之辞。

白虎四禁是提醒人们运用时要谨慎,认真辨证,不可一见高热即用之退热,还是要守辨证论治的原则,后世多数医家都对此予以肯定。一些医家对白虎四禁之证主张用白虎汤加减化裁应用,如汗不出者若属卫气同病者,蒲辅周仿大青龙汤表里两解之意,以葱豉汤与白虎汤合用。另外还有人对“脉沉”胃肠同病者,以白虎汤与调胃承气汤合用,确有一定道理。

三、数下亡阴之禁

《温病条辨》中焦篇第十六条曰:“阳明温病,下后二、三日,下证复现,脉不甚沉,或沉而无力,止可与增液,不可与承气。”第三十三条曰:“阳明温病,下后脉静,身不热,舌上津回,十数日不大便,可与益胃、增液辈,断不可再与承气也。下后舌苔未尽退,口微渴,面微赤,脉微数,身微热,日浅者,亦与增液辈。日深舌微干者,属下焦复脉法也。勿轻与承气,轻与者肺燥而咳,脾滑而泄,热反不除,渴反甚也,百日死。”此二条指出了连续攻下亡阴之禁。

温病阳明腑实证经攻下之后,脉已平静,不沉或沉而无力,身热已退,此为阳明热结已去之象。但此时也可有多日不大便者,这是因温病阳热之邪灼伤津液,加之投用攻下剂后阴液进一步受损,津液干涸,不能滋润肠道,运送大便,故而大便不行,这与阳明腑证迥然不同。对这种大便不通的治疗自然不能再用承气汤强行攻下。临床也有下后复结的现象,即用过承气汤攻下,当时已通,但过几日又不大便,身热,口燥咽干,舌苔干黑,此时虽邪气盛实,但由于已用过苦寒攻下,若复用之必然伤气耗阴,因此,一般不主张连续攻下。能否用下,怎样泻下? 当视人体正气强弱予以分别处理:如果脉沉而有力,说明热结盛实而津液大量耗损,可用增液承气汤或护胃承气汤之类扶正攻下之剂祛邪泄热,此类方剂虽有滋阴作用,但配有攻下之品仍有祛邪退热作用。若脉不甚沉或沉而无力,说明实邪已去或虽有实邪而正气大伤,无须攻下或不耐攻下。虽有下证,但禁用承气汤,包括增液承气汤之类扶正攻下之剂,而只能滋阴润肠,增水行舟,用增液汤。

增液汤由生地、元参、麦冬三味组成,皆属生津养阴之品,吴氏言:“三者合用,作增水行舟之计,故汤名增液,但非重用不为功。”此方“妙在寓泻于补,以补药之体,作泻药之用,既可攻实,又可防虚。余治体虚之温病,与前医误伤津液,不大便,半虚半实之证,专以此法救之,无不应手而效"。三药合用,大补阴津,既能润全身之燥,又可补肠道阴亏,若有"无水舟停"之证,也可通过增水以行舟,润肠以通便。

由于温病系温邪所致,温邪最易伤阴,所以吴鞠通非常注重滋阴,而对攻下等易伤津液的疗法比较慎重。他说:"大抵滋阴不厌频繁,攻下切须慎重,盖下后虚邪与未下实邪不同,攻下稍缓,断无大害,元气一败,无可挽回也。"言深意切,必须铭记。

通下法是温病祛邪的有效治法,快捷实用,临床应重视应用。但该法确实易伤正气,临床应严格掌握适应证,确属实邪内结而正气不衰者,可大胆及时施用,若虽有实邪但正气虚衰,应攻补兼施或以补达泻。总之,以祛邪不损正,扶正不助邪,促进疾病向愈为原则。

四、斑 疹 治 禁

《温病条辨》中焦篇第二十三条曰:"斑疹,用升提则衄,或厥或呛咳,或昏痉,用壅补则瞀乱。"自注道:"此治斑疹之禁也。斑疹之邪在血络,只喜轻宣凉解。若用柴胡、升麻辛温之品,直升少阳,使热血上循清道则衄;过升则下竭,下竭者必上厥;肺为华盖,受热毒之熏蒸则呛咳,心位正阳,受升提之摧迫则昏痉。至若壅补,使邪无出路,络道比经道最细,诸疮痛痒,皆属于心,既不得外出,其热必返而归之于心,不瞀乱得乎?"

斑疹在温病中出现,是邪热深入营血所致,但还有肺胃浅深之分。斑为热盛阳明深入血分,灼伤血络所致;疹为热壅于肺,影响营分,窜扰血络所致。治疗斑疹的法则有所不同,斑宜清胃泄热,凉血化斑;疹宜宣肺泄热,凉营透疹。斑疹在温病中出现,大多都是实证热证,最忌辛温升提,若用之,则助热成火,出现各种变证。如迫血上行,循清窍外溢,则成衄血;如升散过度,则阳气大伤而四肢厥逆不温;如上升之邪热熏蒸于肺,则呛咳不已;如邪热上扰心包则神昏;如邪热盛于肝经则引动肝风而痉厥。因此,对斑疹治疗决不可用升提辛温之品,如柴胡、当归、防风、羌活、白芷、葛根、三春柳之类。对于疹的治疗则可适量配入辛凉透散之品,并非所有辛味药物皆在所忌。

温病斑疹与杂病因虚而发斑疹不同,不可以使用壅补之品,用之则生痰助热,最易上闭心包而出现神昏谵语,精神昏瞀错乱。

吴鞠通在此主要告诫人们,要区别斑疹的虚实,温病多实,不可当作虚斑治疗。另外要区别斑和疹的病机,疹可宣透,斑绝不可升提,当然,无论斑疹,都不能使用辛温之品。

五、淡 渗 之 禁

《温病条辨》中焦篇第三十条曰:"温病小便不利者,淡渗不可与也,忌五苓、八正辈。"自注道:"此用淡渗之禁也。热病有余于火,不足于水,惟以滋水泻火为急务,岂可再以淡渗动阳而烁津乎?奈何吴又可于小便条下,特立猪苓汤,乃去仲景原方之阿胶,反加木通、车前,渗而又渗乎?其治小便血分之桃仁汤中,仍用滑石,不识何解。"

温病系火热之邪为患,热盛必耗伤津液,从而导致小便短少不利。此种小便不利是阴液不足所致,其治疗只能滋阴以益其水源,泻火以去其阴伤之因。误投淡渗利尿之品,如五苓散、八正散之类,强利水则更伤阴液,阴益伤则阳热更盛,即吴氏所说:"淡渗动阳而烁津。"

关于温病小便不利的治疗,吴氏虽在这里未加处方,但既然是伤阴所致,自当以滋阴补水泻火为治。如中焦篇二十九条所言:"阳明温病,无汗,实证未剧,不可下。小便不利者,甘苦合化,冬地三黄汤主之。"冬地三黄汤由麦冬、生地、黄连、黄柏、黄芩、元参、芦根、银花、生甘草组成。他说:"大凡小便不通,有责之膀胱不开者,有责之上游结热者,有责之肺气不化者。温热之小便不通,无膀胱不开证,皆上游(指小肠而言)热结,与肺气不化而然也。小肠火腑,故以三黄苦药以通之,热结则液干,故以甘寒润之,金受火刑,化气维艰,故倍用麦冬以化之。"若肾阴耗损而小便不利,则宜加减复脉汤治之。

以上所言"淡渗不可与也"主要针对温热类温病而言,对于湿热类温病则另当别论。湿热常蕴结下焦,影响膀胱气化功能而小便不利,则应该以淡渗之品治之,吴鞠通所拟的茯苓皮汤即为此而设。所谓"治湿不利小便,非其治也",湿温祛湿法中,利小便是其重要措施。由于暑温常夹湿邪,所以,明代医家王纶在《明医杂著》中也说:"治暑之法,清心利小便最好。"可见,温病淡渗之禁应辨证对待,热炽阴伤者当禁,湿阻膀胱者当用。

至于吴鞠通在自注中对吴又可治小便不利用猪苓汤去阿胶,加木通、车前子提出的指责,实属过激之辞。吴又可在《温疫论》中对热结膀胱,气化失司而出现"小便急数,或白膏如马遗"者,用上方治疗,以通利膀胱,使邪热从小便而出。这里病机并非热盛阴伤,所以用猪苓汤去阿胶,毫无过错。不可一见温病,淡渗之品全禁。

六、苦 寒 之 禁

《温病条辨》中焦篇第三十一条曰:"温病燥热,欲解燥者,先滋其干,不可纯用苦寒也,服之反燥甚。"自注道:"此用苦寒之禁也。温病有余于火,不用淡渗犹易明,并苦寒亦设禁条,则未易明也,举世皆以苦能降火,寒能泻热,坦然用之而无疑,不知苦先入心,其化以燥,服之不应,愈化愈燥,宋人以目为火户,设立三黄汤,久服竟至于瞽,非化燥之明征乎?吾见温病而恣用苦寒,津液干涸不救者甚多。盖化气比本气更烈,故前条冬地三黄汤,甘寒十之八九,苦寒仅十之一二耳。"

温病阳热亢盛,前条所论忌用淡渗,其理显然,但本条又提出"不可纯用苦寒",则不易理解。由于苦寒药可以清热泻火,为治温病里热证所常用,因而一般医生都认为苦寒治温可坦然用之。但是苦寒药有苦燥伤阴之弊,对于热盛阴伤之证若单纯投用苦寒,更易促使化燥伤阴,服后阴愈伤而火愈炽。吴氏举出宋代有医生用三黄汤苦寒之剂治疗眼睛火证,久服之后竟导致失明的例子来证明误用滥用苦寒之弊。对于热盛阴伤证的治疗应主以甘苦合化,清热养阴并施。如阴伤甚者,以甘寒滋润为主,配合苦寒泻火,这样才不致引起苦寒化燥伤阴。如中焦篇第二十九条的冬地三黄汤即以甘寒养阴之生地、玄参、麦冬、芦根汁、银花露为主,配合少量苦寒的黄连、黄芩、黄柏以泻火,即"先滋其干,不可纯用苦寒也"。

对温病苦寒之禁的理解,并不是说温病热甚不可用苦寒,而是指当热盛而阴伤又较甚,出现明显燥热征象时,不可纯用苦寒,而必须与甘寒养阴生津药配合运用,至于原文中所说"先滋其干"也应活看,对于热甚阴伤者,单纯苦寒固然有弊,单纯甘寒养阴亦非所宜,当清热养阴配合运用。至于以苦寒为主,还是以甘寒为主,亦应视临床表现是以热盛为主还是以阴虚为主而定,不必为原文所说而印定眼目。

七、湿 温 治 禁

《温病条辨》上焦篇第四十三条曰:"头痛恶寒,身重疼痛,舌白不渴,脉弦细而濡,面色淡黄,胸闷不饥,午后身热,状若阴虚,病难速已,名曰湿温。汗之则神昏耳聋,甚则目瞑不欲言,下之则洞泄,润之则病深不解,长夏、深秋、冬日同法,三仁汤主之。"本条原文中提出湿温初起治疗三禁的问题。

(一)禁大汗,大汗则神昏耳聋

湿温初起,湿郁卫气,可出现头痛,恶寒,身重,疼痛等证,颇似伤寒表实证,容易引起辨证失误,而误投麻桂辛温发汗。若用之,不但湿不能祛,反而助热助湿,使湿热之邪随辛温升散之力蒸腾,上蒙清窍,内闭心包而导致神昏耳聋。

湿在上焦,应该以辛温芳香之品,使邪从汗解,此属微汗。因湿为阴邪,黏腻淹滞,难以速除,并非寒邪,用辛温一汗可解,温邪用辛凉一表可退。湿温初起,郁遏卫阳,肺气不利,脾失健运,宜以芳香辛开之法,轻扬宣透,宣化湿浊,使腠理透达微有汗出,湿热之邪随汗而解。另外吴氏强调要注意宣开肺气,因肺主气,通调水道,肺气通畅,外能宣卫透表,以散湿邪,内能通利水道,渗利湿邪,所以他说:"气化则湿化。"湿邪一去,热势必孤,则容易清解。

(二)忌大下,大下则洞泄不止

由于湿温初起,往往卫气同病,除表证外,尚有湿热蕴阻脾胃,而致气机不畅,传导功能失调,出现脘腹胀满、大便不爽等症。此时不可误认为阳明腑实之证,妄用苦寒攻下。

湿为黏腻之邪,容易困遏中阳,阻滞气机,形成以上类阳明腑实之证,此时重在化湿理气,运脾和胃,湿化气机通畅,脾升胃降,则诸证自然可解,万不能妄施攻下之法。若寒凉攻下,必损中阳,使脾气下陷,而致洞泄不止。

湿温禁下,主要是初起病发之时。对于湿温病中期病变,并非绝对禁止使用下法。如湿热困阻中焦,夹有积滞交结胃肠,使大肠传导失司,气机不畅,症见腹部灼热胀满,便闭或便溏不爽,色黄如酱,舌苔黄厚垢腻,即可使用通腑泄热、导滞祛湿之法,方用枳实导滞汤。若湿从燥化,内结阳明,症见腹满硬痛,大便秘结,还可使用大承气汤攻下燥结,通腑泄热。

叶天士在《温热论》中说:"再论三焦不得从外解,必致成里结,里结于何?在阳明胃与肠也,亦须用下法,不可以气血之分,就不可下也。但伤寒邪热在里,劫烁津液,下之宜猛,此多湿邪内搏,下之宜轻。伤寒大便溏为邪已尽,不可再下;湿温病大便溏为邪未尽,必大便硬,慎不可再攻也,以粪燥为无湿矣。"叶氏在这里详述了湿温可下的道理及与伤寒攻下的区别。湿热夹滞搏结胃肠,并非肠内有燥屎形成,故不能峻猛攻下,只宜轻缓通下兼化湿导滞。因湿性黏腻重浊，不能一下而解，每须轻法频下，方能渐化慢解。故治疗此证不可急于求成，像治伤寒热结阳明那样攻下求猛。当然，湿已燥化，里结阳明，已有燥屎形成，攻下之法与伤寒就无大的区别了。

王孟英说："湿未化燥，腑实未结者，不可下耳，下之则利不止；如已燥结，亟宜下夺。否则垢浊熏蒸，神明蔽塞，腐肠烁液，莫可挽回。"这是对湿温病禁下用下的最简捷的总结。湿温病湿盛热轻，特别是湿温初起，下法当禁。如果湿已化热，与积滞相结胃肠，则当轻法频下。若湿从燥化，里结阳明，腑实热结者，则不可以湿温有别而延误攻下，这就是辨证论治的奥妙，可下与不可下贵在分清病因病机。

（三）禁滋阴，润之则病深不解

湿热内蕴，郁阻气机，往往津液不能上布而见口渴；若水道不利，气化失司，则有小便短少；湿为阴邪，旺于阴时，故可见午后热甚。上述三症结合一起，容易产生阴虚的辨证，而误投滋阴之剂。若用之，则以阴助湿，腻滞气机，反使湿邪胶着难解，病势缠绵不愈。

口渴、小便短少、午后热甚在湿温初起出现，皆是湿邪作祟。化湿展气，水津布散，水道通调，则口渴自解，小便自利。湿去则热透，邪退则热退。无阴虚之病机，故无用滋润之道理。

湿温后期，邪从燥化，津液耗伤，或热邪深入营血，热盛阴亏，则治疗原则同温热一样，当用清热养阴之法。如一味拘泥湿温禁润之说，过服辛燥淡渗之品，必致阴液枯涸。譬如湿温后期热伤肠络，迫血下行，病人大便下血，用犀角地黄汤加味凉血止血，待血止后往往因失血而造成阴虚，当用养血滋阴之品，防止气随血脱、亡阳厥变之危候发生。

通过以上论述可以看出，湿温病禁汗、禁下、禁滋阴只是言其常，而可汗、可下、可滋阴则是言其变，知常达变，才能全面准确地辨证论治。

第十七章

对新型冠状病毒感染的探讨

　　2020年，一场新型冠状病毒感染的瘟疫在全国蔓延。面对这个突如其来的陌生"瘟神"，中医药队伍积极参战，在疫情防控救治战斗中发挥了重要作用，取得了显著的成效。随着病毒变异、疫情变化、疫苗接种普及和防控经验积累，我国新型冠状病毒感染得到了很好的控制。回顾这场疫情给社会、家庭和个人带来的重大影响，仍有必要对中医药防疫抗疫工作进行总结，从温病学角度分析新型冠状病毒感染的病因病机和预防治疗，为以后中医药防疫积累经验。

一、新型冠状病毒感染病因

　　对于这次瘟疫的病因，众多医家认识不一，有说是寒湿，有说是湿热，还有风和燥的提法，总而言之，提到风、寒、湿、燥多种观点。那么，这个瘟疫的病因到底是什么？是寒湿还是湿热？

（一）从症状表现和体征上分析病因

　　中医认识病因的方法是审证求因。新型冠状病毒感染临床表现以发热、干咳、乏力为主要表现。有些患者还伴有鼻塞、流涕、咽痛、肌肉疼痛和腹泻等症状。重症患者多在发病1周后出现呼吸困难和低氧血症，严重者可快速进展为急性呼吸窘迫综合征、脓毒症休克、难以纠正的代谢性酸中毒和凝血功能障碍及多器官功能衰竭等。总结国家发布的各版诊疗方案和各省市防治方案，新型冠状病毒感染的主要症状和体征的临床特点如下：

　　发热：轻型患者初期表现为发热，或发热重，恶寒轻，或低热，或身热不扬，个别病例不发热；重型和危重型患者高热面红，或壮热烦渴，或低热，个别有寒热往来；恢复期患者多为低热，或发热夜甚，或者夜热早凉。

咳嗽：多数患者初期以干咳为主，后期可咳少许白痰或黄痰，痰不易咳出，个别无咳嗽。部分病人有鼻塞、流鼻涕的症状，还有的患者伴有咽痛。

乏力：多数患者都觉得身体疲倦乏力，周身或四肢肌肉酸痛。

胸闷：胸闷最常见，轻者胸闷气促，活动后加重。重者憋闷气短喘息，吸气困难，不能平卧。

呕恶纳呆：恶心呕吐，不欲饮食，甚至纳呆，伴胃脘胀满，有时自觉脘腹灼热。

腹泻：多是溏泄稀便，也有大便不爽，腹胀灼热，个别可有便秘，腑气不通。

汗出：初期多不出汗，中期高热往往伴有汗出，危重期可见汗出淋漓，四肢冰冷。恢复期可有出虚汗现象。

口渴：有的口干不欲饮，有的口干欲饮水，或者口渴引饮，有的甚至烦渴欲饮。

神志异常：烦躁最常见，尤其是重型患者，高热多伴烦躁。重型患者神识昏蒙、表情淡漠，危重型可出现谵语神昏、视物错瞀。

出血：重型、危重型患者有的咳粉红色血痰，甚至咯血。也有患者出现肌肤斑疹，或有吐血。

舌象：舌质从轻到重表现为舌淡胖边有齿痕、舌淡红、舌质紫黯。舌苔由轻到重依次为苔白中间根部厚腻、苔白厚腐腻或白腻、苔白厚腻或薄黄、苔黄腻或黄燥。

脉象：轻型和普通型初起脉浮或脉濡，逐步出现脉滑、脉滑数或弦滑，发生脱证时脉浮大无根。恢复期脉细或脉虚无力。

从以上症状辨证分析，新型冠状病毒感染主要病因是湿热毒邪，寒邪致病特征不明显。

（二）从确立的证候类型上分析病因

为了能全面反映新型冠状病毒在全国各地的表现和归纳总结的证候，这里除了引用国家卫生健康委员会（后简称为"国家卫健委"）防治方案以外，还选取湖北省和华中、华东、华南、东北、西南、西北各一个省市的防治方案，以图反映全国各地新型冠状病毒感染的基本情况（表 17-1）。

各地防治方案中的中医证型是由中医专家归纳总结新型冠状病毒感染在当地的发病情况提出的，基本反映了中医辨证的真实情况。从各地防治方案中不难看出，本病从轻型到危重型大都是湿热毒邪引起的，湿热毒邪是致病的主要病因。

表 17-1　国家卫健委和有关省市防治方案中医证型归纳对比表

	轻型	普通型	重型	危重型	恢复期
国家 卫健委	寒湿郁肺 湿热蕴肺	湿毒郁肺 寒湿阻肺	疫毒闭肺 气营两燔	内闭外脱	肺脾气虚 气阴两虚
湖北省	热毒袭肺	湿毒阻遏	湿毒蕴结	热毒炽盛	
黑龙江省	湿温郁肺	痰热壅肺	邪毒闭肺	邪毒蒙窍	余邪未尽 气阴两伤
北京市	疫毒袭肺		疫毒壅肺	疫毒闭肺	气阴两虚
上海市	湿毒郁肺		热毒闭肺	内闭外脱	肺脾气虚 气阴两虚
广东省	湿邪郁肺 枢机不利 邪热壅肺 肺失宣降		邪热闭肺 腑气不通 湿热蕴毒 肺气闭塞	内闭外脱	气阴两伤 余邪未尽 肺脾两虚
四川省	风热夹湿 风热犯肺	湿邪郁肺 湿热蕴肺	邪热壅肺闭肺	内闭外脱	余邪未尽 气阴两虚
甘肃省	温邪犯肺	温热壅肺	温毒闭肺	内闭外脱	

　　寒邪在本病中不是主因,但可以作为诱发因素或兼夹因素参与发病。新型冠状病毒感染的致病主因湿热毒邪通过口鼻侵入人体,潜伏体内,如果正气可以抵制病邪,就不发病。当天气过于寒冷,降低了人体的抗病能力,不足以抗邪,就会发病。如果临床表现中有明显的表寒症状,如恶寒重,无汗,脉浮紧或浮缓,我们也可以认为病因是湿热夹寒。这里的寒邪只是兼夹因素,不是致病主因,随着病邪深入,离表入里,寒的症状也就消失了,主要表现为湿热。

二、新型冠状病毒感染病机

（一）湿热毒邪由口鼻侵入,潜伏体内

　　湿热毒邪滋生于炎热湿盛的季节和地域。一年中长夏季节艳阳高照,雨水也多,湿气较盛,湿热交蒸,容易滋生湿热病邪。假若其他季节湿热偏重,也可以滋生并传播湿热毒邪。我国南方气候炎热,江河纵横交错,自古湿热,清代医家叶天士曾说"吾吴湿邪害人最广"。

湿热毒邪多由口鼻侵入人体,往往潜伏于三焦膜原或中焦脾胃。湿热毒邪能否导致人体发病,取决于人体抗病能力与毒邪致病力二者的力量对比。一般情况下,人体防御系统能够制约毒邪,毒邪难以侵犯人体,或者虽然侵犯人体也不会发病。只有人体抵抗力下降,或者毒邪致病力超越了人体的防御能力时才会发病。

湿热毒邪发病符合急性外感热病的发病规律,即病理演变由表入里,由浅入深,由轻到重,由实到虚。与其他急性外感热病所不同的有两点:一是湿为阴邪,重浊黏腻,难以化解。湿与热合,更是如油入面,难分难解,所以本病大多病程较长,缠绵难愈。二是湿热毒邪主要损伤肺脾,致病力很强,极易出现毒邪闭肺和内闭外脱之证。

(二) 初起病位在肺胃肌表

湿热毒邪入侵人体,初起病位多在肺胃和肌表。肺主肌表,司呼吸,肺气被毒邪所伤,可以出现咳嗽咽痛等。脾胃主受纳运化,湿邪最易困阻脾胃,阻滞气机,出现胸闷脘痞、呕恶纳呆、便溏或大便不爽等脾胃不和、运化失常的临床表现。

疾病初起,有风寒诱发和湿热自发不同类型。风寒诱发是指湿热毒邪潜伏体内,由于外界气候寒冷,降低了人体的抗病能力,从而发病。起病除了湿热困阻的倦怠乏力、胸闷脘痞、呕恶纳呆、便溏、苔白厚腻、脉濡表现以外,往往有明显的恶寒、发热、无汗、头痛等风寒束表之症,此即外寒内湿证。湿热自发是指湿热毒邪自体内外发,形成表证。湿邪偏重,阳气被困,症见恶寒发热或无热,口干饮水不多,干咳,倦怠乏力,胸闷,脘痞,或呕恶纳呆,便溏,舌质淡胖齿痕或淡红,苔白腻,脉濡等,此为湿邪郁表证。若发热,微恶寒,乏力,头身困重,肌肉酸痛,干咳痰少,咽痛,口干,伴有胸闷脘痞,呕恶纳呆,便溏或大便不爽,舌淡红,苔白厚腻或薄黄,脉濡数,就是湿中蕴热的"湿热蕴肺证"。

(三) 毒邪入里,病位在肺

明代医家吴又可在《温疫论》中指出:"适有某气专入某脏腑某经络,专发为某病。"湿热疫毒致病具有脏腑经络的专属性,除了湿邪困阻脾胃的共性外,主要损伤肺脏。

湿热疫毒有湿邪和热邪致病的两面性。湿重于热者,湿邪重浊黏腻、困阻阳气的特性明显,表现为湿热毒邪郁肺证,临床可见发热,咳嗽痰少,或有黄痰,憋闷气促,腹胀便秘不畅,舌质黯红,舌体胖,苔黄腻或黄燥,脉滑数或弦滑等。热重于湿者,热毒炽盛、损伤脏腑气血津液的特性张扬,形成热毒壅肺证,热势明显,高热、痰黄、舌苔黄腻或黄燥,脉滑数,肺气壅闭,咳嗽、憋闷气粗。肺与大肠相表里,湿热也易损伤肠道功能。肺热壅盛,波及大肠,传导失司,形成邪热闭肺,腑气不通证,临床表现为发热,咳嗽,痰多黄稠,胸闷,气喘,口渴,口气臭秽,腹胀便秘,舌黯红,苔厚黄浊,脉滑数或沉数。

(四)湿痰壅阻、毒瘀交结

肺为华盖,位置最高,又主肌表,火热病邪最易伤肺。肺为娇脏,湿浊生痰,又多储壅于肺。因此,湿热毒邪重症多伤于肺,引起肺的实质改变,临床常见三个证候:湿毒闭肺证、热毒闭肺证、气营两燔证。湿毒闭肺证因湿热阻滞气机宣发肃降,湿浊化生痰液涌至肺脏,导致肺气壅闭,咳嗽气短,喘憋气促,痰涎壅盛,胸闷憋胀,伴有发热,或身热不扬,口中腻,大便不畅。热毒闭肺证同样有以肺气壅闭为主的咳喘气憋、干咳或呛咳,但热重于湿,热势较高,发热,或身热不扬,口苦或口中腻,大便黏滞,汗出不畅,喘息气促,或伴有咽痛,胸闷脘痞,口干饮水不多,舌黯红,苔黄腻,脉滑数。热毒燔烁,深入营分,就形成气营两燔证:热盛气分,里热亢盛,重伤于肺,则大热烦渴,喘憋气促;热入营分,烁伤血脉,扰乱心神,引动肝风,则发斑疹,咯血或吐血、衄血,谵语神昏,视物错瞀,四肢抽搐,热毒炼血成瘀,热瘀交结,则舌绛少苔或无苔,脉沉细数。

(五)毒邪内陷心包,阳气津液外脱,形成危重证候

新型冠状病毒感染发展至危重阶段,最常见内闭外脱证。湿热毒邪闭阻心窍大脑,轻者烦躁不安,重则昏愦。毒邪内逼正气外脱,则呼吸困难、动辄气喘,汗出肢冷。正气外脱分气阴外脱和阳气外脱两种。湿蒙清窍,阳气衰微,临床表现常见呼吸困难、动辄气喘或需要机械通气,伴神昏,烦躁,汗出肢冷,舌质紫黯,舌苔厚腻,脉浮大无根;邪毒闭窍,气阴外脱,临床表现为呼吸困难,心胸憋闷,伴有神昏烦躁,汗出肢冷,舌质紫黯,舌苔黄燥,脉浮大无根。

(六)恢复期分气虚和气阴两虚

新型冠状病毒感染经过治疗,邪毒逐渐消退,但正气耗伤。本病虽然主要损伤肺脏,但因湿邪与脾胃同属于“土”,同气相求,湿邪对中焦脾胃伤害也大,因而恢复期最常见肺脾气虚:气短、倦怠乏力、纳差呕恶、痞满,大便无力,便溏不爽。在瘟疫发生过程中,热毒炽盛,易伤气阴,因此气阴两虚证在疾病后期也很常见:气虚则神倦乏力,气短,纳差,脉虚无力;阴虚则咳嗽痰少,口干口渴,舌红少苔,脉细。

三、新型冠状病毒感染预防

2020 年初，突发的新型冠状病毒感染疑似和确诊患者急剧增加，引起大众恐慌，人人自危。有些政府部门根据专家意见，推出防疫药方；有的直接煎药供民众服用；也有中医专家网上献方让民众购药服用的。春节期间，一则双黄连口服液能预防和治疗新型冠状病毒感染的消息不胫而走，双黄连口服液一夜之间被抢购一空。那么，双黄连口服液到底能不能预防新型冠状病毒感染，这里借助温病学家的经验予以回答。

（一）预防瘟疫不能服清热解毒中药

瘟疫具有传染性，危害严重。疫情期间高度重视预防是非常必要的。但是，尚未感染疫毒时，没有任何症状就服用清热解毒中药预防是一种错误的做法。比如双黄连口服液就是由黄芩、金银花、连翘等中药研制而成，清热解毒类中药大都是寒凉之品，未病前服用会损伤阳气，破坏人体自身阴阳平衡，反而降低人体抵抗力，容易患病。

明清时期，疫病猖獗流行，医家在和疾病作斗争中总结了丰富的防病治病经验和理论，从而产生了中医药先进的治疗传染病和感染性疾病的学科"温病学"。现引用温病学宗师叶天士的一段名言说明瘟疫的传变和治疗原则："温邪上受，首先犯肺，逆传心包。"对于瘟疫传变，叶天士指出："卫之后方言气，营之后方言血。"是指瘟疫病邪侵入人体发病后可以划分为四个阶段：初起是"卫分阶段"，主要损伤人体肺和肌表的防卫系统，出现发热恶寒、咽痛咳嗽、无汗或少汗等表证；病邪由表入里，先进入肺脾胃胆肠等脏器，就到了第二个阶段即"气分阶段"，出现高热汗出、心烦口渴、大便秘结、舌红苔黄等里热证候；病邪进一步深入就到了第三个阶段，即"营分阶段"，表现身热夜甚、神昏谵语、斑疹隐隐，舌质红绛等营热炽盛，营阴耗伤之证；病情进一步发展，就进入第四个阶段即"血分阶段"，表现出热毒亢盛，心脏大脑和肝肾等重要脏器严重损伤的生命垂危证候。

对于治疗，叶天士说："在卫汗之可也，到气才可清气，入营犹可透热转气，入血就恐耗血动血，直须凉血散血。"他说的意思是瘟疫初起一般先犯肺脏和人体肌表，出现发热怕冷，无汗少汗，这是最轻的"卫分"阶段，这一阶段治疗只能用气味芳香、辛凉轻清之品，通过轻微发汗透邪外出。当邪毒由表入里，进入肺和胃肠等脏腑时，体温壮盛，才可以用辛寒或苦寒清热的药物清泻里热、泻火解毒。由此看出,感受瘟疫,即使已经发病,早期也不能用清热解毒中药,防止损伤正气,引邪深入,预防瘟疫就更不能用清热解毒之品。

(二)最好的预防是提高人体的抗病能力

据《中国疫病史鉴》记载,自西汉以来的两千多年里,中国先后发生过300多次疫病流行,中医药发挥有效预防和治疗,在有限的地域和时间内控制住了疫病的蔓延。古人在预防湿热毒邪侵袭人体方面积累了丰富的经验。湿热毒邪具有秽浊黏腻的特性,要用气味芳香的中草药预防和祛除。传统五月端午节门上挂艾草,给孩子戴香包,目的就是避秽防疫的。当疫病流行期间,百姓都在家里院落焚烧艾蒿,很多人身上都携带香囊,这都是预防瘟疫的常用方法。

早在《黄帝内经》中就提到"正气存内,邪不可干,避其毒气""邪之所凑,其气必虚"。防范瘟疫最重要的是要增强和保护人体自身的正气,正气强盛,人体自身的抗病能力和免疫功能提高了,外来的瘟疫邪毒就不能侵犯人体,即使侵犯,病情也轻,容易治愈。相反,正气不足,就容易感受瘟疫邪毒,发病以后,病情也重。当然还要尽量"避其毒气",远离传染源,不给瘟疫邪毒侵犯人体的机会。要减少接触瘟疫病邪的机会,出门戴口罩、平日多洗手也是"避其毒气"的重要手段。

增强正气是防疫的最重要措施。如何增强正气,提高自身免疫功能和抗病能力?关键有以下四点:一是合理膳食,营养均衡,给自己"充足电,加满油";二是正确锻炼,增强体质,使自己筋骨强健,阴平阳秘;三是心理稳定,不要恐慌,使自己精神内守,气机调和;四是起居适宜,空气清新,让自己氧气充沛,肺不被污染。

如果一定要用中药来防范瘟疫,还是要遵循古人"芳香避秽化浊"的原则,可以用一些气味芳香,有避秽化浊作用的中草药悬挂或点燃熏烟消毒,或用气味芳香轻清之花类中药如金银花、菊花、蒲公英等泡茶饮。正如明末清初的医家喻嘉言所说:"未病前预饮芳香正气药,则邪不能入。"如果平素体质虚弱,容易感冒,也可以服用玉屏风散等益气固表的方药预防,绝不可不分体质阴阳气血津液之偏盛偏衰,一律服用苦寒清热解毒中药预防瘟疫。一定要吃药预防,也要服用具有芳香化湿作用的中成药,比如藿香正气水之类。

防范瘟疫还有一个重要事项就是控制好现有的疾病。对中老年人,如果患有高血压、冠心病、糖尿病、慢性支气管炎、哮喘、慢性阻塞性肺疾病、脑梗死、慢性肾病等慢性病,就一定要控制好原有的基础病。因为这些疾病本身对生命就有威胁，别说罹患致病性强、死亡率高的瘟疫毒邪，就是普通感冒都有可能危及生命。因此，在疫病流行期间，一定要控制好原有疾病，避免两病重叠，雪上加霜。

综上所述，中医药防范瘟疫，特别讲究审证求因，辨证预防，要因人因时因地制宜，所以不宜用一个固定方剂来预防瘟疫。

四、新型冠状病毒感染治法

（一）权衡湿热轻重予以分解

湿热毒邪由湿热二气合成，具有湿邪和热邪致病特点的两重性。湿性重浊黏滞，易伤阳气，阻碍气机；热邪火热炎上，易伤津液，灼伤血脉。湿热相合，如油入面，难分难解，热蒸湿动，容易弥漫三焦；湿蒙热郁，身热不扬，羁留难退。温病学家吴鞠通讲"徒清热则湿不退，徒祛湿则热愈炽"，因此，治疗此病，要详细审察湿热之偏重，确定祛湿与清热的侧重。初期多见湿重于热，应该用芳香化浊、辛散透表之品，透解在表之湿。中期湿热熏蒸，假如湿邪偏重者，治宜化湿为主，稍佐泄热，使湿去则热孤；假如热邪偏重者，则以清热为主，兼以化湿；湿热俱盛者，则以清热化湿并举。

（二）全力恢复肺气宣降

新型冠状病毒感染主要病位在肺，肺脏功能和实质损伤程度决定疾病进退转归。因此，在治疗过程中，要全力维护肺脏宣发肃降功能，保护肺脏实质不被湿热疫毒伤害。湿邪黏腻淹滞，最易阻滞气机，影响肺的宣发肃降功能，出现气喘、咳嗽胸闷等症。在病发初期和中期阶段，宜用气味芳香辛散的药物，既能化解湿邪，又可宣散肺气。但是用药注意不可过于温燥。吴鞠通在《温病条辨》中讲过湿温治疗三禁，其中一条就是禁用辛温发汗，他说："汗之则神昏耳聋，甚则目瞑不欲言。"湿热在表和上焦，若用辛温发汗，很容易导致湿热向上弥漫，蒙蔽清窍和心神，出现耳聋目瞑及神志异常。因此，临床治疗此病，若无突出的风寒表证，不可固守经方汗法。

湿热毒邪热毒偏盛，有炎上腐蚀血脉和组织器官的特性，最易伤害肺脏。当火热炽盛时，常常灼伤肺络，引起咯血，或热毒煎炼营血，热瘀交结，使肺脏实质受到损伤。因此，当湿从热化，热毒炽盛时，要及时运用清热泻火解毒法，清解热毒，保护肺脏。

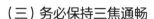

（三）务必保持三焦通畅

清初医家喻嘉言在其代表著作《尚论篇》里说道："未病前预饮芳香正气药，则邪不能入，此为上也。邪既入，急以逐秽为第一义。上焦如雾，升而逐之，兼以解毒；中焦如沤，疏而逐之，兼以解毒；下焦如渎，决而逐之，兼以解毒。"这种分三焦逐秽解毒的治法对后世温病防治发挥了重要的指导作用。三焦是人体水液代谢的通道，三焦不畅，水液就不能正常布散，壅阻堆积就会形成痰饮，痰饮容易贮留肺脏，导致病情加重。湿热疫毒侵犯人体，有三焦弥漫的致病特点。准确把握三焦功能特征，用药物疏利三焦，使气机和水液通道调畅，就能减少病毒对肺和脾胃的损伤，减少水湿痰饮的形成和壅阻，减少湿邪对里热的黏滞，有利于邪热和病理产物的排泄，促进疾病转轻向愈。治疗湿温重在合理使用芳香辛散之品宣开肺气、苦温燥湿之品运脾和胃、淡渗利湿或清热利湿之品渗利膀胱，这是非常简便有效的治疗方法。

（四）要给邪以出路

吴又可不仅强调温疫治疗"以逐邪为第一要义"，而且提出逐邪要敞开门户，"开门揖盗"。他说："邪自窍而入，未有不由窍而出。""导引其邪从门户而出"。吴鞠通指出逐邪之法要根据正气抗邪的趋势和病变部位而定，"随其性而宣泄之，就其近而引导之"。病变初期，病位偏上，人体正气奋力向上向外驱邪，治疗要顺势而为，就近用宣散疏泄的药物引导病邪从肌表毛窍汗孔排泄。他擅长疏利透达治法，善用气味芳香、辛散开泄的药物，调畅气机，透邪外出。另外，吴又可特别重视下法在治疗温疫中的运用，为此，他说"承气本为逐邪而设，非专为结粪而设也"，他认为邪热入里，肠道是驱邪泄热的捷径。肺与大肠相表里，肺病可以影响大肠传导功能，通泄大肠也有利于肺部病毒和病理产物排泄。

（五）祛邪注意顾护正气

在新型冠状病毒感染整个病变过程中，其病机性质以邪实为主，后期可出现邪退正虚之象。因此，本病治疗要针对病因而治，以祛邪为主，"早拔去病根为要耳"。但是，正邪相争是所有急性外感病的病机，在治疗时，要仔细观察分析病变发展情况，监测正气的抗病能力，必要时要兼顾扶正。具体讲，本病出现正虚，既有湿热化燥化火损伤阴液之证，也有湿邪损伤阳气之候。临床治疗要注意三点：一是立足祛邪，保护阴液；二是慎用攻泄，以防伤阴；三是据证选药，适当补阴。

疾病中期，湿邪燥化，最易损伤津液，治疗时应根据伤阴的程度，适当配伍生津润燥而不碍湿的药物以滋养阴液。由于湿邪燥化往往是逐渐转化的过程,故应注意在邪热亢盛之时,有时仍可能有余湿未尽的表现,清热不可过用寒凉。疾病后期,往往有两种转归:一是湿从寒化,损伤阳气。这是因为湿郁过久而阳气受损,或因原有基础病证,素体阳气不足,导致"湿盛阳微"的病机变化,病情往往可由实证骤然转化为虚证,出现身热骤降,面色青紫,呼吸急促,汗泄不止,脉象细微等危重证候,此时应立即投用温阳固脱之剂以急救回阳。二是湿从燥化,伤耗阴液。若邪热炽盛,迫津外泄,也可形成气阴外脱之证,突然呼吸困难,心胸憋闷,伴有神昏烦躁,汗出肢冷,舌质紫黯,脉浮大无根,应即刻服用益气敛阴固脱之剂敛汗救阴。